总主审 王鸿利 沈 霞 洪秀华 熊立凡 吴文俊
总主编 胡翊群 王学锋

临床检验
一万个为什么
遗传检验分册

主 审 顾学范 吴文俊
主 编 傅启华 徐晨明 余永国
副主编 郑昭璟 王彦林 叶 军 杨海鸥

U0310155

人民卫生出版社

图书在版编目（CIP）数据

临床检验一万个为什么. 遗传检验分册/傅启华，徐晨明，余永国
主编.—北京：人民卫生出版社，2018
ISBN 978-7-117-26333-7

Ⅰ. ①临⋯　Ⅱ. ①傅⋯②徐⋯③余⋯　Ⅲ. ①临床医学-医学
检验②遗传病-医学检验　Ⅳ. ①R446.1

中国版本图书馆 CIP 数据核字（2018）第 064730 号

人卫智网　**www.ipmph.com**	医学教育、学术、考试、健康，	
	购书智慧智能综合服务平台	
人卫官网　**www.pmph.com**	人卫官方资讯发布平台	

临床检验一万个为什么
遗传检验分册

总　主　编：胡翊群　王学锋
主　　　编：傅启华　徐晨明　余永国
出版发行：人民卫生出版社（中继线 010-59780011）
地　　　址：北京市朝阳区潘家园南里 19 号
邮　　　编：100021
E - mail：pmph @ pmph. com
购书热线：010-59787592　010-59787584　010-65264830
印　　　刷：三河市宏达印刷有限公司（胜利）
经　　　销：新华书店
开　　　本：787×1092　1/16　印张：18
字　　　数：438 千字
版　　　次：2018 年 4 月第 1 版　2019 年 1 月第 1 版第 2 次印刷
标准书号：ISBN 978-7-117-26333-7/R·26334
定　　　价：79.00 元

打击盗版举报电话：010-59787491　E-mail：WQ @ pmph. com
（凡属印装质量问题请与本社市场营销中心联系退换）

编 者（以姓氏笔画为序）

王　波　上海交通大学医学院附属上海儿童医学中心

王　瑜　上海交通大学医学院附属新华医院/上海市儿科医学研究所

王丽丽　上海交通大学医学院附属新华医院/上海市儿科医学研究所

王建国　上海交通大学医学院附属新华医院/上海市儿科医学研究所

王彦林　上海交通大学医学院附属国际和平妇幼保健院

叶　军　上海交通大学医学院附属新华医院/上海市儿科医学研究所

刘春敏　上海交通大学医学院附属国际和平妇幼保健院

刘慧丽　上海交通大学医学院附属新华医院/上海市儿科医学研究所

闫　慧　上海交通大学医学院附属新华医院/上海市儿科医学研究所

孙　昱　上海交通大学医学院附属新华医院/上海市儿科医学研究所

李晓亮　上海交通大学医学院附属上海儿童医学中心

李淑元　上海交通大学医学院附属国际和平妇幼保健院

杨海鸥　上海交通大学医学院附属国际和平妇幼保健院

吴　怡　上海交通大学医学院附属国际和平妇幼保健院

余永国　上海交通大学医学院附属新华医院/上海市儿科医学研究所

沈颖华　上海交通大学医学院附属国际和平妇幼保健院

张立辰　上海交通大学医学院附属上海儿童医学中心

张兰兰　上海交通大学医学院附属国际和平妇幼保健院

张军玉　上海交通大学医学院附属国际和平妇幼保健院

张晓青　上海交通大学医学院附属上海儿童医学中心

张海鸥　上海交通大学医学院附属国际和平妇幼保健院

陆勇刚　上海交通大学医学院附属国际和平妇幼保健院

陈松长　上海交通大学医学院附属国际和平妇幼保健院

陈毅瑶　上海交通大学医学院附属国际和平妇幼保健院

范燕洁　上海交通大学医学院附属新华医院/上海市儿科医学研究所

杲　丽　上海交通大学医学院附属国际和平妇幼保健院

编　者

郑昭璟　上海交通大学医学院附属上海儿童医学中心
项　盈　上海交通大学医学院附属上海儿童医学中心
赵欣荣　上海交通大学医学院附属国际和平妇幼保健院
赵慧佳　上海交通大学医学院附属国际和平妇幼保健院
胡雯婧　上海交通大学医学院附属国际和平妇幼保健院
耿　娟　上海交通大学医学院附属上海儿童医学中心
徐晨明　上海交通大学医学院附属国际和平妇幼保健院
高佳琪　上海交通大学医学院附属国际和平妇幼保健院
龚珠文　上海交通大学医学院附属新华医院/上海市儿科医学研究所
傅启华　上海交通大学医学院附属上海儿童医学中心
游国岭　上海交通大学医学院附属上海儿童医学中心

秘　书　杨海鸥（兼）

内容简介

　　《临床检验一万个为什么》遗传检验分册是从遗传的角度介绍相关疾病的发病原因及检测指标和方法，适用于相关临床医务人员、研究人员和大众了解遗传学检验知识及相关遗传性疾病的诊断和遗传咨询。

　　本书编写过程中参考原国家卫生计生委相关技术指南，并参阅大量的遗传性疾病有关书籍和文献，从遗传角度呈现检验相关知识及最新进展。本书内容共分为五大章：第一章为遗传学理论基础部分，主要介绍临床遗传学基本理论和基础知识，包括基因、染色体及遗传方式；第二章为遗传咨询，从概念入手，分别介绍了染色体病、染色体微缺失/微重复性疾病、单基因病及复杂多基因遗传性疾病的相关遗传咨询手段和适应证；第三章为孕前和产前遗传检测，包括孕前、胚胎植入前及产前等相关检测指标及临床意义、判断依据和适应证；第四章从临床常见遗传性疾病入手，按疾病所涉及的系统及器官分节设置，包含大部分系统/器官常见遗传性疾病的基本知识、主要临床表现、诊断指标等；第五章以遗传性疾病的实验检测技术为切入点，分别从实验原理、操作常见问题等入手，介绍了现有用于遗传性疾病检测及诊断的实验手段。

序言

"科技创新、科学普及是实现创新发展的两翼，要把科学普及放在与科技创新同等重要的位置"。科学普及要求广大科技工作者以提高全民科学素质为己任，把普及科学知识、弘扬科学精神、传播科学思想、倡导科学方法作为义不容辞的责任。在医学发展的当下，普及医学知识，更好地服务人民大众，显得尤为重要。在上海交通大学医学院（原上海第二医科大学）建校65周年之际，在我国著名检验医学教育家，也是我的亦师亦友的王鸿利、沈霞、洪秀华、熊立凡和吴文俊教授等指导下，我的同事和挚友胡翊群和王学锋教授领衔组织我院所属12所附属医院的三代"检验学人"精诚合作、和衷共济，共同编写了《临床检验一万个为什么》，并将由人民卫生出版社出版。对此，我由衷地感到高兴，并乐意为此写上几句，以表敬意和祝贺。

《临床检验一万个为什么》是一套系列的临床检验科普实用型丛书，由基础检验、血液学检验、输血检验、病原检验、免疫学检验、生物化学检验、分子生物学检验、遗传检验、检验质量管理及特殊检验等10个分册组成，是检验医学专业专著的新尝试。全书特点鲜明，既体现了科普理念和服务模式的创新，又增强了医学科普教育的知识性趣味性。我以为，该丛书至少有如下三个特点：其一，内容丰富、全面。丛书以临床检验为主线，串联着体外诊断器材（仪器设备、试剂）、实验室检测（技术和方法，质量管理）和临床应用（诊治、预防）三大板块，贯穿着检验医学的各个方面和各个系统。其二，格式新颖、别致。全书均以"问""答"格式阐述，以提出问题为"锁"，以回答问题为"钥匙"，一问一答专一性和针对性极强，配合十分默契，宛如"一把钥匙开一把锁"。其三，临床解惑、实用。全书80%以上的内容为科普实用型，10%~20%为基础进展型。因此，"普及"和"实用"是本书的重要特点，适用于广大民众和中、初级检验人员对检验医学知识的渴望和需求。

随着科技的发展，人类已跨入"大健康"和"精准医疗"时代，检验医学也随之进入"大检验"和"精准检验"阶段。我期待《临床检验一万个为什么》系列丛书作为医学知识普及和专业知识更新的读物，能有力地推动我国检验事业的发展和提高，更为普遍提高全民检验医学科学素质做出贡献。

陈国强

中国科学院院士

上海交通大学医学院院长

上海交通大学副校长

2017年4月15日

前　言

今年是上海交通大学医学院建校 65 周年。为庆祝母校华诞，我们组织了本校从事临床检验诊断的教师、专业技术人员及部分校友，共同编写《临床检验一万个为什么》丛书，作为检验医学专业同仁向母校校庆献礼；也借此机会，为我国的检验医学事业做出一些贡献。

光阴似箭，逝者如斯。丛书编写团队中不论是古稀之年的老教授，还是正当年华、经验丰富的检验工作者，他们都见证了祖国检验医学事业飞速发展并趋于国际先进水平的历程；也见证了我国医学检验教育事业从无到有、从小到大、由弱至强的各个发展阶段。当前，检验医学在疾病诊断、治疗、预防和康复各个方面都发挥着无可替代的作用；尤其随着基因组学、蛋白组学和代谢组学的腾飞，精准检验与个体化治疗得以实施，检验医学各个亚专科正在蓬勃发展。

丛书名为《临床检验一万个为什么》，意指编者以"问""答"显而易见的编写格式向大众、读者介绍临床检验领域内的丰富、普及与实用的医学知识。丛书共有 10 个分册，力求涵盖检验医学的亚专科，分别为《基础检验分册》《血液学检验分册》《免疫学检验分册》《分子生物学检验分册》《病原检验分册》《输血检验分册》《生物化学检验分册》《遗传检验分册》《特殊检验分册》与《检验质量管理分册》。每本分册既独立成书，又与其他分册紧密联系。

期待本书的出版能够为广大中初级医师、临床检验专业人员、患者及家属答疑解惑，成为读者的良师益友。我们将不定期对丛书的内容进行更新，使之与医学事业的发展同步。由于编者人数众多，水平有限，整个丛书难免出现瑕疵，敬请专家和读者不吝指正，在此谨致以衷心的谢忱。

胡翊群　王学锋

2017 年 9 月 1 日于上海

目 录

第四章 各系统遗传性疾病 ·············· 80

第一节 神经肌肉系统遗传性疾病 ·············· 80

第一章 遗传学基础

第一节 基因及基因突变

1. 为什么人类基因大多为两个拷贝

答：基因是遗传的基本生理及功能单位，主要由脱氧核糖核酸（deoxyribonucleic acid，DNA）组成，通过编码各种蛋白质发挥功能。基因具有自我复制的特性，通过形成配子结合成受精卵，人类的基因得以传递给后代，最终发育为成熟的个体。在这个过程中，每个个体的染色体一套来自父亲，一套来自母亲，共包含 22 对常染色体和 1 对性染色体。除性染色体 X 和 Y 的形态和组成存在重大差异外，其他每对常染色体上的基因都相同，因此这些染色体上的基因都有两个拷贝。如果发生遗传变异导致这些基因出现拷贝数的变化，往往会造成个体发生严重的遗传性疾病。

2. 什么是人类基因组

答：人类基因组即人体细胞内全部 DNA 序列，包括人的所有遗传信息，由细胞核基因组和线粒体基因组组成，以染色体的物理形式存在。完整的核基因组由 23 对染色体组成，其中包括 22 对常染色体和 1 对性染色体；线粒体基因组指存在于线粒体中的闭合环状双链 DNA 分子。人类基因组计划在 1990 年启动，由美、英、法、德、日、中等国共同参与，耗时十余年，最终于 2001 年公布人类基因组草图。这项伟大的计划共花费约 30 亿美元，与曼哈顿原子弹计划和阿波罗登月计划并称为科学界的三大工程。经过此项计划的实施，人类染色体中包含的 30 亿个碱基对组成的核苷酸序列被解码，开启了生命科学的新时代。

3. 为什么要实施人类基因组计划

答：人类基因组计划的宗旨在于测定组成人类染色体（主要指单倍体）中所包含的 30 亿个碱基对组成的核苷酸序列，从而绘制人类基因组图谱，辨识其载有的基因及其序列，达到破译人类遗传信息的目的。1986 年，DNA 序列自动分析技术得到了发明，科学家们意识到基因组信息对肿瘤治疗等具有重大意义，便开始对人类基因组测序的可行性进行探讨。最终，人类基因组计划由美国能源部和美国国立卫生研究院在 1990 年牵头实施。这项研究计划的实施使得人们可以从整体层面解析人类的遗传信息，为单基因疾病、多基因疾病（如心血管系统疾病、肿瘤、糖尿病、神经精神类疾病及自身免疫性疾病等）的病因学诊断提供依据，同时也为基于基因组信息的基因治疗、疾病预防、易感基因的识别、风险人群生活方式及环境与遗传交互作用的研究提供了契机。

4. 为什么会发生遗传现象

答：遗传是指子代的性状可以从亲代得到继承从而具有与之相似性的现象。从表型上看，遗传是性状从亲代到子代的延续。从分子水平上看，遗传是由基因决定的。从配子形成、受精卵形成直到个体发育，基因完成了在亲代中的复制以及在子代中的分配、继承。这个过程使得遗传信息以基因序列的形式传递给子代，最终决定了子代的性状。近年来的研究发现，除了基因序列使得性状在子代得以继承以外，一些发生在基因上的表观遗传修饰也可以通过生殖细胞传递给子代，对子代的性状产生影响。基因决定的遗传主要遵循 4 个定律：分离律、自由组合律、连锁律与交换律，而表观遗传决定的遗传往往受环境因素影响较大，不符合这样的规律。

5. 什么是脱氧核糖核酸

答：脱氧核糖核酸（DNA）是人及绝大多数有机体的遗传物质。在每个人体内，每一个正常细胞的 DNA 均相同。大部分 DNA 定位于细胞核中，称为细胞核 DNA；小部分 DNA 定位于线粒体中，称为线粒体 DNA 或 mtDNA。DNA 所携带的遗传信息主要由 4 种碱基即腺嘌呤（A）、鸟嘌呤（G）、胞嘧啶（C）及胸腺嘧啶（T）以不同密码子组合的形式构成。人类 DNA 拥有约 30 亿个碱基对，碱基的排列顺序决定了个体的生物性状，类似于字母以不同的组合组成不同的单词和句子。碱基以 A＝T、C≡G 的形式相互配对形成碱基对，每个碱基同时与一个戊糖和一个磷酸根连接，即一个碱基+戊糖+磷酸根称为核苷酸。核苷酸彼此相连形成核苷酸链并螺旋上升，即双螺旋结构，该结构形似梯子，碱基对形成阶梯，戊糖及磷酸根分子形成梯子垂直的侧面。

6. 什么是核糖核酸

答：核糖核酸（ribonucleic acid，RNA）是由核糖核苷经磷酸二酯键缩合而成的长链状分子，是一类遗传信息传递的载体。与 DNA 类似，RNA 的组成碱基也为 4 种，分别为腺嘌呤（A）、鸟嘌呤（G）、胞嘧啶（C）和尿嘧啶（U）。RNA 按功能和结构主要可以分为以下几种：①信使 RNA（messenger RNA，mRNA），是遗传信息的中间载体，在蛋白质合成过程中作为信使分子，将 DNA 的遗传信息转化为氨基酸序列；②转运 RNA（transfer RNA，tRNA），在蛋白质合成过程中携带特定的氨基酸加入正在合成的肽链中；③核糖体 RNA（ribosomal RNA，rRNA），在细胞 RNA 中占比 75%～85%，是蛋白质加工复合物核糖体的主要成分；④端粒酶 RNA，存在于真核细胞中，是端粒酶的组成部分，作为模板辅助端粒的延长；⑤反义 RNA，通过与 mRNA 配对抑制其翻译，调控其转录或表达；⑥核酶，是一类具有催化活性的 RNA，可以发挥切割核酸、RNA 连接酶以及磷酸酶等活性。此外，还存在许多非编码 RNA，如长非编码 RNA 和小 RNA，在细胞中起到调控作用。

7. 为什么人类基因组存在非编码序列

答：基因是由成千上万个核苷酸组成的，核苷酸序列可以分为不同的区段，在基因表达的过程中，不同区段所起的作用不同：

（1）编码序列（coding sequence，CDS）：能够转录为相应信使 RNA，进而指导蛋白质合成（也就是能编码蛋白质）的区段。

（2）非编码序列：不能编码蛋白质的区段。在基因内部，非编码区域称为内含子，将基因的蛋白质编码序列分隔开。这样的基因组成形式使得真核生物的同一个基因可以通过可变剪接方式形成大量不同的蛋白质异构体以行使不同的功能，大大提高了基因组的利用效率。在基因间也存在大量的非编码序列，一方面，这些非编码序列形成了对遗传变异的缓冲，使得一些随机发生的突变不至于改变蛋白质的结构因而对生命个体不产生严重的影响；另一方面，在非编码序列中存在着许多调控元件，对于染色体结构的稳定性、基因表达等细胞生命活动起到重要的调控作用。

8. 为什么真核生物中编码序列往往不是连续的

答：蛋白质合成过程中，DNA 序列转录为 mRNA，mRNA 经过翻译后加工最终指导合成蛋白质。编码序列（CDS）是指与编码蛋白序列一一对应的 DNA 序列。在真核生物中，编码序列往往不是连续的，而是由一些不翻译成蛋白质的序列隔开，这些断裂基因中的编码序列称为外显子（exon），它在剪接后仍会被保留下来，并可在生物合成过程中被表达为蛋白质。外显子是最后出现在成熟 RNA 中的基因序列，是既存在于最初的转录产物中，也存在于成熟的 RNA 分子中的核苷酸序列。内含子（intron）是断裂基因的非编码区，可被转录，但在 mRNA 加工过程中被剪切掉，故成熟 mRNA 中无内含子序列。内含子可能含有"旧码"，就是在进化过程中丧失功能的部分基因。正因为内含子对翻译产物的结构无意义，不受自然选择的压力，所以它比外显子累积有更多的突变。

9. 什么是密码子

答：密码子是指 mRNA 分子上每相邻 3 个核苷酸组成的三联体，在蛋白质翻译过程中，分别对应编码一种氨基酸。密码子具有简并性、通用性和连续性等特点。①简并性：同一种氨基酸可以由几个不同的密码子决定，除了起始密码子甲硫氨酸及色氨酸外，每一种氨基酸至少对应着两个密码子，此为密码子的简并性；②通用性：从原核生物到真核生物，不同的生物密码子基本相同，即共用一套密码子，此为密码子的通用性；③连续性：密码子与密码子间没有任何不编码的核苷酸存在，且任意两个相邻的密码子不共用任何核苷酸，蛋白质翻译时从起始密码子开始，一个不漏的直到终止密码子，此为密码子的连续性。

10. 为什么密码子具有简并性

答：构成 mRNA 的碱基有四种，即腺嘌呤（A）、尿嘧啶（U）、鸟嘌呤（G）及胞嘧啶（C），理论上以 3 个核苷酸为一组可以产生 64 种密码子组合，即代表 64 种氨基酸。但实际上，64 种密码子组合仅代表 20 种氨基酸，意味着同一种氨基酸可以由几个不同的密码子决定。除了色氨酸及起始密码子甲硫氨酸外，每一种氨基酸至少对应着两个密码子，此为密码子的简并性。密码子的简并性具有重要的生物学意义，使得基因突变后改变原有编码蛋白质序列的可能性大大降低，减少了有害突变的遗传。

11. 为什么中心法则的提出是个不断发展完善的过程

答：中心法则（genetic central dogma）是遗传信息在细胞内的生物大分子间转移的基本法则，首先由弗朗西斯·克里克于 1958 年提出，内容主要包括：遗传信息从 DNA 传递到 RNA 实现转录，再从 RNA 传递到蛋白质完成翻译，以及从 DNA 传递到 DNA 完成 DNA 自我复制的过程，这是所有具有细胞结构的生物遵循的法则。1965 年科学家发现 RNA 自身可以完成复制，1970 年研究人员又发现某些病毒在宿主细胞中的复制过程是先以病毒的 RNA 作为模板合成 DNA，再以 DNA 为模板合成新的病毒 RNA。这些均是对中心法则的补充，据此弗朗西斯．克里克于 1970 年重新提出了中心法则更为完整的形式。朊病毒是中心法则目前已知的唯一例外。

12. 为什么会有 RNA 世界假说

答：RNA 世界假说（RNA world hypothesis）由 1981 年度诺贝尔化学奖获得者吉尔伯特提出。RNA 世界假说认为生命进化的早期，RNA 是唯一的遗传物质，是生命的源头。RNA 的五碳糖 $2'$ 位是羟基，化学活性远大于 DNA，特别容易发生突变，因而其携带遗传信息的能力不如 DNA；再者，RNA 的组成没有蛋白质复杂，因而其在功能分子的作用方面不如蛋白质。但是，RNA 是唯一既能携带遗传信息又可以作为功能分子的化合物。因此，生命起源之初，很可能在原始的自然环境条件下，核苷酸经过亿万年的进化，形成了具有自我复制能力的 RNA，其中的某些过程已在人工条件下被成功地模拟。核糖体具有核酶功能的发现大大支持了 RNA 的世界假说，此后发现了更多种类的 RNA，在基因表达的整个阶段扮演着不同的结构和功能角色，也支持了这样的观点：整个遗传物质的维持和表达过程，都是在"RNA 世界"中完成的。

13. 为什么蛋白质的合成需要三种主要的 RNA

答：蛋白质的翻译过程需要三种主要的 RNA 直接参与：信使 RNA（mRNA）、转运 RNA（tRNA）及核糖体 RNA（rRNA），不同种类 RNA 行使的功能是不同的。mRNA 提供了特定蛋白质的 DNA 序列信息，其中每个三联密码子核苷酸都代表了一种特定的氨基酸；另外 mRNA 两侧的序列，在调控其活性及由此所产生的蛋白质数量方面扮演着重要角色。tRNA 是用来运输氨基酸到对应的 mRNA 密码子上的小 RNA，它的三维结构非常重要，可以被酶识别，同时具有与 mRNA 碱基配对并结合的能力，提供了与特定氨基酸建立连接的靶标。rRNA 是核糖体的组成元件，核糖体是一个包括多种蛋白质和 RNA 组件的核糖核蛋白，可以将特定的氨基酸聚合成肽链；rRNA 既提供了核糖体蛋白结合的骨架，又参与了核糖体的催化活性。因此，这三种主要的 RNA 是蛋白质合成过程中必需的成分。

14. 为什么翻译过程并非将 mRNA 的全长转化为蛋白质信息

答：基因是可以编码产生各种蛋白质的 DNA 序列，但是基因并不直接翻译成蛋白质，而是通过 mRNA 来完成这个过程。基因产生蛋白质的过程称为基因表达，包含两个过程：第一步是产生一条与 DNA 链序列互补的 mRNA，称为转录；第二步是以 mRNA 为模板合成蛋白质的过程，称为翻译。蛋白质的翻译过程即将序列中包含的核苷酸以三联体（密码子）对应的氨基酸逐个连接成肽链的方式合成相应的蛋白质。然而，mRNA 除了包括一系列与蛋白质中氨基酸对应的核苷酸序列外，还包括两侧的附加序列 5′非翻译区和 3′非翻译区，这些序列不编码蛋白质。因此，翻译过程并非利用全长 mRNA，只是将 mRNA 的基因编码序列翻译为蛋白质。

15. 为什么一个基因会有多个转录本

答：真核生物的许多基因由若干个编码序列（外显子）和非编码序列（内含子）互相间隔组成，这些基因也称为断裂基因。在断裂基因的转录过程中，内含子区域会被剪接掉，mRNA 通过不同的剪接方式（可变剪接）产生不同的 mRNA 剪接异构体，这是导致一个基因存在多个转录本的根本原因。由于 mRNA 的可变剪接不牵涉遗传信息的永久性改变，所以这是真核生物基因表达调控所采用的一种比较灵活的方式，丰富了蛋白质组的多样性，也造成人类基因数与蛋白质总数存在较大的差异。

16. 什么是线粒体 DNA

答：线粒体 DNA 是指存在于线粒体中的闭合环状双链 DNA 分子，也是独立于细胞核 DNA 之外的遗传物质，与细胞核 DNA 共同构成人类基因组。线粒体 DNA 可以分为外环的重链及内环的轻链，双链中有一小段三链的 D-loop 7S DNA，是线粒体 DNA 复制和转录的起始位点。线粒体 DNA 结构紧凑，没有内含子也不含重复序列，共包含 37 个基因，均在线粒体正常功能行使中发挥重要的作用。已发现线粒体 DNA 结构异常或点突变可导致人类多种疾病，常累及能量需求较高的中枢神经系统和肌肉组织，最常见的为线粒体性脑肌病。

17. 为什么线粒体 DNA 易于突变

答：线粒体 DNA 易于发生突变，主要是由线粒体内部的结构和环境决定的。线粒体是真核细胞的能量工厂，内膜富含呼吸链-氧化磷酸化系统的酶复合体，通过电子传递和氧化磷酸化产生大量 ATP 及高氧化的环境。因此，线粒体 DNA 容易受到氧化而导致突变。另外，线粒体 DNA 分子上没有核苷酸结合蛋白，缺乏组蛋白的保护作用；同时，线粒体内缺乏 DNA 损伤修复系统；再者，由于线粒体基因不存在内含子，在整个细胞周期中不断复制，更容易积累变异。因此，与细胞核 DNA 相比，线粒体基因的突变速率要高得多。

18. 为什么基因转录后加工需要"加帽"

答：加帽是指在 DNA 转录产物 mRNA 的 5′端连接上一个甲基化帽，即 7-甲基鸟苷酸（m7GTP）帽子。5′帽子的形成主要是在细胞核内完成的，但是某些动物病毒 mRNA 的加帽过程可以在宿主细胞的胞浆中完成。加帽封闭了转录产物的 5′端，同时也避免 5′端被磷酸酶和核酸酶消化，增加了 mRNA 的稳定性，避免了 mRNA 受到 5′-3′核酸外切酶的攻击。此外，mRNA5′端帽子也是翻译起始过程所必需的，有助于 mRNA 从细胞核至细胞质的运输，同时有助于被细胞质中的核糖体小亚基所识别，可以使得 mRNA 较易与核糖体结合，从而提高蛋白质合成的效率。

19. 为什么基因转录后加工需要"加尾"

答：加尾是基因转录遇到转录终止信号后，在转录产物 mRNA 5′端加帽的同时，腺苷酸聚合酶催化在其 3′端附加约 200 个腺苷酸（A）的长链，即多聚腺苷酸（poly A）尾的过程，该过程也称为多腺苷酸化。Poly A 尾不是由 DNA 序列编码的，完全是转录后在细胞核内添加的。Poly A 尾可促进 mRNA 从细胞核向细胞质的转运，避免 mRNA 被磷酸酶及核酸酶降解，对维持 mRNA 的稳定性具有重要的意义。此外，细胞中出核复合体可以与 mRNA 的 polyA 结合，引导 mRNA 出细胞核。

20. 为什么基因表达需要调控

答：正常人体的每个细胞内都含有完整的基因组，若每个细胞中的每个基因均同等程度的表达，则人体将没有组织和器官特异性。实际上，特定组织、特定器官的细胞中只有部分基因表达，且不同基因在细胞分化的不同时期或条件下表达程度也不同。基因的这种差异表达构成了人体内功能和形态各异的细胞类型，即细胞类型的差别并非在于基因组的不同，而在于基因的表达差异。如果基因在不恰当的时间或条件下表达，或表达水平出现差异，均可导致疾病的发生。因此，人体基因组每个基因的表达都需要精细的调控，以确保人体各个组织、器官功能的正常运行。

21. 为什么说基因突变是人类进化的动力

答：所有生物体的基因组既要维持相对稳定性，以确保遗传性状代代传递；又要有所变化，以保持性状的多样性。如果基因组的 DNA 序列一成不变，就不会有进化。基因突变是指组成基因的 DNA 序列发生了永久性改变，使该序列不同于大多数人。基因突变是生物遗传变异的主要来源，突变产生的性状是进化过程中自然选择的对象，可以说突变是进化的原材料，选择是进化的动力。因此可以说基因突变是人类进化的动力。

22. 为什么会发生动态突变

答：动态突变又称为不稳定三核苷酸重复，主要是指在基因的编码区、3′或 5′-UTR 区、启动子区、内含子区出现的三核苷酸重复，以及其他长短不等的小卫星、微卫星序列的重复拷贝数，可随着世代传递而呈现逐代递增的累加突变效应，因此称为动态突变。动态突变主要是由于细胞在减数分裂或有丝分裂过程中，配对的含有重复序列的等位基因区域中的一条链复制过程中，新生链不断扩增导致形成多余的未配对的环状结构最终未被切割修复而保留，从而产生重复序列拷贝数的扩增。动态突变造成遗传物质的不稳定状态，可引起某些单基因遗传性状的异常或疾病的发生。

23. 为什么基因会发生自发突变

答：基因的本质是脱氧核糖核酸，是一种化学物质。在自然界中 DNA 在受到物理、化学及生物学因素的作用下可能会发生损伤而引起基因突变。生物体细胞内存在 DNA 修复系统，主要通过光修复、切除修复、重组修复及 SOS 修复等方式对突变位点进行修复。但有时 DNA 修复系统在修复过程中出现错误而造成突变，称为自发突变。事实上，在每一次复制过程中，DNA 都在发生变异，这也是生命进化的动力。在自然选择的作用下，有利突变会被保留下来，而有害突变会逐渐被淘汰。当有害突变为非胚胎致死性时，就会导致遗传性疾病个体的出现。

24. 为什么基因会发生诱发突变

答：诱发突变是指由各种诱变剂导致的基因突变。由于 DNA 的本质是一种化学物质，会在物理化学因子的影响下发生化学反应产生突变。常见的可以引起突变的诱变剂包括物理因素（如 X 射线）、化学因素（如亚硝酸盐）及生物因素（如细菌、病毒等）等。物理诱变剂如 X 射线作用于细胞 DNA 时，染色体或 DNA 分子受到射线作用产生电离和激发，同时产生各种游离基团，最终引起 DNA 分子结构改变。化学诱变剂可以通过改变 DNA 化学结构、或是竞争碱基互相配对、或是直接插入 DNA 分子结构中，最终造成基因突变或结构异常。生物诱变剂如反转录病毒等则直接将自身 DNA 导入细胞 DNA 分子中，引起基因突变。

25. 为什么一个基因可以控制多个性状

答：生物体发育过程中，基因所表达的蛋白质主要通过调控新陈代谢的一系列反应，进而影响到个体的发育方式并决定遗传性状的形成。生物体内许多生理和生化反应都是相互联系和彼此依赖的，蛋白质与蛋白质之间彼此相互协作共同构成了多个独立而又交叉的调控网络。因此，一个基因的变异可以直接或间接的影响多个生理和生化反应过程，导致多个性状发生相应的改变，也称为基因的多效性。

26. 为什么顺式作用元件与反式作用因子共同调控基因表达

答：顺式作用元件是指与结构基因串联的特定 DNA 序列，具有转录调节功能，按功能特性分为启动子、增强子、沉默子及其他可诱导元件等。顺式作用元件本身不编码任何蛋白质，主要提供作用位点。反式作用因子是指与顺式作用元件相结合的调控性蛋白分子，包括转录因子、诱导因子等。反式作用因子与特定靶基因的顺式作用元件结合，通过蛋白质和 DNA 相互作用、蛋白质和蛋白质相互作用、蛋白质修饰等途径实现对基因表达的调节。因此，真核生物的基因表达过程的转录调控是顺式作用元件与反式作用因子相互作用实现的。

27. 为什么启动子本身不控制基因的活动

答：启动子（promoter）是基因表达（转录）起始时 RNA 聚合酶特异性识别和结合的 DNA 序列，位于基因 5′端上游，能活化 RNA 聚合酶，使之与模板 DNA 准确结合并具有转录起始的特异性。基因的特异性转录主要取决于 RNA 聚合酶与启动子是否可以有效地形成二元复合物，故 RNA 聚合酶如何有效找到启动子区并与之结合是转录起始过程的关键。启动子是基因的一个组成部分，控制着基因表达（转录）的起始时间和表达的程度。然而启动子本身并不具备调控活性，它只是基因上游的一个开关标识，指导转录因子、RNA 聚合酶等形成转录起始复合物开启基因的表达。

28. 为什么增强子不同于启动子

答：增强子（enhancer）是指增强与其连锁的基因转录效率的 DNA 序列，可以位于基因的 5′端、3′端以及内含子中。增强子的效应非常明显，一般可以使基因转录效率增加10~200 倍，有的甚至可以高达上千倍。增强子可以分为两类：①组织和细胞专一性增强子，这类增强子只有在特定的转录因子参与下才能发挥功能；②诱导性增强子，这类增强子的活性通常需要有特定的启动子参与。虽然增强子是通过启动子来影响转录的，但它与启动子有两个主要的区别：①定位不确定，启动子位置相对固定，而增强子位置不固定，可有很大的变动；②能在基因上下游两个方向均产生相互作用，启动子仅作用于其下游特定基因的转录，而增强子能刺激其附近任一启动子的转录。

29. 为什么沉默子与增强子作用相反

答：沉默子（silencer）是真核生物基因序列中可降低基因启动子活性的一段 DNA 序列，主要与调控蛋白结合后阻断转录起始复合物的形成或活化，使基因表达活性关闭。沉默子与增强子有一些相似的性质：①可以在远距离作用于下游顺式连接的启动子；②对基因的作用没有方向的限制，即无论位于启动子的上游还是下游均可以抑制启动子的活性。因此，可以将增强子看作相应诱导信号的正调控元件，而沉默子则是一种负调控元件。前者使得基因表达大量增加，而后者抑制基因的表达。因此，沉默子与增强子可以看作两个作用相反的基因调控元件。

30. 为什么终止子与终止密码子不同

答：终止子（terminator）是在转录过程中提供转录终止信号的 DNA 序列，位于 polyA 序列下游，长度在数百碱基以内，在 mRNA 水平上通过转录出来的终止子序列形成茎环结构而起作用，其与三联体密码子无关。终止密码子（stop codon）是蛋白质翻译过程中终止肽链合成的 mRNA 序列上的三联体碱基序列，一般情况下有三种，分别为 UAA，UAG 或 UGA。因此，终止子是相对于 DNA 转录 mRNA 来说的，而终止密码子是相对于mRNA 翻译蛋白质来说的，两者是不同的概念。

31. 为什么基因突变具有多种类型

答：基因突变（gene mutation）是指 DNA 分子发生的可遗传的变异现象。根据碱基变化的情况，基因突变一般可以分为以下几类：①碱基替换突变：指 DNA 分子中一个碱基被另一个不同的碱基取代引起的突变，也称点突变；②移码突变：指 DNA 片段中某一个位点插入或丢失一个或几个（非 3 或 3 的倍数）碱基时，造成插入或丢失位点以后的一系列编码顺序发生错位的一种突变；③缺失突变：指 DNA 片段中发生一个或几个碱基甚至大片段的 DNA 缺失；④插入突变：一个基因的 DNA 中插入一段外来的 DNA，引起结构破坏而导致的突变。基因突变可以由物理、化学、生物等因素影响，具有不同的产生机制。不论何种突变类型，只要其不致死，均可以在存活个体中保留下来。因此，我们可观测的基因突变具有多种类型。

32. 为什么会发生同义突变

答：由于密码子存在简并性的特点，即不同的密码子可能编码同一种氨基酸，核苷酸的碱基置换后虽然三联体密码子发生改变，但所编码的氨基酸没有改变，即为同义突变。

同义突变通常发生在三联体密码子的第 3 个碱基上，如脯氨酸的密码子为 CAU、CAC、CAA 及 CAG，它们的第 3 个碱基发生的突变即为同义突变，突变前后仅有碱基的变化，所对应的氨基酸序列没有改变，也不产生遗传表型的变化。

33. 为什么基因组与蛋白质组的总数是不同的

答：基因组是指有机体的一组完整的基因，它最终由 DNA 的全序列决定。蛋白质组是指一组完整的肽链，它由全基因组编码。但是，基因组与蛋白质组的总数不是一致的：首先，有些基因是以多拷贝的形式存在的，这些基因编码相同的肽链；其次，一些基因可以通过可变剪接的方式产生多种肽链；再次，蛋白质采用不同的翻译后修饰，也使得单一转录产物最终可以产生更多种类的蛋白质。

34. 为什么人类基因数目少于预期

答：人类基因组是第一个完成测序的脊椎动物基因组，包含 22 条常染色体和 2 条性染色体（男性为 1 条 X 和 1 条 Y 染色体；女性为 2 条 X 染色体），总长度约为 $3×10^9$ 个碱基对。随着对其认识的深入，人们发现人类基因组实际上只有不到 2% 的序列是用来编码蛋白质的，即使加上内含子的序列，这些区域也只占到基因组总量的 25% 左右，其余大部分都是非编码序列。目前通常认为人类基因组存在约两万个基因，只比果蝇和线虫（分别为 13 600 个和 18 500 个）多一点，因此远比早期人们预期的少得多。

35. 为什么基因组存在 C 值悖论

答：每种生物单倍体基因组的 DNA 总量被称为 C 值，反映了该种生物基因组的大小。高等生物比低等生物具有更为复杂的生命活动，早期人们认为它们的 C 值也应当更高。实际上，物种的 C 值与其进化复杂性之间并无严格对应的关系。生物体的复杂程度并不能仅仅从染色体的多少或 DNA 的总量来衡量，许多生物的基因组是冗余的，存在大量的非编码序列或重复序列，并不与生物的进化程度相对应。因此，基因组存在 C 值悖论。

36. 为什么基因在基因组上的分布不是均一的

答：基因在基因组上并不是均匀分布的，人类基因组总共约 20% 的区域是没有基因存在的。有些染色体上基因分布很少，多达 25% 的区域无基因存在；即使基因最丰富的染色体，也有大约 10% 的区域是无基因的。重复序列占据了人类基因组的 50% 以上，包括：①转座子（活性的及非活性的）占据了重复序列的 45% 左右；②已加工的假基因约 3000 个，约占基因组的 0.1%；③简单重复序列（如 CA 重复占据了重复序列的 3% 左右）；④区段重复序列（长度为 10~300kb 的区段模块），大部分位于不同染色体上；⑤串联重复序列（特别是着丝粒和端粒处）。

37. 为什么会有单核苷酸多态性

答：在比较等位基因时，有些基因位点的变异频繁地发生，其中发生在超过 1% 的人群中的基因位点变异称为单核苷酸多态性（single nucleotide polymorphism，SNP）。理论上讲，SNP 既可能是二等位多态性，也可能是 3 个或 4 个等位多态性，但后两者罕见。在人类基因组中存在大量的 SNP，是人类可遗传的变异中最为常见的一种，平均每 1300 多个碱基中就存在 1 个 SNP。单核苷酸多态性的产生源于核苷酸水平的变异，当对生物体没有明显的有害性时，该突变可能会通过遗传漂变等机制在一个种群中得到较高的频率并保留下来，形成 SNP。

38. 为什么基因组中会存在假基因

答：基因组中，由于位点突变等原因，有些基因的拷贝丧失了功能，它们被称为假基因。假基因是基因组中与编码基因序列非常相似的非功能性基因组 DNA 拷贝，一般情况下不被转录。第一个假基因是 1977 年在研究非洲爪蟾 5s RNA 基因时发现的。假基因和真基因的结构上的差异主要包括在不同部位不同程度的发生了缺失或插入、在内含子和外显子邻接区中的顺序变化、5'端启动子区域的缺陷等，这些变化往往使假基因不能够转录形成正常的 mRNA，最终导致基因不能表达。由于基因突变是随机产生的，当个体中由于突变导致的缺陷基因在一个群体中得到保留并固定下来后，便成了一个没有功能的基因拷贝，即假基因。

39. 为什么生物不太可能保留两份完全相同的基因序列

答：除非基因编码的产物在细胞中需要维持很高的浓度，或在以下情况两个基因都被生物体所必需：两个基因编码的蛋白质产生了不同的功能，或它们在不同时间/不同细胞类型中表达。如果此事件没有发生，其中一个基因很可能会变成假基因，因为如果它获得有害突变后，最终将由于缺乏选择压力而消亡。由于随机的遗传漂变，出现突变体的频率可能提高，并固定在某一物种中。

40. 为什么非编码区位点突变也会影响基因的功能

答：发生在非编码区的突变虽然不会像编码区突变一样，通过改变编码的氨基酸序列而影响相关蛋白功能，但非编码区位点突变可以通过直接改变调节序列、DNA 的二级结构以及染色质的空间结构来改变基因的调控模式，从而影响基因的转录速率、RNA 加工、翻译效率等，最终影响基因的表达。因此，非编码区位点突变也会影响基因的功能。

41. 为什么基因突变既可以引起蛋白质功能的丧失也可以导致其功能的获得

答：等位基因由于点突变、片段缺失、插入以及重排等原因使其编码的蛋白质功能完全丧失的突变称为无效突变（null mutation），既可以指导致无法合成有功能性蛋白质的突变，也可以指促进合成无功能蛋白质的突变。无效突变或其他阻止基因表达功能的突变被称为功能缺失突变（loss-of-function mutation，LOF）；其中有一部分丧失功能的基因突变，其编码的蛋白质功能失活不完全，仍保留了一些功能，但在杂合状态下不能产生足够多的野生型表型，这类突变称为渗漏突变（leaky mutation）。有时某些位点突变后可引起相反的效应，使蛋白质获得新的功能或表达模式，这样的突变称为功能获得突变（gain-of-function mutation，GOF）。

（王　波　杨海鸥　傅启华）

第二节　染色体及染色体变异

42. 为什么染色体需要高度压缩

答：染色体（chromosome）是遗传物质的载体，是由 DNA 分子和蛋白质等盘旋卷曲成螺旋样、易被碱性染料染色、有结构的线状体，是遗传物质高度压缩形成的聚合体，具有储存和传递遗传信息的作用。染色体和染色质是同一物质在细胞分裂中期和静止期的不同形态表现。染色体主要化学成分是脱氧核糖核酸（DNA）和蛋白质，其中蛋白质包括低分子量的碱性组蛋白以及酸性非组蛋白。DNA 作为一种伸展的分子，其长度远超过用于"包装"它的空间。DNA 必须变形、弯曲和折叠来形成更紧密的结构，连同与之结合的蛋白质，高度压缩后被"包装"于细胞核内。因此，染色体需要高度压缩。

43. 为什么需要组蛋白修饰

答：染色质是由基本结构单元核小体相互连接构成的念珠状结构体，核小体是由组蛋白 H2A、H2B、H3 及 H4 各两个分子组成八聚体，外表缠绕双螺旋 DNA 分子共同构成。染色质的疏松或凝集状态与转录因子与基因调控区域的亲和性密切相关，其中组蛋白修饰是调节染色质状态的重要表观遗传修饰机制之一。组蛋白作为染色体基本结构单元核小体的重要组分之一，通过一系列酶复合物参与催化组蛋白氨基酸残基的共价修饰，包括组蛋白乙酰化、甲基化、磷酸化、泛素化等，使染色质中的蛋白质与 DNA 成动态调控状态，在维持染色体结构、基因表达调控、DNA 修复等方面发挥着重要的作用。因此，组蛋白修饰是染色质活性调节所必需的。

44. 为什么染色体核型分析可以检测染色体异常

答：核型是染色体在有丝分裂中期的表型，是包括染色体数目、大小、形态等特征的综合。染色体核型分析是将一个体细胞中的全部染色体，按照该生物固有的染色体大小及形态结构特征，人为地对其进行配对、编号和分组，并进行形态分析的过程。染色体核型分析是经典细胞遗传学研究的基本方法。通过与正常核型对比，可以根据染色体结构和数目的变异情况来判断个体是否患有某种因染色体片段缺失、重复或倒置引起的遗传性疾病。因此，染色体核型分析可以检测染色体异常。

45. 为什么根据染色体的类型可以区分男女

答：染色体是遗传物质基因的载体。人体细胞染色体数目为 23 对，其中 22 对为男女所共有，称为常染色体。另外一对为决定性别的染色体，男女不同，称为性染色体。女性个体的一对性染色体是同型的，用 XX 表示；男性个体的一对性染色体是异型的，用 XY 表示。根据基因的分离定律，男性个体的精原细胞在经过减数分裂形成精子时，可同时产生数目相等的分别含有 X 染色体的精子和含有 Y 染色体的精子；女性个体的卵原细胞在经过减数分裂形成卵细胞时，只能产生一种含有 X 染色体的卵细胞。受精时，因为两种精子与卵细胞随机结合，因而可形成两种不同的受精卵：含 XX 性染色体的受精卵和含 XY 性染色体的受精卵，前者将发育为女性个体，后者将发育为男性个体。因此，根据性染色体的类型便可以区分男女。

46. 为什么会产生非整倍体

答：染色体的数目变化是单倍体（n）的整倍数，即以 n 为基数成倍地增加或减少，称为整倍体，正常为 2n。例如在 2n 的基础上增加一个染色体组 n 形成 3n，即三倍体；若增加 2 个 n 则染色体数为 4n，即四倍体；若减少一个 n，则仅剩下一个 n，称为单倍体。非整倍体是指整倍体染色体中缺少或额外增加一条或若干条染色体，这种细胞或个体称为非整倍体，是临床上最常见的染色体异常类型，多数是由于在生殖细胞成熟过程或受精卵早期卵裂过程中，发生了染色体不分离或染色体丢失，即在细胞分裂中、后期，某一对同源染色体或姐妹染色单体没有彼此分离而同时进入一个子细胞（染色体不分离）；或是细胞有丝分裂过程中，某一条染色体的着丝粒未与纺锤丝相连，不能移向两极，或发生移动迟缓，滞留在细胞质中分解消失（染色体丢失）。非整倍体常见的有五种类型：①超二倍体，染色体数目多于二倍体；②假二倍体，染色体数目为二倍数，但有某条染色体的增减；③亚二倍体，染色体数目小于二倍数；④嵌合体，一个个体中同时存在两种或两种以上染色体数目不同的细胞系；⑤异源嵌合体，一个个体同时存在两种染色体数目不同的细胞系，且两种细胞系分别来自两个受精卵。

47. 什么是同源染色体

答：在二倍体生物细胞中，结构及形态基本相同的染色体称为同源染色体。一般情况下，同源染色体概念只涉及常染色体而不讨论性染色体。同源染色体在遗传过程中会分别复制并传递到不同的生殖细胞中。最终的受精卵得到的同源染色体一条来自父方，一条来自母方。在同源染色体相同的区域的一对基因即等位基因，共同决定某一性状的发生。与同源染色体需要区分的概念是姐妹染色单体，姐妹染色单体是一条染色体通过复制后形成的由着丝点相连的染色体形式，在减数分裂期呈现，本质是同一条染色体在不同时期的表现形式。

48. 为什么会发生非姐妹染色单体交换

答：在生殖细胞形成的过程中，同源染色体先进行复制形成各自的姐妹染色单体，然后在减数分裂前期发生两两配对（即联会）时，一对同源染色体四条单体对齐形成一个四分体，由于同源染色体的序列较为相近，在同源重组等机制作用下，彼此交叉断裂重接到对方的染色体上，即为非姐妹染色单体交换，是细胞自发的一种基因重组。在这样的机制下，最终导致子代与亲代表型基本相似，却又不完全相同的现象。

49. 为什么会发生染色体畸变

答：每种生物的染色体数目与结构都是相对恒定的，但在物理化学等因素的作用下，染色体可能发生整倍体或非整倍体数目的改变；或者是染色体发生断裂，未在原位置重接造成染色体部分序列缺失、重复、倒位等结构的变化，称为染色体畸变，包括数目变异与结构变异。染色体畸变的发生主要与孕妇年龄过大、孕期接触放射线、病毒感染及接触某些化学物质等有关，通常情况下染色体畸变易导致流产，但也可以遗传给后代造成疾病患儿的产生。

50. 为什么会发生等臂染色体

答：通常情况下，染色体以着丝粒为分界点分为长臂和短臂，两臂所包含的基因序列完全不同。等臂染色体是指一条染色体的两臂在形态和遗传结构上完全相同，主要是由于细胞分裂时，连接两条姐妹染色单体的着丝粒未发生正常的纵裂，即每条姐妹染色单体均包含长臂及短臂，而是发生了异常横裂，形成了一条具有两个长臂和一条具有两个短臂的等臂染色体。

51. 为什么染色体缺失可能引起假显性

答：染色体缺失是指生物体染色体上缺失了一段，可以由温度刺激、辐射、病毒感染、化学物质接触、转移子或重组酶发生错误等引起。如果在同源染色体上发生基因缺失，会造成另一条正常染色体的隐性显现出来，这种现象称为假显性。例如，一异质体为Aa 的个体，其中带 A 基因的染色体部分缺失，结果使得隐性基因 a 得以表现出来；但若两条染色体均发生缺失则可造成个体的死亡。

52. 为什么有的染色体倒位不需要染色体显带技术就可以识别

答：染色体倒位（inversion）是由于同一染色体上发生了两次断裂，两断裂点之间的片段颠倒 180°后重新连接产生，造成染色体上基因的顺序发生重排，分为臂内倒位和臂间倒位。在真核生物染色体水平的倒位，通过核型变化，减数分裂偶线期的染色体配对可以进行观察。如果倒位发生在染色体的一条臂上，称为臂内倒位，需要用染色体显带技术才能识别，大多数倒位都是这种类型；如果倒位包含了着丝粒区，改变了两个臂的长度，称为臂间倒位，这种情况会使染色体的形状发生变化，不需要染色体显带处理即可观察区分。

53. 为什么会发生染色体易位

答：染色体因化学物质和放射线等因素影响会出现断裂，通常情况下，断裂的染色体能通过自行修复等方式将异常部分从体内排除。如果染色体断裂的片段不在原位置重建，而连接到另一条非同源染色体上，就形成了染色体易位（translocation）。染色体易位伴有基因位置的改变，易位发生于一条染色体内时称为移位（shift）或染色体内异位，易位发生在两条同源或非同源染色体之间时称为染色体间易位。同源染色体的易位主要发生在第十号及第十四号染色体上。染色体间易位可分为转位（transposition）和相互易位（reciprocal translocation）。前者指一条染色体的某一片段转移到了另一条染色体上即单向易位，后者则指两条染色体间互相交换了片段。

54. 为什么人类需要 X 染色体失活

答：X 染色体失活是指雌性哺乳动物细胞中两条 X 染色体的其中之一失去活性的现象。此过程中 X 染色体会被包装成异染色质，其功能受到抑制而被沉默化，这样可以保证二倍体雌雄个体具有相同的有效基因产物。X 染色体失活是 X 失活中心（X inactivation center，XIC）调控的。XIC 是一个顺式作用位点，包含辨别 X 染色体数目的信息和 *XIST* 基因，前者可以保证仅有一条染色体有活性；后者缺失将导致 X 染色体失活失败。X 染色体失活过程为：*XIST* 基因编码 XIST RNA，XIST RNA 包裹在合成它的 X 染色体上，引发 X 染色体失活；随着 XIST RNA 在染色体上扩展，DNA 甲基化和组蛋白修饰立即发生，这对 X 染色体失活的建立和维持有重要的作用。

55. 为什么染色体的重建需要能量

答：染色体重建是指发生在基因活化转录时核小体的排列或重排。这是染色体结构动态修饰的过程，使得紧密压缩的 DNA 可以接触转录调控蛋白从而控制基因表达。染色体重建主要包括：①特定酶对组蛋白的共价修饰；②染色体重建复合体移除、驱离或重构核小体。此过程中许多蛋白质-蛋白质、蛋白质-DNA 的接触需要被破坏，以便从染色体中将组蛋白释放出来。因此，染色体重建过程均依赖于 ATP，需要能量的供给。

56. 为什么会存在染色体嵌合体

答：一个个体内同时存在两种或两种以上核型的细胞，这种个体称为嵌合体，大多由染色体畸变或基因突变产生。染色体嵌合体出现的原因比较复杂，主要有：①染色体结构的变化；②同源染色体在体细胞有丝分裂时发生交换，导致体细胞重组；③染色体数目发生变化，嵌合体成分是不同染色体数目或倍体的细胞、组织或器官；④X 染色体失活；⑤雌雄嵌合体，在 XY 染色体性决定生物中，由于 XX 合子在卵分裂过程中 X 染色体丢失所产生的嵌合体。

57. 为什么 Y 染色体实际上是单倍体

答：X 染色体和 Y 染色体来自于共同的、非常古老的常染色体队。它们的进化包含了如下过程：X 染色体保留了大部分原始基因，Y 染色体丢失了其中的大部分基因。Y 染色体比 X 染色体小得多，含有更少的基因。由于 Y 染色体只有一份拷贝，Y 连锁基因实际上是单倍的。除了几个决定雄性的基因外，大部分 Y 染色体（序列的 95% 以上）不与 X 染色体交换，这些不交换区域称为雄性专一区。Y 染色体测序分析表明，雄性专一区包含 3 种类型的序列：X 转座序列、Y 染色体的 X 退化区和扩增子区段。

58. 为什么端粒是生存所必需的

答：端粒（telomere）是存在于真核细胞线状染色体末端的一小段 DNA-蛋白质复合体，它与端粒结合蛋白一起构成了特殊的"帽子"结构，主要功能是保持染色体的完整性和控制细胞分裂周期。端粒 DNA 是由简单 DNA 高度重复序列组成，端粒酶的作用是给端粒 DNA 加尾，DNA 分子每次分裂复制，端粒就缩短一点，一旦端粒消耗殆尽，细胞立即激活凋亡机制，所以端粒的丧失产生了衰老现象。端粒酶在分裂细胞中表达活跃，在静息细胞中不表达。失去端粒会产生非常可怕的效应，当端粒长度变为零时，细胞已经很难成功分裂。如果企图按照经典方法分裂，最终会引起染色体断裂和易位，导致突变率的上升。

（王 波 杨海鸥 傅启华）

第三节　遗传方式与遗传性疾病

59. 为什么人类的基因存在等位基因现象

答：同源染色体的相同位置，控制着相对性状的一对基因称为等位基因（allele）。若一个座位上的基因以两个以上的状态存在，称为复等位基因。若成对的等位基因中两个成员完全相同，则该个体对此性状来说是纯合子；若两个等位基因各不相同，则该个体对该性状来说是杂合子。人类是二倍体生物，每对染色体的一份是父本等位基因（来自父亲），另外一份是母本等位基因（来自母亲）。因此，人类的基因存在等位基因现象。

60. 为什么杂合子间产生的后代会出现性状的分离

答：性状（traits）是指可遗传的生物体形态结构、生理和行为等所有特征的总和，在孟德尔以后的遗传学中将作为表型显示的各种遗传性质称为性状。任何生物都有许多性状，如豌豆种子的颜色和形状、人的肤色和血型、植物的抗病性等。性状分离（segregation of character）是指将具有一对相对性状的纯合子亲本杂交，F1 全部个体都表现出显性性状，F1 自交，F2 个体大部分表现出显性性状，小部分表现隐性性状的现象。杂合子是指同一位点的两个等位基因分别控制着相对性状的基因型个体，两个杂合子所产生的后代会具有不同的基因型组合，因此会出现性状分离。

61. 为什么遵循孟德尔分离律的遗传性疾病需要符合一定的条件

答：生物的体细胞中，控制同一性状的基因（等位基因）成对存在，不相融合；形成配子时，等位基因发生分离，分别进入不同的配子中，随配子遗传给后代，这种现象称为孟德尔分离律。分离律在生物界具有普遍性，从本质上阐明了遗传变异的机制，证明了基因在体内是独立存在的，首次提出了基因和性状的关系。在医学研究中，可以利用分离律对单基因疾病的基因型、遗传方式和临床诊断作出科学的推断。但是，符合这个规律的疾病需要满足如下条件：①致病基因必须在细胞核内的 DNA 中；②该疾病必须是单基因疾病。

62. 为什么自由组合律需要一定的适用条件

答：自由组合律指生物在生殖细胞形成过程中，具有两对以上相对性状的亲本杂交，子一代产生配子时，在等位基因分离的同时，非同源染色体上的基因表现为自由组合。其实质是非等位基因自由组合，即一对同源染色体上的等位基因与另一对同源染色体上的等位基因的分离或组合是彼此间互不干扰的，各自独立地分配到配子中。自由组合律在孟德尔分离律的基础上，进一步揭示了多对基因间自由组合的关系。但满足这个规律需要一定的适用条件：①有性生殖生物的性状遗传；②真核生物的性状遗传；③细胞核遗传；④两对或两对性状遗传；⑤控制两对或两对以上性状的等位基因位于不同对的同源染色体上。

63. 为什么基因的连锁和交换律与基因的自由组合律不矛盾

答：生殖细胞形成过程中，位于同一染色体上的基因连锁在一起，作为一个单位进行传递，称为连锁律。在生殖细胞形成时，一对同源染色体上的不同对等位基因间可以发生交换，称为交换律。连锁律和交换律与自由组合律并不矛盾，它们在不同情况下发生：位于非同源染色体上的两对或多对基因，按自由组合律向后代传递，而位于同源染色体上的两对或多对基因，则是按连锁和交换律向后代传递。因此，基因的连锁律和交换律与基因的自由组合律是统一的，并不矛盾。

64. 为什么会存在哈迪-温伯格平衡

答：哈迪-温伯格（Hardy-Weinberg）定律也称为"遗传平衡定律"。1908 年，英国数学家戈弗雷．哈罗德．哈迪最早发现并证明了这一定律；1909 年，德国医生威廉．温伯格也独立证明此定律。当一个种群符合种群大小无限大、随机交配、没有突变、没有自然选择、没有遗传漂变等条件时，该种群基因组一个位点上的基因型频率和基因频率都会代代保持不变，处于遗传平衡状态，这一状态称为哈迪-温伯格平衡。虽然实际应用中，符合这些理想情况的群体是不存在的，但是一般情况下我们调查的群体不可能大到足以显示出这些影响因素，各种影响因素可以相互抵消。

65. 为什么与多基因遗传性疾病相比，单基因遗传性疾病的发病率都很低

答：单基因遗传性疾病只受一对等位基因控制，基因型与表型的对应关系较为简单。表型上看单基因遗传性疾病相对单一，有时患病的个体病情较为严重，容易死亡，导致致病基因型数量减少。从致病变异来看单基因遗传性疾病常常由稀有变异导致，在人群中的分布率低，整体发病率就低。多基因遗传性疾病则与多个遗传位点有关，出现基因突变的概率较高。多基因遗传性疾病的表现轻重不一，相关基因变异携带人群基数较大，且基因变异具有累加效应，易受到环境因素的影响。因此，虽然多基因遗传性疾病的病种不多，但其多为常见病和多发病，发生率远远高于单基因遗传性疾病。

66. 为什么临床遗传研究中先证者的信息极为重要

答：在对某个疾病或遗传性状进行家系调查时，其家系中第一个被确诊的人被称为先证者（proband）。通常情况下，每一个家系中有一个人是先证者；但是在检查地区内所有人员的时候，其中的患者都是先证者。谱系图上通常用箭头图形来表示先证者。在疾病的临床遗传研究中，先证者的疾病表现最先需要与基因型对应，是整个家系分析的线索。通过家系成员与先证者亲缘关系的分析，可以得出所研究疾病的遗传模式，基因型与疾病表型的关联等信息。因此，获得先证者详细的临床资料及遗传信息是家系研究的关键。

67. 为什么会发生常染色体显性遗传性疾病

答：控制一种遗传性状的等位基因位于常染色体上，这种基因控制的性状是显性的，即只要有一个致病基因存在缺陷就可以发病，这种遗传方式称为常染色体显性遗传。人类疾病中的多指、软骨发育不全、先天性白内障等数百种遗传性疾病都是由常染色体上显性致病基因所控制。常染色体显性遗传性疾病有以下几个规律：①受累者父母中有一方受累；②受累者与未受累者所生的孩子中，受累和非受累的平均数相等；父母中有一方受累而本人不受累时，其子孙也不会受累；③男女受累的机会相等；④受累者子女中出现病症的概率为 50%。

68. 为什么会发生常染色体隐性遗传性疾病

答：常染色体隐性遗传性疾病致病基因位于常染色体上，基因控制的性状是隐性的，即只有等位基因处于纯合子时才显示病状。其特点是：①患者是致病基因的纯合体，其父母不一定发病，但都是致病基因的携带者（杂合体）；②患者的兄弟姐妹中，约有 1/4 的人患病，男女患病的机会均等；③家族中不出现连续几代遗传，患者的双亲、远祖及旁系亲属中一般无相同性状的患者；④近亲结婚时，子代的发病率明显升高。

69. 为什么 X 染色体连锁隐性遗传性疾病患者大多为男性

答：X 染色体连锁隐性遗传性疾病患者大多数为男性是由于男性只有一条 X 染色体，称为半合子。男性只要唯一的 X 染色体上带有一个隐性致病基因便可导致疾病的发生；而女性拥有两条 X 染色体，需要致病基因突变的纯合子才能发病。X 染色体连锁隐性遗传性疾病的特征如下：①人群中男性患者远多于女性；②双亲正常时，儿子可能发病，说明母亲是携带者，女儿可能是携带者；③如果家系中有女性患者，则父亲很可能是患者，母亲则是携带者或患者；④突变基因从不由父亲直接传给儿子。

70. 为什么有些常染色体遗传性疾病会有性别差异

答：遗传性疾病的致病基因位于常染色体上，但是由于性别的限制（多属于性别差异决定的生理结构或性激素分泌方面的差异和限制），只在一种性别中得以表现，而在另一性别中完全不能表现，且这些基因都可以向后代传递的遗传方式称为限性遗传。例如宫颈癌和前列腺癌都与遗传有关，前者只存在于女性中，后者只在男性中发病。但是它们的遗传并不是性染色体上的基因决定的，而是由位于常染色体上的基因控制，尽管表现出来的症状有性别差异，但是遗传却与双亲有关。

71. 为什么多基因遗传性疾病与单基因遗传性疾病存在差别

答：单基因遗传性疾病是指只受一对等位基因控制的遗传性疾病，常见的有红绿色盲、血友病、白化病等，其遗传方式及再发风险符合孟德尔规律。多基因遗传性疾病是受多对非等位基因控制的遗传性疾病。多基因遗传性疾病存在超亲遗传，即双亲不是极端类型时，子女可分离出高于高亲值或低于低亲值的类型。许多常见的成人疾病（如高血压、动脉粥样硬化、糖尿病、关节炎等）都属于多基因遗传性疾病。与单基因遗传性疾病相比，多基因遗传性疾病的病因往往不只是由遗传因素决定，多是遗传因素与环境因素共同起作用。

72. 为什么线粒体遗传性疾病有两种遗传方式

答：线粒体是与能量代谢密切相关的细胞器，细胞的成活及死亡均与线粒体的功能密切相关。线粒体遗传性疾病指因遗传基因缺损引起线粒体代谢酶的缺陷，导致 ATP 合成障碍、能量来源不足而出现的一组多系统疾病。由于线粒体基因组只控制线粒体中一部分蛋白质的合成，而大多数蛋白质的合成由细胞核 DNA 控制，符合孟德尔遗传规律，因此线粒体疾病遗传方式包括母系遗传和孟德尔遗传。母系遗传中，卵子和精子细胞核的结合是对等的，但细胞质的结合是远远不对等的；在绝大多数情况下，突变的线粒体 DNA 通过母亲卵子细胞质的线粒体传给子代。

73. 为什么基因具有多效性

答：基因的多效性（gene pleiotropy）是指一个基因可以决定或影响多个性状。产生基因多效性的原因在于生物个体发育过程都是相互联系、相互依赖的。一个基因的改变可能直接影响到其他过程的正常进行，进而引起其他性状的相应改变，在人类中一个显著的疾病例子是苯丙酮尿症（phenylketonuria，PKU）。PKU 是一种常染色体隐性遗传性疾病，主要由于体内苯丙氨酸羟化成酪氨酸的代谢途径产生问题而引起的先天性代谢异常疾病。造成苯丙氨酸代谢途径异常的致病基因，同时也使患者毛发色素减少、皮肤苍白且有智能障碍等症状。

74. 为什么基因型频率不等于等位基因频率

答：等位基因频率是一个群体中某一等位基因在该基因座上可能出现的等位基因总数中的比例，用于显示一个种群中基因的多样性或者基因库的丰富程度，定义如下：如果①一个染色体中存在特定基因座；②该基因座上有一个基因；③一个种群中的每个个体的体细胞都有 n 个该特定基因座；④该基因有等位基因或变种，那么等位基因频率为该等位基因在这个种群中特定基因座中占的百分比。而基因型频率指的是群体中某一基因型的个体占群体总个体数的比例。哈迪-温伯格定律预测在特定条件下得知等位基因频率时可以计算基因型频率。

75. 为什么群体中低频率的等位基因有时可以直接变成高频率等位基因

答：当一个种群中的生物个体数量较少时，下一代个体容易出现与上一代不同的等位基因频率。一个等位基因可能因此在这个种群中消失，而群体中低频率等位基因可能直接变成高频率等位基因，这种现象叫遗传漂变（genetic drift）。一般来说，种群中个体数目越小，基因就越容易发生遗传漂变。这种波动变化会导致某些等位基因的消失以及另一些等位基因的固定，从而改变了群体的遗传结构。遗传漂变与自然选择、基因突变、近亲繁殖等都是影响等位基因频率的重要因素。

76. 为什么近亲婚配使得后代患遗传性疾病的概率增大

答：在随机婚配中，常染色体隐性遗传性疾病的发病率与突变的致病基因在该群体中的频率密切相关。与随机婚配的群体相比，在近亲婚配的群体中，由于近亲个体之间继承的关系，可能从共同祖先遗传到相同的突变基因，造成突变的致病基因频率显著高于随机婚配群体，因此常染色体隐性遗传性疾病的发病率明显升高。所以，近亲结婚造成不良后果是有科学依据的，我国婚姻法规定，直系血亲和三代以内的旁系血亲禁止婚配。随着文化生活水平的日益提高，人们对禁止近亲结婚的认识日益深入，目前已被绝大多数人所接受。

77. 为什么可以通过调查先证者亲属的患病率计算出遗传度

答：多基因遗传性疾病的致病因素包括遗传因素和环境因素。在研究一种疾病的遗传机制时，需要根据遗传因素在其致病机制中所占的比重来制订相应的研究策略，这时遗传因素作用的大小可以通过遗传度进行评价。当一种疾病完全受环境影响时，遗传度为 0；完全由遗传因素决定时，遗传度为 100。遗传度最容易根据家系标本的患病情况推测，目前已有相应的遗传度数学模型得到了建立：根据先证者亲属的患病率与遗传度建立了 Falconer 公式，$h=b/r$（h 为遗传度；b 为亲属易患性对先证者易患性的回归系数；r 为亲属系数）。亲属患病率越高，遗传度越大，所以可通过调查先证者亲属患病率和一般人群的患病率，计算出遗传度。

78. 为什么单基因遗传性疾病有外显率

答：单基因遗传性疾病是指由一对等位基因单独控制遗传性状的遗传性疾病。因其遵循孟德尔遗传定律，又被称为孟德尔遗传性疾病。根据致病等位基因位于的染色体及基因的"显性"、"隐性"，又分为常染色体显性、常染色体隐性、X 连锁显性、X 连锁隐性及 Y 连锁遗传。然而，并不是所有的单基因显性遗传均表现出临床表型，单基因遗传性疾病在特定的群体及环境中表现出一定表型的比例称为外显率，表现为疾病发生的早晚及病情的轻重，主要与疾病种类及致病机制有关。

79. 为什么显性遗传性疾病常以"垂直传递方式"出现

答：亲子之间以及子代个体之间性状存在相似性，表明性状可以从亲代传递给子代，这种现象称为遗传。显性遗传性疾病是控制一种疾病的等位基因呈显性，即只要携带该等位基因突变便表现出临床症状。因此，根据孟德尔遗传定律，一个个体的一对同源染色体分别遗传自父本及母本，若父本或母本有一个是患者，则为致病等位基因的携带者，遗传给子代的概率为 1/2。因此，显性遗传性疾病通常连续几代都有患者，疾病呈连续方式传递。

80. 为什么单基因遗传性疾病呈现多峰性特征而多基因遗传性疾病往往表现为单峰性特征

答：单基因遗传的基因型和表型之间存在直接的因果关系，或为疾病表型或为杂合表型或为正常表型，可以将单基因遗传性疾病理解为质量性状。因此，单基因遗传性疾病在群体中的分布往往不连续，可以明显分为几个群体，表现为多峰性特征。多基因遗传性疾病是由多对等位基因共同控制，每对等位基因对疾病表型的作用是微效的，即多基因遗传性疾病是多对微效基因累加作用的结果，不同个体间的差异只是量的变异，且差异较小，可以将多基因遗传性疾病理解为数量性状。因此，多基因遗传性疾病在群体中的分布呈连续的单峰，波峰处为平均值平均性状。

81. 为什么分析单基因遗传性疾病时需要具体病例具体分析

答：单基因遗传性疾病是指受一对等位基因控制的遗传性疾病，相对于多基因遗传性疾病其病因较易确定。然而，由于疾病表型不仅与基因型有关，还需考虑到：①某一基因决定的相应性状和疾病表型在个体中的表现程度（表现度）；②某一杂合显性基因或纯合隐性基因在一个群体中产生相应表现型的比例（外显率）；③一对等位基因彼此间无显性和隐性的区别，在杂合状态下都能表达（共显性）；④杂合子个体生命早期致病基因不表达或虽表达但不足引起明显临床表现，只有到一定年龄才会有相应表型（延迟显性）等情况。因此，分析单基因遗传性疾病时也需要注意这些问题，具体病例具体分析。

（王 波 傅启华）

第二章　遗传咨询与遗传性疾病

第一节　遗传咨询的概念、原则、过程

82. 为什么会发生遗传性疾病

答：由于人体生殖细胞或受精卵的遗传物质，在数量、结构或功能上发生改变（如基因突变或染色体畸变），并引起上代向下代传递的疾病，称为遗传性疾病。遗传性疾病多数为先天性，如苯丙酮尿症；也可后期发病，如血友病、聋哑等，这些疾病主要是由遗传因素控制，但出生一定时间后才发病。常见的遗传性疾病可分为染色体病、单基因病及多基因病等。

83. 为什么遗传性疾病有一定的家族性

答：遗传性疾病多存在一定的家族性表现，即表现为家族聚集的现象，医学上称之为家族史，主要是由于同一家族中的个体容易携带同一致病基因，家族中可有多人出现类似或相近的临床症状。但并不是所有的遗传性疾病都是家族性的，在遗传性疾病中显性遗传性疾病往往表现出明显的家族性倾向，如多指（趾）、多发性结肠息肉、多囊肾等。也有部分呈现散发性，即疾病没有明显的遗传特质，家族中仅一人出现某种临床症状。

84. 为什么遗传性疾病一般是先天性的

答：由于遗传性疾病是患者体内本身的遗传物质病变导致的，而不是外界因素所引起，因此遗传性疾病一般都是先天性的。但先天性疾病未必都是遗传性疾病。胎儿在母体内发育过程中，由于环境因素或母体的变化，例如大剂量 X 线照射、缺氧、病毒感染、应用某些药物等各种致畸因素的作用，影响了胎儿的发育，出现某些病态性状，这虽然是先天的，但并非遗传的，如母体感染风疹病毒引起的胎儿先天性心脏病或先天性白内障。

85. 为什么会发生染色体病

答：染色体病是染色体遗传性疾病的简称，主要是因细胞中遗传物质的主要载体——染色体的数目或形态、结构异常引起的疾病，是导致新生儿出生缺陷最多见的一类遗传性疾病，通常分为常染色体病和性染色体病两大类。染色体病绝大多数由亲代的生殖细胞染色体畸变引起，极少数由父母一方染色体平衡易位引起，根据核型分析可判断子代的遗传风险。常染色体病由常染色体异常引起，常见临床表现有先天性智力低下、发育滞后及多发畸形等。性染色体病由性染色体异常引起，常见临床表现有性发育不全、智力低下、多

发畸形等。常见的染色体病有 21 三体综合征、18 三体综合征、13 三体综合征、45，X 及 47，XXY 综合征等。在自然流产胎儿中有 20%～50%是由染色体异常所致，在新生活婴中染色体异常的发生率为 0.5%～1%。染色体病患者通常缺乏生活自理能力，部分患者在幼年夭折。

86. 为什么要进行遗传咨询

答：遗传咨询是遗传咨询师或临床遗传学家通过与咨询者的商谈交流，帮助咨询者理解疾病发生发展中的遗传因素，进而使其了解疾病对医疗、心理及家庭的影响。更具体地说，遗传咨询就是帮助咨询者了解所患疾病的遗传性病因、诊断、治疗、预防与预后等相关知识与信息。这一过程包括：通过对家族史的解释来评估疾病的发生或再发风险；进行有关疾病的遗传相关实验室检测、治疗处理及预防的教育，并提供与疾病有关的各种求助渠道和研究方向；辅助促进知情选择和对所患疾病及其再发风险的逐步认识和接受。

87. 为什么高危人群需要在孕前进行遗传咨询

答：高危人群包括：产前血清学筛查高风险孕妇、高龄孕妇、曾怀有遗传性疾病胎儿或生育过遗传性疾病孩子者、父母之一是遗传性疾病患者、反复流产或不孕不育者、父母为遗传性疾病致病基因携带者、夫妻双方之一有遗传性疾病家族史者、近亲婚配者、长期接触有毒有害物质者、肿瘤和遗传因素明显的常见病患者等。高危人群容易导致子代染色体数目或结构异常、基因组微缺失或微重复综合征及单基因病等，生育发育异常的后代的概率较普通人群大大增加，故应该在孕前即进行遗传咨询。

88. 为什么会发生出生缺陷

答：出生缺陷也称先天异常，泛指胚胎或胎儿发育紊乱引起的形态、结构、功能、代谢、精神、行为等方面的异常。出生缺陷的发生原因比较复杂，包括遗传因素、环境因素以及遗传与环境因素共同作用等。其中，遗传因素是指由于基因突变或染色体畸变导致的出生缺陷，约占 25%，包括单基因缺陷、染色体异常、多基因缺陷；环境因素包括营养、疾病、感染、用药和接触有害物质等，约占 10%；环境因素与遗传因素相互作用和原因不明者约占 65%。出生缺陷疾病种类繁多，包括先天畸形、智力障碍、代谢性疾病、宫内发育迟缓、先天发育残疾（如盲、聋、哑等）以及免疫性疾病和先天性肿瘤等。

89. 为什么要禁止近亲婚配

答：近亲婚配是指三代或三代以内有共同祖先的婚配。由于有血缘关系，当一方为某种致病基因的携带者，另一方很可能也是携带者，婚后所生的子女中常染色体隐性遗传性疾病发生率将明显升高。据世界卫生组织估计，人群中每个人约携带 5～6 种隐性遗传性疾病的致病基因。在随机婚配（非近亲婚配）时，由于夫妇两人无血缘关系，相同的隐性遗传性疾病致病基因很少，他们所携带的隐性致病基因不同，因而不易形成隐性致病基因的纯合体（患者）。而在近亲结婚时，夫妇两人携带相同的隐性遗传性疾病致病基因的可能性大大增加，而使后代遗传性疾病的发生率升高。因此，为了尽量减少近亲结婚造成的遗传缺陷，我国婚姻法规定，直系血亲和三代以内的旁系血亲禁止婚配。

90. 为什么心理咨询是遗传咨询的重要部分

答：咨询者及家人在得知诊断或疾病发生和再发风险时通常会产生强烈的情绪波动，咨询师在给出信息时必须了解和处理这一心理问题，在一定情况下，对胎儿或新生儿的诊断需要咨询者作出快速的决定，包括一些痛苦的决定。有时检查结果会否定咨询者本身的一贯认识，从而使咨询者感到迷茫。在提出各种可能的选择时，咨询师应帮助咨询者了解各种选择对于他们和家庭的影响。对于一些过度或变态的心理反应，超出了咨询师心理治疗能力范围，应将咨询者介绍到专门的遗传性疾病和出生缺陷的心理治疗机构。

（王彦林 吴 怡）

第二节 染色体疾病的遗传咨询

91. 为什么要对高龄生育妇女开展遗传咨询

答：随着妊娠年龄的增加，高龄生育妇女会出现以下风险：

（1）非整倍体：随着年龄的增长，卵子中的纺锤体异常发生率增加，可导致减数分裂Ⅰ期的染色体不分离，高龄产妇生育 21 三体、18 三体、13 三体和 47，XXX，47，XXY 等患儿的风险明显增加。21 三体的发生率在活产婴儿中为 $1/600 \sim 1/800$，但其风险随孕妇年龄增大而增高，孕妇分娩年龄 35 岁时，风险率约为 $1/350$，当孕妇年龄达到 40 岁时，风险率约为 $1/100$，当孕妇年龄为 45 岁，则风险率上升至 $1/25$。

（2）低生育力：随着妊娠年龄的增大，染色体异常的风险增加，而染色体异常的胚胎比整倍体的胚胎着床植入率低，这是导致高龄妇女生育力低的主要原因。

（3）流产：高龄孕妇胎儿染色体异常的发生率增高，其非整倍体胚胎可导致妊娠期流产，40 岁孕妇的早期妊娠流产率可达 $30\% \sim 40\%$。

由于非整倍体还会导致死胎、出生缺陷等，因此需要重视高龄生育妇女的遗传咨询和产前诊断，高龄妊娠已列入我国的产前诊断指征之一。

92. 为什么会发生超雌综合征

答：正常女性染色体核型为 46，XX，如果患者染色体核型分析发现多出一条或几条 X 染色体，即为超雌综合征。患者染色体核型可为 47，XXX，也可为 48，XXXX，或 49，XXXXX。多数患者表型及智力发育正常，少数患者可伴发智力低下，且 X 染色体条数越多，患者智力低下程度越严重，亦有少数患者存在卵巢早衰风险。大部分患者一般发育正常，外生殖器与正常女性相同，性腺发育不良，但多数卵巢内可存在正常卵泡，部分有小子宫。约有 20% 患者青春期后有不同程度闭经或月经不调，也有些患者表现绝经过早。多数 47，XXX 超雌综合征患者有生育能力，仅少数患者生育能力低下或无生育能力。

93. 为什么会发生超雄综合征

答：超雄综合征又名 XYY 综合征，患者为男性核型，染色体数为 47 条，比正常男性多出一条 Y 染色体，是一种性染色体异常综合征。超雄综合征是由于精子形成过程中在减数分裂Ⅱ期发生 Y 染色体不分离，使部分精子含有两条 Y 染色体，与正常含有一条 X 染色体的卵子结合形成。XYY 男性多数表型是正常的，患者身材高大，偶尔可见隐睾、睾丸发育不全并有精子形成障碍和生育力下降、尿道下裂等，但大多数男性可以生育。少数患者可伴发轻度智力低下。

94. 为什么染色体倒位可导致某些疾病表型

答：染色体倒位是染色体上某一区段连续发生两次断裂，断裂位点间的片段发生180°倒转，然后重接，可分为臂间倒位和臂内倒位。臂内倒位是指倒位区段发生在染色体的同一个臂上；臂间倒位是指倒位区段涉及包括着丝粒在内的两个臂的倒位。倒位虽然没有改变染色体上的基因数量，但改变了基因顺序和相邻的基因位置，因而可导致某些疾病表型，主要变异特征可能有生长发育迟缓、智力低下、语言障碍、动作发育障碍、肌张力减退等。

95. 为什么染色体平衡易位的个体多数表型健康

答：易位（translocation）是指两条或多条染色体之间发生片段交换所引起的染色体重排。相互易位是易位的一种常见方式，指两条染色体同时发生断裂，断片相互交换后重接，形成两条新的衍生染色体（derivation chromosome）。当相互易位仅涉及染色体片段位置的改变，而不造成染色体片段的增减时即为平衡易位。因此，在没有破坏断裂点基因的情况下，平衡易位携带者通常不存在遗传物质的增减，不会有异常表型，外貌、智力和发育等通常也是正常的。

96. 为什么染色体平衡易位个体易发生流产、死产或生育畸形儿

答：染色体平衡易位携带者个体在生殖细胞形成时，减数分裂前期Ⅰ的粗线期同源染色体联会将形成四价体的特殊结构，并以几种不同的方式进行同源染色体的分离，包括2∶2分离和3∶1分离。其中2∶2的分离方式又分为相间分离（alternate segregation）、相邻分离-1（adjacent-1 segregation）和相邻分离-2（adjacent-2 segregation），除了相间分离方式产生一种正常的配子和一种平衡易位的配子外，其他分离方式形成配子的染色体都是不平衡的，这些分离方式产生的配子与正常配子受精后产生的个体可发生染色体的三体或部分三体、单体或部分单体等，可造成流产、死产或生育畸形儿。平衡易位个体后代出现畸形儿概率取决于其配子携带的不平衡染色体片段的大小及其所含的基因数目和性质，通常不平衡染色体片段越小，所含基因越少，畸形胎儿存活并出生的可能性就越大，而不平衡染色体片段越大，则倾向于表现为复发性流产或者不孕不育。

（王彦林　吴　怡）

第三节　染色体微缺失/微重复综合征遗传咨询

97. 为什么会发生染色体微缺失/微重复综合征

答：染色体微缺失/微重复综合征是由微小的、经传统细胞遗传学分析难以发现的染色体畸变而导致的具有复杂临床表现的遗传性疾病。染色体在复制及分裂等过程中常发生不明原因的微结构断裂，重接时可造成染色体的微缺失或微重复。引起微缺失和微重复的主要原因包括：①非等位基因同源性重组：在减数分裂前期Ⅰ，同源染色体发生了非对等

交换，染色体上低拷贝重复（low-copy repeat）的存在容易导致非等位基因同源性重组，造成微缺失和微重复；②复制叉停滞与模板交换（FoSTeS）：DNA 在复制过程中，其复制叉可以发生停滞，复制叉上的滞后链可以从引导链上解离，并通过一种名为微同源序列的元件转移到其他的复制叉上完成后续的复制，新的模板链与原来复制叉中的模板链不一定高度相似，但它们在空间上彼此靠近，模板转换的结果可以导致缺失或者重复；③易位引起的衍生染色体等。

98. 为什么会发生 DiGeorge 综合征

答：DiGeorge 综合征是由于 22 号染色体 22q11.2 的微缺失所引起的，发生率为活产新生儿的 1/3000～1/4000。该位点的缺失可能是由于减数分裂或同源染色体联会过程出错导致。22q11.2 片段包含 15 个以上的基因，该片段涉及基因与先天性心脏病及免疫应答有关。因此，该片段基因的缺失可导致先天性免疫缺陷、先天性心脏病和严重的低血钙等。绝大多数病例为散发病例，只有少数家族性病例表现出常染色体显性遗传的传递方式。

99. 为什么会发生脆性 X 综合征

答：脆性 X 综合征临床表现为中度到重度的智力低下，可伴有发育过快、前额突出、高腭弓及大睾丸症等，主要是由于位于 X 染色体长臂远端 Xq27.3 区的脆性部位的 *FMR-1* 基因不稳定扩增及异常甲基化所致。*FMR-1* 基因含 17 个外显子和 16 个内含子，全长 38kb，在基因的 5′端非翻译区存在一段数目可变的（CGG）n 重复序列，正常人群 *FMR-1* 基因（CGG）n 重复次数在 5～50 之间。该基因上游 250bps 处存在 CpG 岛，目前已明确 *FMR-1* 基因内（CGG）n 重复序列的不稳定性扩增及 CpG 岛的异常甲基化是导致脆性 X 综合征的分子机制。

100. 为什么会发生 Williams-Beuren 综合征

答：Williams-Beuren 综合征是一种由染色体 7q11.23 区域微缺失导致的累及多系统缺陷的罕见病，缺失大小一般介于 1.5～1.8Mb 之间，涉及多个基因，发病率约为 1/10 000。其主要临床表现有：特殊面容，包括鼻梁低平、鼻孔前倾、眶周丰满、小下颌等；先天性心血管畸形，最常见为主动脉瓣狭窄；内分泌系统异常，如高血钙、高血糖、甲状腺功能异常；智力低下，发育迟缓，认知行为异常等。

101. 为什么会发生 Prader-Willi 综合征

答：Prader-Willi 综合征又称肌张力减退-智力减退-性腺功能减退与肥胖综合征，是导致人类肥胖最常见的综合征之一，是由于 15q11-q13 基因缺失导致。与 Angelman 综合征不同之处在于，该病是由于父源性 15q11-q13 基因缺失或母源性 15 号染色体单亲二倍体引起。这可能是由于减数分裂过程出错、异常甲基化或者同源染色体联会过程中出现了不明原因的丢失导致。患儿主要临床症状为：肌张力减退、轻到中度智力低下、性腺功能减退、肥胖、身材矮小、喂养困难及生长障碍等，常可伴有内分泌失调导致的不可抗拒的食欲亢进，从而导致严重肥胖，部分患者可伴发糖尿病。

102. 为什么会发生 Wolf-Hirschhorn 综合征

答：Wolf-Hirschhorn 综合征是由于 4 号染色体短臂缺失所致的一组临床综合征，缺失片段大小及临床表现均多变，可出现 4 号染色体大片段缺失，也可以为 4 号染色体短臂微小片段缺失，甚至存在 4 号染色体短臂间断性缺失。该病可能是由于同源染色体联会过程中发生错误性丢失所致。其关键致病基因区域位于 4p16.3，该段基因涉及多个器官的发育和分化，包括心脏、骨骼、神经系统、泌尿系统、语言及智力发育等。临床表现为生长发育迟缓、智障及语言发育障碍、结构畸形（如先天性心脏病、骨骼发育异常、中枢神经系统发育异常等）、癫痫等。

103. 为什么会发生 Miller-Dieker 综合征

答：Miller-Dieker 综合征是由于染色体 17p13.3 缺失所引起的一组临床综合征。该段染色体的缺失可能是由于减数分裂中不明原因丢失或同源染色体联会出错导致。该综合征的主要临床表现有：巨脑回区，大脑发育不全，常伴随表面光滑，额部和岛盖颞部发育不全，造成较宽的大脑外侧裂，胼胝体缺如或发育不全和巨大的透明隔腔，第三脑室区中线部位钙化，脑干和小脑正常。患者可出现严重的精神障碍伴原发性肌张力过低，角弓反张，痉挛状态，生长发育差，癫痫发作，脑电图显示偶发的高度节律失常等。

104. 为什么会发生 Smith-Magenis 综合征

答：Smith-Magenis 综合征是由于 17 号染色体短臂 *RAI* 基因微缺失或 *RAI* 基因杂合性突变而导致，目前该基因缺失或突变原因仍不明确。该综合征的主要临床表现为：特殊面容（方脸、眼睛深陷、下颚偏大、鼻梁塌陷）、智力缺陷、生长发育落后、面部表情异常、睡眠障碍以及特征性自虐等行为问题；心理上可能会有强迫症（OCD）、自闭症、易怒、注意力缺失、情绪异常。Smith-Magenis 综合征的临床表现随年龄增大而明显。

105. 为什么会发生 Koolen-de Vries 综合征

答：Koolen-de Vries 综合征是由于 17 号染色体 17q21.31 发生微缺失导致。多数研究表明位于 17q21.31 区段的 *KANSL1* 基因缺失或截断突变为该病的主要致病因素。该病是一种临床异质性疾病，疾病的主要特点是新生儿肌张力低下，发育迟缓，中度智力低下，语言发育障碍以及特征性面容：高额、眼睑下垂、内眦赘皮、球状鼻及低耳际等。其他特点还包括癫痫、肌肉骨骼异常、先天性心脏病、肾脏发育不全及外胚层异常等，男性患者可伴发隐睾。

106. 为什么会发生 Kleefstra 综合征

答：Kleefstra 综合征是由于 9 号染色体长臂 q34.3 区域发生微缺失导致，研究发现 9 号染色体 q34.3 区域 *EHMT1* 基因缺失是引起该病发生的主要原因。该病可表现为中度至重度的认知功能损害，生长发育迟缓，语言发育障碍及运动发育失调，约 33% 可发生癫痫，发作类型包括强直-阵挛发作、失神发作及复杂部分性发作；患者有特征性面容：小头、宽眼距、眉形罕见（如一字眉、弓形眉或直眉）、下颌突出、下嘴唇饱满外翻、舌突出、面中部后移及下颚凸出。随着年龄增长，面部特征趋于模糊而下颌前突更明显。此外，患者常伴有先天性心脏病、肥胖、男性生殖系统畸形等。

107. 为什么会发生法布里病

答：法布里病（Fabry disease）是由于 X 染色体长臂 q22 发生微缺失导致，研究表明 X 染色体 q22 区域 *GLA* 基因发生突变或缺失为其主要致病因素。该病是一种罕见的遗传性疾病，与黏多糖贮积症、戈谢病等疾病同属"溶酶体贮积症"。溶酶体如同人体细胞的垃圾场，在正常状况下，溶酶体含有多种酶素，可将蛋白质、黏多糖、糖脂质等物质消化分解成小分子，提供细胞回收再利用。法布里病则是由于缺少了一种溶酶体酶——A 型 α 半乳糖甘酶（α-galatosidase A，简称 α-Gal A），使得糖脂质，特别是 globotriaosylceramide（简称 GL-3）无法进行分解，于是堆积在全身许多细胞的溶酶体内，包括：肾小球与肾小管的上皮细胞；心肌细胞与瓣膜纤维细胞；背根神经节的神经元与自主神经系统；角膜上皮细胞；血管内皮、外皮、平滑肌细胞等，最终引发各个器官的病变。临床症状通常在儿童与青少年期开始出现，典型的患者会出现肢体末端间歇性的疼痛、皮肤上呈现暗红色斑点且多半分布于下腹部到大腿之间。到了成年之后，出现进行性的肾脏、心血管及脑血管病变，成为威胁患者生命的主因。

（王彦林　吴　怡）

第四节　单基因病遗传咨询

108. 为什么单基因病又称孟德尔遗传性疾病

答：孟德尔遗传性疾病是指按照孟德尔方式传递的疾病，单基因病是指那些由于单个基因的突变而引起的遗传性疾病。由于单基因病的发生基本上受一对等位基因的控制，其遗传方式符合孟德尔定律，故单基因病又称孟德尔遗传性疾病。孟德尔遗传定律的分离定律从本质上阐明了遗传变异的机制，证明基因在体内是独立存在的，可以利用孟德尔的分离定律对单基因病的基因型、遗传方式和临床诊断作出科学的推断，估算患者家族中子女的再发概率和风险，而孟德尔的自由组合定律则可以分析两种和两种以上单基因遗传性疾病在家系中的传递规律，进行患病风险评估。

109. 为什么单基因病有 5 种遗传方式

答：致病基因位于染色体上，染色体分为常染色体与性染色体，基因又有显性和隐性之分，故而可以将单基因遗传性疾病分为常染色体遗传和性连锁遗传两大类，两者各自再进一步分为显性遗传和隐性遗传两种，因此单基因病有 5 种遗传方式，包括常染色体显性遗传、常染色体隐性遗传、X 连锁显性遗传、X 连锁隐性遗传、Y 连锁遗传，其中 X 连锁显性遗传和 Y 连锁遗传性疾病非常少见。

110. 什么是常染色体隐性遗传性疾病

答：致病基因位于 1~22 号常染色体上，其遗传方式是隐性的，即杂合时（Aa）正常的显性基因（A）能掩盖隐性致病基因（a）的作用，故临床表型正常，但可将致病基因（a）向后代传递，因此称为携带者（carrier）；仅当致病基因为纯合子（aa）时才发病，所以称为常染色体隐性（autosomal recessive，AR）遗传性疾病，如：β 地中海贫血、苯丙酮尿症、白化病、泰-萨克斯病等。

111. 什么是常染色体隐性遗传的特点

答：常染色体隐性遗传的特点主要有：①患者双亲一般无相应疾病症状而是致病基因携带者；②患者同胞中 1/4 将患病，男女患病机会均等，但在小家庭中由于子女数目少，所以往往看不到这种发病比例，所看到的发病比例往往偏高；③患者子女一般并不发病，所以看不到连续传递现象；④由于近亲双方同时携带同一种致病基因的概率高，其子女是隐性基因纯合子的概率比正常人群明显增高，因此在近亲婚配的情况下，子女发病风险增高；近亲结婚家族中出现的疾病通常是极其罕见的隐性遗传性疾病。

112. 什么是常染色体显性遗传性疾病

答：致病基因位于 1~22 号常染色体上，其遗传方式是显性的，即基因为杂合（Aa）时即可发病，这种遗传方式称为常染色体显性（autosomal dominant，AD）遗传，以 AD 方式遗传的疾病称为常染色体显性遗传性疾病。已知人类单基因遗传性疾病中，50% 以上属于常染色体显性遗传性疾病，如：家族性高胆红素血症、马方综合征、软骨发育不全、成骨不全、结节性硬化症、家族性结肠息肉病、成人型多囊肾病等。

113. 什么是常染色体显性遗传的特点

答：常染色体显性遗传的特点主要有：①患者双亲中一方患病，致病基因是由患者亲代遗传所致。如果双亲都未患病，这可能是新生（de Novo）突变所致；②患者同胞中 1/2 将会发病，而且男女患病概率均等；③患者子代中有 1/2 将会患病，或者说患者婚后每生育一次，后代有 1/2 患病风险；④在同一家系中连续几代都有发病患者，即连续传递。

114. 什么是 X 连锁隐性遗传性疾病

答：致病基因位于 X 染色体上，其遗传方式是隐性的，杂合（XAXa）时不发病，纯合子（XaXa）才发病，这种遗传方式称为 X 连锁隐性遗传（X-linked recessive inheritance，XR），以 XR 方式遗传的疾病称为 X 连锁隐性遗传性疾病。X 连锁隐性遗传性疾病有以下特点：①男性的发病率远远高于女性；②女性杂合子通常不发病，但由于受 X 染色体失活的影响，部分女性杂合子可表现出不同程度的表型；③男性患者的致病基因只有通过女儿往下代传递，致病基因携带者女性生育的男孩患病概率为 1/2；④不存在"父-子"致病基因传递现象；⑤系谱中患者是不连续地在几代中出现。目前所知的 X 连锁隐性遗传病有红绿色盲、进行性肌营养不良、血友病、鱼鳞病、睾丸女性化等。

115. 为什么 X 连锁隐性遗传性疾病男性发病率较女性高

答：X 连锁隐性遗传（XR）是指致病基因位于 X 染色体上，杂合时并不发病，只有纯合时才有临床表型。在 XR 中，男性只有一条 X 染色体，Y 染色体上无等位基因，因此只要唯一的一条 X 染色体上带有一个隐性致病基因，即可导致疾病，而女性有两条 X 染色体，需要致病突变的纯合子才会发病。因此，X 连锁隐性遗传性疾病的男性患者较女性患者多。

116. 为什么 X 连锁隐性遗传性疾病中女性携带者也可患病

答：Lyon 假说认为，女性的两条 X 染色体在胚胎发育早期就随机失活其中一条，XR 女性携带者为 X 连锁的杂合子，通常半数细胞带有突变的基因的那条 X 染色体失活，细胞是正常的，另外半数细胞中带有正常基因的那条 X 染色体失活，细胞将为突变型。但当存在 X 染色体失活偏倚的情况下，可出现大部分细胞中带有正常基因的那条 X 染色体失活，而带有隐性致病基因的那条 X 染色体恰好有活性，从而导致女性也表现出患病症状，但往往症状较轻。曾有报道，偶见 X 连锁隐性遗传的血友病或 Duchenne 肌营养不良男性患者的杂合子母亲也出现受累的症状。

117. 什么是 X 连锁显性遗传性疾病

答：致病基因位于 X 染色体上，其遗传方式是显性的，杂合（XAXa）时即发病，这种遗传方式称 X 连锁显性遗传（X-linked dominant inheritance，XD），以 XD 方式遗传的疾病称为 X 连锁显性遗传性疾病。X 连锁显性遗传性疾病有以下特点：①人群中女性患者比男性患者多；②患者的双亲中必有一位是该病的患者；③男性患者的女儿全部为患者，儿子全部正常；④女性患者（杂合子）的子女中各有一半的可能性是该病的患者；⑤系谱中常可以看到连续传递现象。目前所知的 X 连锁显性遗传病有抗维生素 D 佝偻病、遗传性肾炎（Alport 综合征）、腓骨肌萎缩症 CMTX1 型等。

118. 为什么 X 连锁显性遗传性疾病女性发病率比男性高

答：一种病的致病基因位于 X 染色体上，杂合时即发病，称为 X 连锁显性遗传性疾病。因为女性中的两条 X 染色体上任何一条有致病基因，都可以表现出相应的症状或疾病，而男性只有一条 X 染色体，所以男性患者与正常女性婚配生下的子女，全部男孩正常，而全部女孩为患者；女性杂合子的子女中，1/2 患病；通常女性的发病率为男性的 2 倍，但是男性患者症状较重，女性患者的病情较轻，有些 X 连锁显性遗传性疾病的男性患者甚至为致死性的，通常在出生前夭折。因此，X 连锁显性遗传性疾病的女性发病率比男性高。

119. 为什么会发生 Y 连锁遗传性疾病

答：人类 Y 染色体包括了两个遗传功能不同的区域：即拟常染色体区和 Y 特异区。前者位于 Y 染色体短臂及长臂的末端，与 X 染色体同源，在减数分裂中，与 X 染色体上的相应区域配对、同源重组和分离。而 Y 连锁基因则位于 Y 特异区，其基因数量较少，而且在 X 染色体上没有相应的等位基因。致病基因位于 Y 特异区，随 Y 染色体而传递的遗传方式，为 Y 连锁遗传（Y-linked inheritance），其导致的疾病为 Y 连锁遗传性疾病。目前比较清楚的 Y 连锁基因与睾丸形成、性别分化有关，如 H-Y 抗原、睾丸决定因子（*SRY* 基因）和无精子因子（*AZF* 基因）等相关。其遗传特点为患者仅限于男性，全为男性遗传，"父-子"相传是其唯一的传递方式。

120. 什么是外显率

答：理论上，致病基因发生突变后均会导致相关的临床表型，致病基因变异可以显示临床表型称之为基因外显（penetrance）。外显率是指表现出疾病症状的个体数与所有带有突变基因的个体数之比，即外显率＝患者数／（患者数＋无临床表型的致病基因携带者数）。外显率为100%者为完全外显，低于100%者为外显不全。

121. 什么是表现度差异

答：表现度（expressivity）是指致病基因突变导致的相关疾病临床表现及其严重程度。临床表现及其严重程度在患同一种疾病的不同患者间的差异称为表现度差异（variable expressivity）。这就是说，由相同的基因变异引起的疾病在不同患者的临床表现不一样，一些患者病情严重，另一部分则比较轻；这样的差异可以反映在同一家系不同的患者上，也可以反映在不同家系之间的不同患者上。

122. 什么是半合子

答：在二倍体生物中只有一份单拷贝的基因称为半合子（hemizygote）。例如对于X连锁基因来说，男性只有一条X染色体，其X染色体上除了拟常染色体区域的基因（该区域在Y染色体上也存在）外，大多数基因只有成对基因中的一个，缺少与之对应的等位基因，因此称为半合子。如果男性在X染色体上发生变异，称为半合子变异。女性有两条X染色体，如果有一条改变称为杂合子变异。

123. 为什么要对进行性假肥大性肌营养不良进行产前诊断

答：进行性假肥大性肌营养不良又称Duchenne/Becker型肌营养不良（duchenne/becker muscular dystrophy，DMD/BMD），是儿童最常见的致死性肌肉疾病之一，也是多种肌营养不良中最常见的类型。DMD发病率为1/3500活产男婴，BMD发病率为1/30 000男性。

大多数DMD患者于5岁前发病，近半数患者在学会走路前就出现本病的表现，以肌酸激酶水平升高为发病的最早线索。在某些幼儿，学会行走或跑步后，却出现了不愿意行走或跑步、活力下降、易于跌倒的现象。部分患者可有心脏受累，可出现不同类型的心律失常，心肌纤维丧失和左心室壁基底部被纤维化组织取代。部分病例中可观察到轻度的非进行性智力发育迟缓。大多数患者在13岁之前丧失独立行走能力，随着病情加重，死亡多发生于青春期后期，不到20%~25%的患者可以存活到25岁。与DMD相比，BMD起病年龄较晚，多在5~15岁起病，临床表现与DMD类似，但症状较轻、病情进展较缓慢，一般于16岁之后丧失独立行走能力，寿命可达30~50岁。

DMD/BMD为X-连锁隐性遗传性疾病，符合经典孟德尔遗传规律，女性为致病基因携带者，其生育的男孩有50%为患者，50%为正常，女孩中正常和携带者各50%。因此，对于有DMD/BMD家族史的育龄女性，在其妊娠或准备生育时应进行携带者特定基因的确定及进行产前诊断。

124. 为什么会发生苯丙酮尿症

答：苯丙酮尿症（PKU）是氨基酸代谢异常中最常见的疾病，呈常染色体隐性遗传。

本病主要是由于苯丙氨酸代谢途径中苯丙氨酸羟化酶缺陷，使得苯丙氨酸不能转化为酪氨酸，在体内大量积蓄而导致。其临床表现主要有智力低下、癫痫发作、毛发黄、肤色白、皮肤湿疹、尿和汗液有鼠尿臭味等。本病按酶缺陷不同可分为典型 PKU 和 BH4 缺乏型 PKU 2 种。PKU 的发病率具有明显的种族和地区差异，我国各地的发病率为 1/61 366～1/5521 不等，北方略高于南方，总的发病率约为 1/10 000，携带者频率约为 2%。

125. 为什么苯丙酮尿症的早期诊断和治疗很关键

答：未经治疗的苯丙酮尿症（PKU）患儿绝大多数将出现进行性、不可逆的智力低下，并约有 25% 患儿出现继发性癫痫，给社会和家庭带来沉重的经济和精神负担。PKU 属于可治性遗传性疾病，如果早期发现，并给予积极的饮食控制治疗，患儿的智力发育可以完全正常。因此，早期诊断和早期治疗是本病预后的关键。目前，PKU 已作为新生儿筛查常规项目之一。

126. 什么是脊髓性肌萎缩症

答：脊髓性肌萎缩症（spinal muscular atrophy，SMA）是一类由于脊髓前角运动神经细胞退行性变异导致近端肌无力、肌萎缩的疾病，是婴儿期最常见的致死性遗传性疾病之一。小儿及成人均可发病，呈常染色体隐性遗传，人群发病率为 1/10 000～1/6000。该病主要临床表现为脊髓前角运动神经细胞退行性病变导致肌力、肌张力减弱，腱反射减弱或消失，肌萎缩，纤颤。可分为Ⅰ～Ⅲ型：Ⅰ型为严重型，通常在 2 岁内死亡；Ⅱ型为中间型；Ⅲ型于出生后 18 个月发病，可存活至成年。

127. 为什么要对脊髓性肌萎缩症进行产前诊断

答：SMN 基因（survival motor neuron）被认为是Ⅰ～Ⅲ型脊髓性肌萎缩症（SMA）的致病基因，定位于 5q11-q13，全长约 20kb，含 8 个外显子。98.6% 的 SMA 患者表现为 SMN1 第 7、8 外显子或单独第 7 外显子纯合缺失。SMN1 基因的高缺失频率使利用直接检测基因缺失的方法诊断 SMA 成为可能。由于 SMA 发病率较高，人群致病基因携带频率大，病情严重，致残致死，至今尚无有效的治疗措施，因此，产前诊断防止该类患儿的出生是最有效的优生措施。可以通过孕期行介入性采样技术，利用绒毛、羊水或脐血对该病行产前诊断。

128. 为什么要对先天性肾上腺皮质增生症进行产前诊断

答：先天性肾上腺皮质增生症（congenital adrenal hyperplasia，CAH）是由于肾上腺皮质激素合成过程中所需酶的先天缺陷所致的一组综合征，是较少见的常染色体隐性遗传性疾病。发病率约为 1/10 000～1/20 000，与种族及地区相关。其发病机制为皮质醇合成不足使血中浓度降低，由于负反馈作用刺激垂体分泌促肾上腺皮质激素（ACTH）增多，导致肾上腺皮质增生并分泌过多的皮质醇前身物质如 11-去氧皮质醇和肾上腺雄酮，而发生一系列临床症状，如女性男性化、男性假性性早熟等。其临床表型取决于酶的阻断部位及严重程度，表现差异较大。CAH 可分为经典型和非经典型，前者包括失盐型和单纯男性化，后者又称为迟发型。

CAH 因临床发病率低，且表现复杂，易出现早期漏诊及误诊。即使是早期确诊的

CAH 患者也须终身服药。因此，对高危 CAH 家庭的孕妇进行产前诊断至关重要。通过孕早期（11~13 周）通过绒毛活检术或孕中期（18~22 周）行羊膜腔穿刺术进行胎儿 DNA 检测，可检测出绝大部分 CAH 的基因突变，必要时应进行早期干预治疗。

129. 为什么要对肝豆状核变性进行产前诊断

答：肝豆状核变性（hepatolenticular degeneration，HLD）由 Wilson 在 1912 年首先描述，故又称为 Wilson 病（Wilson Disease，WD）。其临床表现以铜代谢障碍引起的肝硬化、基底节损害为主的脑变性疾病为特点，是一种常染色体隐性遗传疾病。致病基因 *ATP7B* 定位于染色体 13q14.3，*ATP7B* 基因主要在肝脏表达，*ATP7B* 基因突变导致 ATP 酶功能减弱或消失，引起铜代谢障碍，血清中游离铜大量沉积，从而产生一系列症状。

WD 的世界范围发病率为 1/30 000~1/100 000。本病在中国较多见，致病基因携带者约为 1/90，男性比女性稍多，如不恰当治疗将会致残甚至死亡。WD 也是至今少数几种可治的神经遗传性疾病之一，关键是早发现、早诊断、早治疗。

130. 为什么要对马方综合征进行产前诊断

答：马方综合征（Marfan syndrome，MFS），为一种遗传性结缔组织疾病，发病率约为 1/3000~1/5000，为常染色体显性遗传，隐性突变罕见。大多数马方综合征患者有家族史，但同时又有 15%~30% 的患者是由于自身突变导致的，这种自发突变率大约是 2 万分之一。患者临床表现程度不一，可表现单个特征，也可表现多系统异常。患病特征为四肢、手指、脚趾细长不匀称，身高明显超出常人，伴有心血管系统异常，特别是合并心脏瓣膜异常和主动脉瘤。该病同时可能影响其他器官，包括肺、眼、硬脊膜、硬腭等。目前已明确的致病基因为 15 号染色体 q21.1 位点上的 *FBN1* 基因。

MFS 预后差异较大，多数可存活至中年。目前药物及手术治疗可改善患者的症状、提高患者的生存质量。对于有明确 MFS 家族史的孕妇进行产前诊断，可以对患儿进行随访及早期干预，提高其生活质量。

131. 为什么要对结节性硬化症进行产前诊断

答：结节性硬化症（tuberous sclerosis complex，TSC）是以中枢神经系统为主要表现的一种病变，多为常染色体显性遗传，也有散发病例，发病率约为 1/6000~1/10 000。该病临床表现多样，常侵犯多脏器及组织，典型症状为：面部淡红色的呈蝶状分布的皮脂腺瘤、癫痫、智力缺陷。其症状轻重不一，有的仅有皮肤症状，有的癫痫发作频繁，智力障碍严重。*TSC1/2* 基因突变是其主要病因，80%~85% 的 TSC 患者由于 *TSC1* 或 *TSC2* 基因突变引起。15%~20% 确诊的 TSC 患者无 *TSC1/2* 突变，这部分患者症状较轻。

目前尚缺乏有效手段治愈该病，也无法准确预测疾病的病程和严重程度，但经过严密的监测和适当的治疗，患者寿命可不受影响。TSC 是遗传性疾病，家族遗传学筛查和产前干预可降低发病率和提高诊断率，并有助于早期预防。

132. 为什么要对婴儿型多囊肾进行产前诊断

答：多囊肾分为成人型和婴儿型，婴儿型多囊肾的主要遗传方式为常染色体隐性遗传，常染色体显性遗传罕见，平均发病率约为 1/20 000。该病主要由位于 6p21.1-p12 的 *PKHD1* 基因突变所致。婴儿型多囊肾临床表现各异，不仅有肾脏表现也有肾脏外表现，临床上以不同程度的肾集合管扩张、肝胆管扩张和畸形以及肝纤维化为主要特点，多伴有其他部分的畸形。大部分在胎儿期发病，常于出生后不久死亡，只有极少数较轻类型，可存活至儿童时期甚至成人。目前无特殊治疗手段，主要是对症和支持治疗。因此，对高危孕妇进行产前系统的超声评估及产前基因诊断，对于降低出生缺陷至关重要。

133. 为什么会发生血友病

答：血友病（Hemophilia）是由于血液中某种凝血因子的缺乏而导致患者产生严重凝血功能障碍的遗传性出血性疾病，男女均可发病，但绝大部分患者为男性，包括血友病 A 和血友病 B，为性连锁隐性遗传。血友病在先天性出血性疾病中最为常见，出血是该病的主要临床表现。血友病 A（hemophilia A，HA）是凝血因子Ⅷ缺乏所导致的出血性疾病，欧美各国统计发病率约为 5/10 万~10/10 万，中国血友病 A 发病率约为 3/10 万~4/10 万，主要由 *F8* 基因突变所致。血友病 B（hemophilia B，HB）也称凝血因子Ⅸ缺乏症或 Christmas 病，发病率约 1.0/10 万~1.5/10 万，占血友病的 15%~20%，主要由 *F9* 基因突变所致。

134. 为什么对白化病进行产前诊断有一定的争议

答：白化病（albinism）是一种较常见的皮肤及其附属器官黑色素缺乏所引起的疾病，主要是由于先天性缺乏酪氨酸酶或酪氨酸酶功能减退，黑色素合成障碍所导致的遗传性白斑病，患者表现为全身皮肤、毛发及眼睛完全或部分缺乏色素（眼皮肤白化病）或仅有眼睛缺乏色素（眼白化病）。白化病是许多不同的单基因病的共同症状，具有广泛的遗传异质性。

基因检测是目前鉴别诊断和产前诊断中最可靠的方法。某些白化病亚型可能因为其致病机制未阐明，基因诊断尚难进行。产前基因诊断白化病需要格外慎重，因产前诊断的目的是针对严重致死、致愚、致残性疾病，而白化病不属于这一类疾病的范畴，因此对白化病进行产前诊断具有较大伦理争议。目前胚胎种植前遗传学诊断是临床值得推荐的方法，对白化病家系且致病基因明确者，可考虑辅助生育进行胚胎种植前遗传诊断，预防此病发生。同时禁止近亲结婚也是重要的预防措施之一，是预防此病患儿出生的重要保障措施。

（王彦林 赵欣荣）

第五节 多基因遗传性疾病的遗传咨询

135. 为什么会发生多基因遗传性疾病

答：多基因遗传（polygenic inheritance）是指人类的一些遗传性状或遗传性疾病的遗传基础不是一对等位基因，而是受若干对等位基因控制，每对等位基因彼此之间没有显性和隐性的区分，而是共显性。各等位基因对性状或遗传性疾病的作用是微小的，但是若干等位基因共同作用后，可形成一个明显的累加效应，产生表型。其所导致的疾病称为多基因遗传性疾病（polygenic disease），如糖尿病、精神分裂症、高血压、哮喘、多发性硬化症等。

136. 什么是多基因遗传性疾病的特点

答：多基因遗传性疾病有以下特点：有家族聚集倾向，但无明显的遗传方式；发病风险与亲缘关系的远近有关，患者的一级亲属有相同发病率，二级亲属患病风险较一级亲属明显下降，但其后远亲患病风险下降较慢；近亲婚配，子女再发风险率增高；畸形越严重，亲属的再发风险越高；当一种多基因性状频率在不同性别有明显差异时，表明发病率高的性别其阈值低，发病率低的其阈值高；家庭中有一个以上的成员患病，再发风险增高。

137. 为什么多基因遗传性状与单基因遗传性状不同

答：单基因遗传性状决定于一对等位基因，基因型和表型之间的关系比较明确，往往可以区分出具有某些性状（受累）或不具有某些性状（未受累）两种不同的类型，性状在群体中是不连续分布的，可以明显地分为 2~3 群，因此单基因遗传的性状为质量性状。而多基因遗传性状是由许多数目不详、作用微小的共显性的微效基因控制的，遗传性状的变异在群体中的分布是连续的，不同个体间的差异只是量的变异，因此与单基因遗传性状不同，多基因遗传的性状为数量性状。

138. 为什么说多基因遗传性疾病是一种复杂性疾病

答：多基因遗传性疾病的发生都有一定的遗传基础，并常出现家族倾向，但患者同胞的发病率不遵循 1/2 或 1/4 的孟德尔规律，大约仅 1%~10%，表明这种疾病的发生取决于两个以上基因的累加作用，且各个基因对表型的效应大小不一，有在疾病发生中起主要作用的主效基因及在疾病发生中起微小作用的微效基因之分。多基因遗传性疾病除了受多基因遗传基础的控制外，还受环境因素的影响，这使得多基因遗传性疾病的发病更加复杂。因此，多基因遗传性疾病也称为复杂性疾病（complex disease）。在分析和研究复杂性疾病的病因、发病机制、再发风险估计时，不仅要分析遗传因素，同时也不能忽视环境因素的影响。

多基因遗传性疾病虽然在种类上远不及单基因疾病，但是由于其发生率大多较高（一般在 0.1%~1%），因此危害也更加严重。常见的多基因遗传性疾病包括精神分裂症、老年性痴呆、糖尿病、唇腭裂、先天性髋关节脱位、先天性幽门狭窄、先天性畸形足、先天性巨结肠、脊柱裂、无脑儿、原发性高血压、冠心病、支气管哮喘、胃溃疡、强直性脊柱炎、尿道下裂等。

139. 为什么多基因遗传性疾病的易患性呈正态分布

答：在多基因遗传性疾病发生中，若干作用微小，但有累积效应的致病基因构成了个体患某种遗传性疾病的遗传因素，这种由遗传基础决定一个个体患病的风险称为易感性（susceptibility）。而遗传因素和环境因素共同作用，决定一个个体患某种遗传性疾病的可能性称为易患性（liability）。多基因遗传性疾病与多基因遗传性状一样，取决于多对微效基因的组合，加上环境因素的影响，易患性在群体中的分布是连续的，不同个体间的差异只是量的变异，群体中大多数个体的易患性近似平均值，易患性很高或很低的都很少，因此在群体中呈正态分布。

140. 为什么多基因遗传性疾病存在发病阈值

答：若干作用微小但有累加效应的易感基因与环境因素共同作用决定了个体患多基因遗传性疾病的易患性，当一个个体的易患性达到一定限度时，这种个体就要患病，这种由易患性决定的多基因遗传性疾病发病的最低限度称为多基因遗传性疾病的发病阈值（threshold）。阈值代表在一定条件下患病所必需的、最低的易患基因的数量。易患性在群体中呈正态分布，表现为大多数人有中等程度的易患性，少部分人通常有异常低的或非常高的易患性，易患性超过阈值个体通常会受累。虽然一个个体的易患性高低难以测量，只能依据其所出生子女患病情况作一粗略估计，但一个群体的易患性平均值可以从该群体的患病率作出估计，阈值与均数相距愈远，阈值就愈高，群体患病率就越低；相反，易患性的平均值和阈值越近，表明易患性高，阈值低，群体的发病率高。

141. 为什么通常用遗传度来衡量多基因遗传性疾病遗传因素贡献的大小

答：在多基因遗传性疾病中，个体表型是基因型与环境共同作用的结果，因此易患性的高低受遗传基础和环境因素的双重影响，即使一个人有很高的遗传易患性，如果环境因素是有利的，这个个体可能也不会受累，反之亦然，因此通常用遗传度来衡量多基因遗传性疾病遗传因素贡献的大小。遗传度表示多基因累加的数量性状从亲代传递给子代的相对能力，是一种衡量多基因遗传性疾病中遗传因素贡献比例的表达方式。遗传度愈大，表明遗传因素在决定疾病易患性上的作用越重要；反之，遗传度小，表明环境因素对疾病的易患性起主要作用，遗传因素的作用不显著，可能不会出现明显的家族聚集现象。遗传度高的多基因遗传性疾病，遗传度在 70%~80%，遗传度低的遗传性疾病，遗传度仅为 30%~40%。

142. 什么是遗传度的估算

答：遗传度是应用 Falconer 公式和 Holzinger 公式，从亲属中的发病率与一般群体的发病率或对照亲属的发病率的差异估算出来的。其中 Falconer 公式是根据先证者亲属的患病率与遗传度有关而建立的。亲属患病率越高，遗传度越大，所以可通过调查先证者亲属患病率和一般人群的患病率，算出遗传度；Holzinger 公式是根据遗传度越高的疾病，一卵双生的患病一致率与二卵双生患病一致率相差越大而建立的。

需要指出的是，遗传度估算值是由特定环境中特定人群的患病率估算得到的，不宜外推到其他人群和其他环境中；同时遗传度是群体统计量，不能等同到个体的确切遗传度。遗传度的估算仅仅适合于没有遗传异质性，而且也没有主基因效应的疾病。

143. 为什么在遗传度估算时不能只考虑一级亲属的遗传度

答：在 Falconer 公式估算遗传度时，如果只估算一级亲属的遗传度，可能会因为一级亲属常共同生活，暴露于相同的环境，从而使估算的遗传度产生偏倚。因为遗传度正是根据亲属间的相似程度来估算的，共同的环境暴露也可导致亲属间的相似程度增高。因此，有必要同时估算二级亲属和三级亲属的遗传度，然后计算遗传度的加权平均值和遗传度标准误的加权平均值。但是，对二级亲属和三级亲属的遗传度也要进行显著性检验，仅在其遗传度差异存在统计学意义时，才可求其加权平均值。

144. 为什么疾病的遗传度是50%时不代表某个患者的发病一半由遗传因素决定

答：遗传度是一种衡量多基因遗传性疾病与遗传、环境之间的关系，指各个微效基因累加的遗传因素在疾病发生中贡献的比例，是根据多基因遗传性疾病的"阈值模型"理论，从群体发病率和患者亲属发病率通过概率统计分析计算获得，是群体统计量，用到个体毫无意义。因此如果疾病的遗传度是50%，不能说某个患者的发病一半是遗传因素决定，一半是环境因素决定。而应该理解为在这些疾病的总变量中，一半与遗传变异有关，一半与环境变异有关。

145. 为什么多基因遗传性疾病的临床表型有很大的异质性

答：由于多基因遗传性疾病是多对微效基因协同作用，并同时与环境因素共同作用导致的一类疾病。微效易感基因、致病位点、易感基因数量，以及受到环境因素的作用强度和个体反应性差异，均可能导致某种多基因遗传性疾病在不同个体的发病年龄、临床表现、病程进展及病情严重程度等的不同，并有可能存在性别差异。因此，多基因遗传性疾病的临床表型有很大的异质性。

146. 为什么多基因遗传性疾病的再发风险不同于单基因遗传性疾病

答：多基因遗传性疾病的再发风险，主要根据多基因遗传性疾病群体发病率的高低、遗传率的大小和微效基因的累加效应进行估计，无法与单基因遗传性疾病一样算出相对精确的概率。在多基因遗传性疾病再发风险估计时应考虑以下因素：一般群体发病率、遗传率、与患者的亲属级别、亲属中的患患者数、疾病的严重程度等。如果疾病的群体患病率有性别差异，亲属再发风险还应考虑性别因素。

147. 为什么需要疾病的群体患病率及遗传度来估计多基因遗传性疾病患者亲属的再发风险

答：多基因遗传性疾病可有明显的家族聚集现象，患者亲属患病率高于群体患病率，随着与患者亲属级别的变远，患病率递减，向群体患病率靠拢。多基因遗传性疾病的群体患病率通常在0.1%~1%，如果该疾病的遗传度在70%~80%之间，那么患者一级亲属的再发风险可利用Edward公式估算，患者一级亲属的发病风险（f）等于一般群体发病率（P）的平方根；当遗传度高于70%~80%时，患者一级亲属再发风险高于群体发病率的平方根；当遗传度低于70%~80%时，患者一级亲属再发风险低于群体发病率的平方根。例如，我国唇裂在人群中的发病率为0.17%，遗传度为76%，患者一级亲属的发病风险f大约为4%。如果遗传度为100%时，患者一级亲属的再发风险上升至9%；如果遗传度为50%时，患者一级亲属的发病风险下降到2%。但如果群体发病率过高或过低，则上述Edward公式不适用，需要根据群体发病率、遗传率和患者一级亲属发病率的关系，估计出患者一级亲属的患病率。

148. 为什么多基因遗传性疾病患者亲属再发风险与亲属中受累人数有关

答：一个家庭中患者数越多，意味着再发风险越高。例如一对夫妇已有一个唇裂患儿，再次生育的再发风险为4%，若又生出一个这样的患儿，则表明夫妇二人都带有较多的易患等位基因,虽然他们本人未发病,但其易患性极为接近阈值,因而造成其一级亲属再发风险增高,再次生育的再发风险将增加 2~3 倍,即接近 10%,这一点与单基因遗传性疾病不同。单基因遗传性疾病严格按照孟德尔遗传规律遗传,其后代患病率不会因为已生出几个患儿而改变原有显性遗传病 50% 或隐性遗传病 25% 概率的发病风险。

149. 为什么多基因遗传性疾病患者亲属再发风险与患者疾病严重程度有关

答:多基因遗传性疾病发病的遗传基础是多个微效基因的共显性累加效应,病情严重证明患者的易患性远远超过发病阈值,反映了更大的易患性,在这些易患性中,有相当部分是因为带有更多的易患等位基因,并与亲属共享。因此与病情较轻者相比,患者父母带有较多的易患等位基因,所以再次生育时的患者同胞再发风险也相应地增高。例如只有一侧唇裂的患者,其同胞的再发风险为 2.46%,若一侧唇裂合并腭裂的患者,其同胞的再发风险为 4.21%,而两侧唇裂合并腭裂的患者,其同胞的再发风险则高达 5.74%;在先天性巨结肠中,其中较长段结肠受累个体的同胞患病风险大于那些只有一小段结肠受累个体同胞的患病风险。这一点也不同于单基因遗传性疾病,后者不论病情的轻重如何,一般不会影响再发风险率。

150. 为什么多基因遗传性疾病的群体患病率存在性别差异时,亲属再发风险与性别有关

答:当一种多基因遗传性疾病的群体发病率有性别差异时,表明不同性别的易患性阈值不同,群体发病率高的性别阈值低,其后代发病风险低,群体发病率低的性别阈值高,其后代发病风险高。例如先天性幽门狭窄患者,男性发病率是女性的 5 倍(男 0.5%,女 0.1%)。如为男性患者,儿子发病风险为 5.5%,女儿发病风险为 1.4%;相反,如为女性患者,她儿子的发病风险为 20%,女儿风险为 7%,这是因为女性相对男性需要更大的遗传易患性才能患病,因此可以容易地看到其亲属有更高的易患性。

151. 为什么经验风险数据在多基因遗传性疾病的风险评估时需要进行修正

答:孟德尔遗传性疾病按其特异的遗传方式,可以相对比较精确地评估疾病再发的遗传风险,而多基因遗传性疾病因为涉及的易感基因数量及作用不是非常明确,因此需要经验风险来进行风险评估。经验风险数据是根据许多多基因遗传性疾病患病家庭的再现频率得到的,为其遗传咨询提供了基础性的参考数据。但必须明确的是,由于疾病在不同人群中的遗传学和环境背景不同,导致发病率或病因可能不同,在一个人群中收集的数据可能不适用于其他人群,特别是对遗传异质性、单基因亚群或特定致病因子存在差异的人群,需要对人种造成的风险评估差异进行修正。

152. 为什么多基因遗传性疾病的研究策略更为复杂

答:由于多基因遗传性疾病同时受遗传因素与环境因素的影响,而遗传因素涉及多个基因,因此多基因遗传性疾病的研究不同于单基因遗传性疾病的研究策略。多基因遗传性疾病的研究首先要使这些疾病或性状数量化,其次利用各种组学等现代生物学技术,筛选出数量化的、多基因疾病形成与发展相关的基因或多态性遗传标志,并在此基础上定位和

克隆这些基因；然后明确哪些是主效基因，哪些是微效基因，并探讨这些基因在疾病发生、发展中的作用，以及基因与基因之间、基因与环境之间的相互作用网络。

多基因遗传性疾病候选基因筛选的常用策略有关联分析和非参数性连锁分析，含全基因组关联研究、候选基因为导向的关联研究以及家庭为基础的关联研究、同胞对照研究等。对相关遗传变异的致病性的确定最终还需要一系列的其他方法验证，包括细胞生物学功能研究、动物实验研究和生物信息学研究等。

（徐晨明）

第三章　孕前/产前遗传性疾病的筛查和诊断

第一节　孕前筛查与诊断

153. 为什么有必要对育龄夫妇进行孕前筛查

答：孕前筛查是指通过生化检测、分子检测、影像学检查等方法，帮助育龄夫妇了解生育风险的一种普筛性检查，包括常规生化筛查、病毒检查、超声检查、内分泌筛查和遗传筛查等。孕前筛查不同于常规体检，孕前筛查是为了生育健康婴儿而主要针对生殖系统和遗传因素所做的检查。孕前筛查一般建议在孕前 3~6 个月开始，包括夫妻双方。孕前筛查是出生缺陷的一级预防措施，可以最大程度的避免有先天性疾病患儿的出生，因此有必要对育龄夫妇进行孕前筛查。

154. 为什么要实行出生缺陷的"三级预防"

答：为减少出生缺陷的发生，世界卫生组织（WHO）提出了出生缺陷"三级预防"策略。

一级预防指通过健康教育、选择最佳生育年龄、遗传咨询、孕前保健、合理营养、避免接触放射线和有毒有害物质、预防感染、谨慎用药、戒烟戒酒等孕前阶段综合干预，减少出生缺陷的发生；二级预防指通过孕期筛查和产前诊断识别胎儿是否存在严重先天缺陷，早期发现，早期干预，减少缺陷患儿的出生；三级预防指对新生儿疾病的早期筛查，早期诊断，及时治疗，避免或减轻致残，提高患儿生活质量。

在三级预防策略中，孕前一级预防是积极、主动、有效、经济、无痛苦的预防措施，也最为重要。

155. 为什么要进行孕前 TORCH 筛查

答：TORCH 这一概念由 Nahmias 在 1971 年提出，是指可导致先天性宫内感染及围生期感染而引起围产儿畸形的一组病原体，包括弓形虫（toxoplasma gondii，TOX）、风疹病毒（rubella virus，RV）、巨细胞病毒（cytomegalovirus，CMV）、单纯疱疹病毒（herpes simplex virus，HSV）和其他，如人细小病毒 B19 等（O）。TORCH 感染对孕妇本身影响较小，常缺乏明显的临床症状，不易识别。但病原体均可能通过胎盘垂直传播给胎儿，在孕早期可致流产、胎儿多器官畸形，中晚期可致胎儿宫内发育迟缓、早产、死胎、死产及早期新生儿死亡，即使幸存，也有可能发生远期后遗症。有些病原体还可能通过孕妇下生殖道逆行扩散，引起胎儿感染以及胎儿分娩时的围生期感染，导致流产、死胎等严重后果，因此，要进行孕前 TORCH 筛查。

156. 为什么要进行孕前遗传筛查

答：孕前遗传筛查是对备孕夫妻进行染色体核型、特定基因或特定基因型进行检测，以筛查携带潜在致病性染色体核型或基因型的个体，这种潜在致病性遗传类型可以向下一代传递造成后代患病。虽然携带者本身并不发病，但可能会将致病基因变异遗传给后代，导致后代发病。

据估计，全球出生人口中所有单基因遗传性疾病的累积发生率高达1%，约占儿科门诊的10%，约占婴儿死亡原因的20%。大多数单基因遗传性疾病危害严重，可致死、致畸或致残，因此有针对性地检测备孕夫妻携带者状态，可帮助临床判断受检者是否存在生育患某种遗传性疾病后代的风险，防止此类遗传性疾病的发生。

157. 为什么要进行遗传性疾病携带者筛查

答：遗传性疾病携带者通常是指携带有隐性遗传性疾病致病基因变异的个体。隐性遗传性疾病携带者只遗传了父亲或母亲一方的变异等位基因，通常不会发病，也没有症状提示其为携带者，但携带者在生育时有50%的可能性将变异等位基因遗传给下一代，使后代发生遗传性疾病的风险增加。对遗传性疾病潜在携带者进行筛查可以帮助夫妻了解他们是否携带有能使他们的孩子患某种遗传性疾病的有害隐性致病基因变异，方便他们作出生育的决定。对于遗传性疾病携带者夫妻生育前可以选择产前诊断，以便患病胎儿能及早得到治疗或选择终止妊娠。

158. 为什么遗传性疾病携带者在人群中普遍存在

答：单基因遗传性疾病种类繁多，大多数疾病患病后果严重，大多数人都是某些隐性遗传性疾病致病基因变异的携带者。研究显示，普通人群中平均每人携带2.8个（数量范围：0~7个）可引起儿科严重隐性遗传性疾病的致病基因变异，这就意味着看似健康的夫妻，也可能会非常巧合地携带了相同的致病变异位点，致使其后代有1/4的患病概率，这些都是常规体检无法检测出来的。根据Baylor Miraca遗传学实验室（https：//geneaware. clinical. bcm. edu）统计，在正常东亚人群中，每40个人中就有1个人是遗传性耳聋 *GJB2* 致病性基因变异携带者。

159. 为什么遗传性疾病携带者筛查有一定的适用人群

答：遗传性疾病携带者筛查有一定的适用人群，并不是所有人都适用该筛查。其适用人群主要包括：①表型正常，但有需求了解生育风险和关注子代健康的人群；②有遗传性疾病家族史的人群；③近亲婚配人群；④有特定种族或地域背景的遗传性疾病高风险人群；⑤辅助生育配子（精子或卵子）捐赠者；⑥早于孕12周的妊娠孕妇和配偶。

160. 为什么染色体核型分析是孕前筛查项目之一

答：染色体异常包括染色体数目异常和染色体结构异常，其中染色体结构异常又包括平衡性结构异常和非平衡性结构异常。平衡性结构异常中最常见的是染色体平衡易位和染色体臂间/臂内倒位。由于染色体平衡性结构异常通常无遗传物质丢失，因而个体表型正常，所以又称为染色体异常携带者。染色体异常携带者配子形成时，由于同源染色体不能正确配对和分离，导致配子或合子异常，进而引起婚后不孕、复发性流产、死胎、新生儿死亡，生育畸形或智力低下儿等妊娠、生育疾病。根据广泛的群体调查，在欧美国家人群染色体异常携带率为0.25%；而根据夏家辉教授等在湖南长沙的调查，染色体异常携带者在我国的发生率为0.47%，即106对夫妻中就有一对夫妻的一方为携带者。因此，进行孕前染色体核型分析，检出携带者，通过胚胎植入前遗传学诊断或产前诊断，在孕前或孕期对染色体异常携带者进行筛检和干预，对优生优育具有重要意义。

161. 什么是遗传性疾病携带者筛查所采取的方法

答：遗传性疾病携带者筛查主要包括染色体核型分析、单一病种基因筛查或热点变异筛查和新近发展的扩展性携带者筛查（expanded carrier screening）。染色体核型分析、单一病种基因筛查或热点变异筛查属于传统的携带者筛查方法，均有一定的适用类型。新近出现的扩展性携带者筛查有别于传统的单一病种逐一检测方式。下一代测序（next generation sequencing，NGS）技术和疾病"基因型-表型"数据库的建立，使得一次性准确筛查多种疾病类型成为可能，这种筛查可同时对多个样本和多个基因进行检测，总体筛检效率更高、成本也更低。

162. 为什么要进行单一病种的热点变异筛查

答：某些遗传性疾病（特别是隐性遗传性疾病）致病基因存在热点变异，变异位点在患者群中出现频率较高。因此，针对这些热点变异，可快速、经济的开展筛查。例如，约95%~98%的脊髓性肌萎缩患者由 *SMN1* 基因第7~8号（或第7号）外显子纯合缺失所致；*GJB2* 基因的 c.235delC 变异是中国人群耳聋的主要致病突变之一，该变异等位基因在东亚正常人群中频率为4.972‰。因此，针对这些热点变异进行筛查，可快速、经济地诊断相关遗传性疾病。

163. 为什么要进行单一病种的携带者筛查

答：单一病种的携带者筛查是针对特定人群中某种高发疾病开展的单个基因携带者筛查，其筛查目标明确，费用相对低廉。符合筛查标准的疾病通常是发病率高、危害大，对家庭和社会造成严重的经济负担和社会负担。例如，地中海贫血和葡萄糖-6-磷酸酶缺乏症在我国南方发病率高，囊性纤维化在北欧和北美白种人中发病率高，这些疾病即可通过单一病种的携带者筛查方式开展。

164. 为什么要进行扩展性携带者筛查

答：扩展性携带者筛查有别于传统的单一病种逐一检测方式，扩展性携带者筛查包含以下特点：①所有个体（无论何种种族）使用相同的筛查基因谱；②筛查一般超过100种疾病，其中大多数为罕见疾病，检测前可以不必详细解释每种疾病的临床和检测特点；③检测前应充分咨询和告知受检者筛查疾病类型、主要特点以及筛查的局限性；④筛查疾病大部分是常染色体隐性遗传性疾病，但也有少数是 X 连锁或常染色体显性遗传性疾病；⑤扩展性携带者筛查基因集包含了目前相关医学指南推荐的大部分疾病致病基因。

165. 为什么扩展性携带者筛查的疾病纳入应符合一定的原则

答：扩展性携带者筛查的疾病在不同人群中的严重程度、发病时间和携带者频率变化较大。其疾病纳入涉及医学干预、伦理学和遗传咨询等问题，应符合一定的原则。目前，我国尚未发布携带者遗传筛查疾病纳入标准和原则。根据美国医学遗传学和基因组学学会（The American College of Medical Genetics and Genomics，ACMG）、美国妇产科学会等五个学会 2015 年发表的扩展性携带者筛查联合声明，携带者筛查疾病纳入、排除应遵循以下原则：

（1）筛查目标疾病应具备下述一项或多项特点：①认知障碍；②需要手术或医疗干预；③影响生命质量；④通过产前诊断能够实现下述目标：A. 产前干预可以改善围生期结局，有利于新生儿医护；B. 通过分娩管理改善新生儿与婴儿临床结局，如提供及时与专业的新生儿护理；C. 可为父母提供针对新生儿出生后专业护理的培训。

（2）对于扩展型携带者筛查基因集中的某些疾病，医疗健康服务机构可选择不开展筛查：如下述情况：①成年期发病的疾病，且基因检测无法区分儿童期发病与成年期发病（如 α1-抗胰蛋白酶缺乏症）；②变异等位基因具有较高的频率，且表型外显率低（如 *MTHFR* 基因变异）；③基因检测并非该疾病最适宜的筛查方式（通常因为变异外显率较低，如遗传性血色素沉着病）。

166. 为什么要了解遗传性疾病携带者筛查的主要步骤

答：了解遗传性疾病携带者筛查的步骤，可根据实际情况，有针对性地进行计划和选择。携带者筛查与常规分子遗传检测流程相近，主要有以下步骤：①受检者信息登记和检测标本采集；②实验室对标本进行质检、接收登记、分装和保存；③标本 DNA 提取和质检；④基因检测；⑤报告签发和遗传咨询。

妊娠前遗传性疾病携带者筛查可选择夫妻双方同步进行；亦可以序贯开展，即夫妻一方先筛查，如果任一疾病阳性，其配偶再进行该疾病的筛查检测。对于早于孕 12 周的妊娠期孕妇，根据受检者意愿，一般建议夫妻双方同步筛查。同步筛查在检测周期上有优势，有利于后续诊断性检测与生育选择。

遗传性疾病携带者筛查后，可根据夫妻携带者状态进行生育风险评估。如后代有较高生育风险，一般建议通过产前基因诊断或辅助生殖植入前遗传学诊断进行产前阻断或孕前选择。

167. 为什么表型正常且无家族遗传性疾病史的夫妻也有必要进行携带者筛查

答：遗传性疾病常见的遗传方式有常染色体显性、常染色体隐性、X 连锁显性、X 连锁隐性和 Y 连锁遗传。对于常染色体显性遗传性疾病，除新生变异致病外，往往具有家族遗传性疾病史。只要夫妻一方患病，子代就有 50% 的可能患病。然而，对于隐性遗传性疾病，夫妻双方通常均表型正常，且无家族遗传性疾病史。隐性遗传性疾病携带者，只遗传了父亲或母亲一方的变异基因，因此不会发病，通常也没有症状提示其为携带者，但可能将变异遗传给下一代。如果夫妻双方都是同一种常染色体隐性遗传性疾病的致病基因携带者，则所生育的后代就有 25% 的概率是患儿；如果夫妻中妻子是 X 染色体隐性遗传性疾病的携带者，则所生育的男性后代有 50% 的概率是患儿。

普通人群中，大多数人都是某些隐性遗传性疾病致病基因变异的携带者。因此，为了排除由于携带者婚配而导致的遗传性疾病生育风险，建议每一对夫妻在孕前接受遗传性疾病携带者筛查。

168. 为什么双方无遗传性疾病家族史的夫妻也会连续多次生育遗传性疾病患儿

答：无遗传性疾病家族史，产检正常夫妻连续多次生育遗传性疾病患儿，如已排除染色体异常和 DNA 拷贝数变异（copy number variation，CNV），则往往与单基因缺陷有关，通常有以下几种原因：①夫妻一方可能是常染色体显性遗传性疾病致病基因变异种系嵌合（germline mosaicism）携带者，出生患儿表现为复发性新生变异；②夫妻双方均为常染色体隐性遗传性疾病携带者，每次生育患儿风险为 25%；③若连续多次生育遗传性疾病患儿为男性，则要考虑妻子为 X 连锁隐性遗传性疾病致病基因变异携带者，一般再次生育男性患儿风险为 50%。

169. 为什么孕前遗传性疾病筛查不能保证后代百分之百不患遗传性疾病

答：虽然孕前遗传性疾病筛查可以有效降低遗传性疾病患儿的出生，但是即使筛查结果为阴性，也不能保证后代百分之百不患遗传性疾病，主要是因为：①染色体筛查不能有效分辨小片段重复、缺失等；②孕前遗传性疾病筛查往往只针对特定种族高发生率的疾病，因此筛查未包含所有已知疾病致病基因；③携带者筛查一般仅报告筛查基因的明确致病性变异和可能致病性变异，限于目前人类对疾病和致病变异的认知水平，不排除在检测基因范围内存在其他未知致病变异的可能；④特殊情况下，由于检测基因存在高重复低复杂度区域或假基因，以致检测不能完全覆盖所有区域、涵盖所有变异类型，使得携带者筛查亦有一定的假阴性和假阳性率（此类情况一般在检测前告知受检者）；⑤人类染色体和基因组有一定的新生变异率，母亲高龄是导致胎儿染色体异常的明确因素。而且，全基因组测序研究发现，每个人基因组平均有 74 个父母没有的单核苷酸新生变异，部分基因的单核苷酸新生变异与父亲高龄密切相关。

170. 为什么曾生育疑似隐性遗传性疾病患儿家庭要进行后续一系列基因筛查

答：曾生育疑似隐性遗传性疾病患儿的家庭，再次生育前应进行基因筛查，以确定或排除遗传因素。医务人员或遗传咨询师应详细询问怀孕史和生育史，评估疾病遗传类型。如评估为遗传性疾病，则后续基因筛查流程可根据先证者标本是否可用，分为以下两种情况：①夭折先证者标本已保存或先证者未夭折，建议根据疾病类型，对先证者标本进行遗传检测（如染色体核型分析、染色体芯片分析、Sanger 测序、多重连接依赖探针扩增技术、定量 PCR、靶基因测序、全外显子组测序等），对检出的变异进行"基因型-表型"分析、家系遗传分析和致病性分类。对明确的致病变异或可能致病性变异，可用于生育风险评估，并指导该家庭或相关亲属进行携带者筛查、产前诊断和胚胎植入前遗传学诊断。②夭折先证者标本未保存，先证者标本和基因型无法获取，将对遗传分析和变异致病性分类造成很大影响。一般情况下，仍可根据疾病类型，对先证者父母标本进行相关遗传检测（携带者检测），后续处理同上。

明确遗传诊断是生育风险评估的前提。遗传诊断往往耗时较长，因此，为避免携带者孕妇错过最佳产前诊断时机，一般建议此类家庭应首先明确先证者或携带者遗传诊断，并经过遗传咨询后，再行备孕。对于拟辅助生育的高龄人群或特定疾病患者，在充分知情告知后，可自愿选择提前冷冻精子或胚胎。

171. 为什么隐性遗传性疾病携带者也可能表现出疾病表型

答：隐性遗传性疾病携带者只遗传了父亲或母亲一方的变异等位基因，通常不会发病，也没有症状提示其为携带者，但携带者在生育时有50%的可能性将变异等位基因遗传给下一代，使后代发生遗传性疾病的风险增加。一般常染色体隐性遗传性疾病携带者不表现出疾病表型，但可能会出现介于中间的表型。而 X 连锁隐性遗传性疾病携带者，常因 X 染色体失活偏斜（skewed X-inactivation），导致致病位点的另一个等位基因失活，而产生（部分）疾病表型。对隐性遗传疾病携带者进行充分的遗传咨询，可帮助携带者更好的了解自己的健康状况。

172. 为什么要分情况评估隐性遗传性疾病携带者生育风险

答：遗传性疾病携带者筛查中对相关疾病发生或再发风险评估是遗传咨询的一个重要内容。由于隐性遗传性疾病分为常染色体隐性遗传和 X 连锁隐性遗传两种，而且风险评估时经常需要综合考虑家庭成员关系和实验室检测结果等，因此要分情况对隐性遗传性疾病携带者的生育风险进行评估。目前，主要有孟德尔比率评估法和 Bayes 分析法两种方法：

（1）孟德尔比率评估法：如不考虑其他因素影响，可按照孟德尔遗传比率，结合概率运算法则进行风险评估：

①常染色体隐性遗传性疾病：父母只有一方是携带者，子女是携带者的概率为50%；父母双方都是携带者，子女是携带者的概率为50%，是患者的概率为25%；父母一方是患者，一方是携带者，子女是患者的概率为75%；如果父母双方都是患者，子女是患者的概率为100%。

②X 连锁隐性遗传性疾病：母亲是携带者，而父亲正常时，男孩患病的概率为50%，而女孩是携带者的概率为50%；母亲是患者，而父亲正常时，男孩患病的概率为100%，而女孩是携带者的概率为100%；父亲是患者，而母亲是携带者时，男孩和女患病概率均为50%，女孩是携带者的概率为50%；父亲是患者，而母亲正常时，男孩不患病，女孩携带者概率为100%。

（2）Bayes 分析法：该方法将疾病的孟德尔遗传比率、家系成员关系和实验室检测结果等资料综合起来，以计算特定条件下某个体遗传性疾病发生风险率、基因新生突变发生风险和临床遗传检测结果风险等。

173. 为什么配偶一方检测到携带某常染色体隐性遗传的基因致病变异时，建议另一方进行该基因的分析

答：研究显示，普通人群中平均每人携带2.8个可引起严重隐性遗传性疾病的致病基因变异（数量范围：0~7个）。如果配偶一方检出携带某常染色体隐性遗传性疾病的致病变异，则另一方需要筛查该变异所在基因所有区域的致病变异携带情况，而不仅是该变异。因为基因不同位置的致病变异可组成复合杂合变异，导致子代发病。

174. 为什么近亲婚配配偶可能生育不同隐性遗传性疾病患儿

答：与正常人群不同，近亲婚配配偶生育的子代，其基因组存在大量的纯合变异区域。纯合区域可能发生在不同的致病基因，如果其共同祖先携带某些基因的致病变异，则其生育子代即有患不同遗传疾病的风险。《中华人民共和国婚姻法》第七条规定，直系血亲和三代以内的旁系血亲禁止结婚。

175. 为什么医生会建议备孕妇女进行叶酸代谢酶 *MTHFR* 基因型检测

答：我国是全球神经管缺陷高发国家，最常见的就是脊柱裂患儿和无脑患儿，主要原因是母体叶酸缺乏。导致机体缺乏叶酸有两个方面的原因：一是叶酸摄入量不足，二是由于遗传（基因）缺陷导致机体对叶酸的利用能力低下（叶酸代谢通路障碍）。研究发现，5，10-亚甲基四氢叶酸还原酶（*MTHFR*）和甲硫氨酸合成酶还原酶（*MTRR*）基因多态性变异引起的相应酶活性降低可阻抑同型半胱氨酸转化为甲硫氨酸，导致低叶酸血症和高同型半胱氨酸血症，从而增加新生儿出生缺陷或复发性流产等风险。通过检测备孕妇女叶酸代谢关键酶 *MTHFR* 基因 C677T 多态性，根据基因型对受检者叶酸代谢能力进行分级，进而针对性的指导制订叶酸补充的个体化方案，可有效降低新生儿出生缺陷风险。

176. 为什么不同人群 *MTHFR* 的酶活性不同

答：人群中 *MTHFR* 基因 677 位点有三种基因型，分别是 CC、CT 和 TT。CC 型 *MTHFR* 能力最强，叶酸代谢利用能力估计为 100%；CT 型能力稍弱，利用能力估计为 60%；而 TT 型能力最弱，利用能力估计仅 30%。中国人群 *MTHFR* C677T 各类基因型地域差异明显，估计 *MTHFR* CC 型占 29%，CT 型占 44%，TT 型占 27%。

177. 为什么高血压、糖尿病等复杂疾病患者不建议进行孕前遗传筛查

答：常见的成人疾病如高血压、冠心病、痛风、糖尿病、精神分裂症及抑郁症等，一般认为是多个基因与环境因素共同作用的结果，遗传基础复杂，又称多基因疾病。多基因疾病是基因与环境因素共同影响下形成的一种表型。多基因疾病常表现出家族倾向，但不表现出孟德尔遗传规律。

随着人类基因组计划的完成和基因组技术的快速发展，全基因组关联研究（genome-wide association study，GWAS）已成为研究复杂疾病的重要手段。截止 2016 年 8 月，已开展的 GWAS 研究共有 2513 项，确定了 24 134 种疾病相关的单核苷酸多态性（SNP）风险变异位点（http：//www.ebi.ac.uk/gwas）。风险变异通常被赋予较低的相对风险，且疾病预测力较低。迄今为止，风险变异检测的临床效用尚不清楚，将多个标志物组合起来进行累积风险评估的模型往往存在缺陷，因此不建议用于孕前遗传筛查。

（张军玉　徐晨明）

第二节　胚胎植入前遗传学诊断

178. 什么是胚胎植入前遗传学诊断

答：胚胎植入前遗传学诊断（preimplantation genetic diagnosis，PGD）是一种早期的孕

前诊断方法，是指在胚胎植入前，对体外受精胚胎的遗传物质进行分析，诊断胚胎是否有某些遗传学异常，选择没有遗传学特定检测异常的胚胎植入宫腔，从而获得正常胎儿的诊断方法。

179. 什么是胚胎植入前遗传学筛查

答：胚胎植入前遗传学筛查（preimplantation genetic screening，PGS）是一种"低风险"PGD，指在胚胎植入前，对体外受精形成的胚胎进行非整倍体筛查，挑选没有检测到遗传学异常的胚胎植入子宫，以提高患者的临床妊娠率，降低流产率和出生缺陷。目前，超过一半甚至更多的PGD为PGS。

180. 为什么要做胚胎植入前遗传学诊断

答：目前，对于大多数遗传性疾病尚缺乏有效的治疗手段，一旦患儿出生，会给家庭和社会带来沉重负担；而对于产前检查中检测到的患病胎儿，进行选择性流产/引产也会给孕妇造成身心伤害。因此，对于携带某些致病基因或染色体异常、已经生育过遗传性疾病患儿、或可能生育遗传性疾病患儿的夫妇，再次妊娠时，可通过PGD技术，在胚胎植入前阶段进行相关遗传学诊断，选择没有所检测的遗传学疾病的胚胎植入宫腔，从而获得正常胎儿，避免传统产前诊断后期可能的选择性流产带来的一系列问题。

181. 什么是胚胎植入前遗传学诊断的适应证

答：目前我国对PGD的适应证并没有明确的规定，但是各大中心一般对以下情况的夫妇进行PGD检测：①染色体异常：夫妇一方或双方检测到染色体的数目或结构异常（包括各种明确致病的微缺失和微重复）；②单基因遗传性疾病患者/携带者；③检测胚胎HLA配型：筛选与同胞患者HLA配型相合的正常胚胎移植，婴儿出生时取脐血进行造血干细胞移植，适用于现有的其他医疗手段无法缓解的疾病，且预期存活时间足够等待的患儿；④有明确的遗传性肿瘤家族史：对明确的遗传性肿瘤易感基因突变携带患者，尤其是有肿瘤家族史者，为防止家族性肿瘤基因的传递，可考虑选择PGD。

182. 为什么要做植入前遗传学筛查

答：据推测，着床时胚胎发生非整倍体的风险在12%~50%，减数分裂时的同源染色体、姐妹染色体单体不分离及丢失是非整倍体的主要成因，且孕妇年龄越大，胎儿染色体异常的可能性越高。染色体异常在早期自然流产的原因中约占50%~60%，染色体非整倍体也是体外受精-胚胎移植技术反复种植失败/流产的主要原因。PGS则是在该理论的框架下，通过对体外受精形成的胚胎的染色体非整倍体分析，选择无遗传学异常的胚胎植入宫腔，以期达到提高临床妊娠率、降低流产率和出生缺陷的目的。

183. 什么是胚胎植入前遗传学筛查的适应证

答：目前PGS主要适用于以下人群：①女方高龄：女方年龄38岁及以上；②不明原因反复自然流产（recurrent miscarriage，RM）：反复自然流产2次及以上；③不明原因反复种植失败（recurrent implantation failure，RIF）：移植3次及以上，或移植高评分卵裂期胚胎数4~6个或高评分囊胚数3个以上；④既往有染色体异常胎儿妊娠史；⑤严重畸形精子症。

184. 为什么女方高龄可作为胚胎植入前遗传学筛查的适应证

答：女性年龄是影响胚胎染色体的重要因素。随着孕妇年龄的增高，胎儿患唐氏综合征及其他染色体非整倍体的风险均逐渐增高，如20岁的孕妇，其胎儿非整倍体的风险为1/526，而对于40岁的孕妇，其胎儿非整倍体的风险则会高至1/66。因此，对于高龄女性，通过PGS检测，可有效减少非整倍体胎儿移植引起的反复种植失败或出生缺陷风险。最新的基于芯片检测平台的PGS的随机对照双盲研究证实，PGS可有效提高体外受精（in vitro fertilization，IVF）中高龄女性的临床妊娠率、降低多胎率。因此，女方高龄可作为胚胎植入前遗传学筛查的适应证。

185. 为什么有些情况下不能进行植入前遗传学诊断/植入前遗传学筛查

答：在有些情况下，即使符合PGD/PGS的适应证，但是由于与目前我国现行法律相违背、或者夫妇双方现有条件不适宜等，也不能进行PGD/PGS。目前，这些情况包括：①患有《中华人民共和国母婴保健法》规定的不宜生育的、或目前无法进行胚胎植入前遗传学诊断的遗传性疾病；②非疾病以外的基因筛选和甄别，如容貌、身高、肤色等；③其他不适宜实施辅助生殖技术的情况：如夫妻任何一方患有严重的精神疾患、泌尿生殖系统急性感染、性传播疾病；任何一方接触致畸量的射线、毒物、药品并处于作用期；女方子宫不具备妊娠功能或严重躯体疾病不能承受妊娠等。

186. 为什么植入前HLA配型可以作为植入前遗传学诊断的适应证

答：脐血干细胞移植（cord blood hematopoietic stem cell transplantation，CBSCT）是治疗白血病、淋巴瘤、再生障碍性贫血、地中海贫血和先天性免疫缺陷等多种疾病的重要方法，但该技术应用的主要障碍是HLA匹配脐血来源困难。HLA是人类主要组织相容性抗原，在器官移植和造血干细胞移植后发生的超急性和急性排斥反应及移植物抗宿主反应中起重要作用，HLA型别是否相配是移植成功与否的关键。近年来，国内外机构对植入前胚胎进行HLA配型联合或不联合单基因遗传性疾病的PGD检测，选择与患儿HLA匹配的胚胎移植，这样分娩同胞的脐血可用以治疗现存患儿，为造血干细胞移植提供了一个新的途径。

目前，PGD联合HLA配型检测已超过1000例，超过200多个HLA匹配的婴儿的诞生，其HLA配型的干细胞已被用于成功移植治疗100多名同胞患者。PGD联合HLA配型可用于多种遗传性疾病，主要包括：地中海贫血症、镰状细胞贫血、Fanconi贫血、Wiskott-Aldrich综合征、X连锁肾上腺脑白质营养不良（X-linked adrenoleukodystrophy）、X连锁高IgM综合征（X-linked hyper immunoglobulin M syndrome）、少汗性外胚层发育不良伴免疫缺陷（hypohidrotic ectodermal dysplasia with immunodeficiency）、Krabbe病等。

187. 为什么迟发性遗传性疾病进行植入前遗传学诊断需根据情况而定

答：迟发性遗传性疾病，如Huntington舞蹈病、成人型多囊肾等，往往在30~50岁以后才发病，出现症状时，大部分患者已完成了婚育过程，致病基因已传递至后代。在有迟发性遗传性疾病家族史的夫妇中开展 PGD，可有效防止患病胎儿的出生，阻断这类遗传性疾病在后代的传递。然而，具体哪些迟发性疾病可进行 PGD 尚存在争议。

在 2013 年生殖领域的重要杂志 Fertility and Sterility 发表了关于 PGD 在严重迟发性疾病中应用的专家共识，共识指出：①对于严重的、且没有有效的治疗或干预手段的成人迟发性遗传性疾病，进行 PGD 在伦理上是可行的（ethically justifiable）；②对于不太严重或者外显率低的迟发性遗传性疾病，从生殖自由的角度考虑，进行 PGD 在伦理上是可接受的（ethnically acceptable）。但是，如果 PGD 的风险比预计的高，则不鼓励进行 PGD。考虑到 PGD 技术中复杂的科学、心理及社会问题，在患者进行 PGD 之前，咨询有经验的遗传咨询师十分必要。目前，我国尚没有关于迟发性遗传性疾病 PGD 的指南和规范，在进行此类疾病的 PGD 时，一般均以患者的意愿及各自伦理委员会的讨论决议为准。

188. 为什么携带肿瘤易感基因的夫妇进行 PGD 需根据情况而定

答：为回答这个问题，我们将肿瘤分为两类，一类为普通肿瘤，一类为遗传性肿瘤。对于普通肿瘤，目前一般认为是遗传和环境因素共同作用下的复杂疾病，患有普通肿瘤的个体，可能携带一些肿瘤易感基因，但是，因果关系不明，对于这类人群，PGD 是不可行的。而对于占了所有肿瘤 5% 的遗传性肿瘤，目前已有不少利用 PGD 获得"无癌婴儿"的报道，包括神经母细胞瘤、肾母细胞瘤、神经纤维瘤、多发性内分泌腺瘤等。与成人迟发性遗传性疾病类似，遗传性肿瘤的 PGD 也面临伦理学的问题。

英国人工授精与胚胎学管理局（HFEA）的相关法规在 2004 年已经允许了对于遗传患病风险大于 90%、并且往往在青年时期发病的肿瘤（如直肠结肠癌及家族性腺瘤息肉病）的基因筛查和 PGD。而对于类似遗传性乳腺癌和卵巢癌等，其发病因素不是单一的，即某一基因的存在并不一定意味着发病，HFEA 虽在近年也同意对此类疾病进行 PGD 筛查，但要求综合考虑年龄、发病率、家族遗传史等多种因素，权衡预后及 PGD 的成功率，究竟多大的遗传风险适合进行 PGD 筛查尚没有明确指出。对于生命晚期才可能发病的肿瘤，是否应该利用 PGD 技术选择合适的胚胎植入目前尚没有明确规定。

189. 为什么有些植入前遗传学诊断的病例可进行性别选择

答：对于患有性连锁遗传性疾病者，可通过进行植入前胚胎的性别选择，从而避免性连锁遗传性疾病患儿的出生。如针对 X 连锁隐性遗传性疾病，由于只影响半合子男性，因此可通过对胚胎的性别诊断选择女性胎儿；针对父源性的 X 连锁显性遗传性疾病，可通过 PGD 选择男性胎儿；针对 Y 连锁遗传性疾病，可通过 PGD 选择女性胎儿。但是，并不是所有的性连锁遗传性疾病都可进行 PGD，如红绿色盲等对生活无明显影响的疾病，没有进行 PGD 的必要。具体哪些性连锁遗传性疾病可通过 PGD 进行性别选择，需在夫妇双方知情同意的情况下，以伦理委员会的评议为准。需要指出的是，我国有关法规明确规定，禁止非医学原因的性别选择。

190. 为什么植入前遗传学诊断前需要进行充分的评估

答：植入前遗传学诊断是对体外培养胚胎的 1~2 个细胞（极体活检/卵裂期活检）或

数十个细胞（囊胚期活检）进行检测，相比传统的遗传学检测，PGD 可获得的遗传学材料极少，为保证诊断的准确性，需进行充分的评估后才可确定是否进行 PGD。PGD 理论上可适用于所有的单基因遗传性疾病，包括常染色体显性遗传性疾病、常染色体隐性遗传性疾病、性连锁遗传性疾病等。这些单基因遗传性疾病，理论上只要致病基因/突变明确，即可进行 PGD。然而，由于不同的疾病致病基因在染色体上的位置及周围序列的复杂性不同，具体实施时需要综合评估，并进行体系构建，确认是否可进行 PGD 检测。对于染色体病 PGD，需确定染色体数目或结构异常类型，评估是采用基因芯片检测，还是需要荧光原位杂交（fluorescence in situ hybridization，FISH）检测。在确保体系构建完成、或者可进行芯片/FISH 检测后，方可启动 PGD 流程。

191. 为什么保留先证者的遗传学标本十分重要

答：进行 PGD 的首要前提是明确疾病诊断、确定致病原因。对于很多遗传性疾病，尤其是隐性遗传性疾病，检测的首选便是先证者。因此，若孩子患有不明原因的疾病早期夭折，家长应尽可能通过医院保留该先证者的遗传物质（如血液、组织等），这对遗传性疾病基因诊断十分重要，也是之后该家庭可选择 PGD 进行胚胎优选的前提。

192. 为什么说植入前遗传学诊断及植入前遗传学筛查是一个复杂的流程

答：PGD/PGS 在常规的 IVF-ET（体外受精-胚胎移植）的基础上，增加了胚胎活检、遗传学检测等环节，涉及较为复杂的流程。目前 PGD/PGS 的流程可大致归纳为：

（1）PGD/PGS 前准备：对于 PGD，需首先进行评估，确定 PGD 检测的方案；对于 PGS，需评估是否符合指征。评估后确认可进行 PGD 或者符合 PGS 的指征后，需夫妇双方签署知情同意书。

（2）体外受精：在完成前面的准备工作后，便可开始取卵（如进行极体活检，可在取卵后进行，目前进行极体活检的中心较少）、获精、体外卵子胞浆内单精子注射（intra-cytoplasmic sperm injection，ICSI）、胚胎培养等过程。

（3）活检及检测：可选择卵裂期活检或囊胚活检、并根据事先计划进行检测；活检后的胚胎根据具体情况继续培养或玻璃化冷冻。

（4）移植：根据胚胎检测结果，选择不含所检测遗传学异常的胚胎进行移植。目前，单独的 PGS 检测一般 2~3 天即可出结果，而 PGD 检测的时间则依据不同的检测手段等所需的时间不等。一个 PGD 周期需要的时间可从数周、数月甚至一年以上不等。

193. 为什么植入前遗传学诊断及植入前遗传学筛查有多种取材方法

答：针对不同的检测目的、不同的胚胎体外培养情况，目前常用的活检取材方法有三种，分别为极体活检、卵裂期活检和囊胚活检，各有其特点：

（1）极体活检：分为第一极体活检和第二极体活检。第一极体活检可在取卵后实施，也可在卵子胞浆内单精子注射（ICSI）后 0.5~2 小时进行；第二极体活检在 ICSI 后 8~14 小时第二极体排出后进行；ICSI 受精后 8~14 小时内可同时活检获取第一极体和第二极体。极体活检主要用于检测母源性的染色体结构异常或基因突变，以及减数分裂异常造成的染色体非整倍体。其优点是对卵母细胞的发育没有影响，缺点是只能检测母源性的异常，不能检测父源性的异常和受精后发生的染色体异常，同时可检测的细胞数少，易发生检测失败。

（2）卵裂期活检：卵裂期活检一般在授精后 66~70 小时、胚胎发育 8 细胞期（第 3 天）进行。一般活检 1 个卵裂球，最多不能超过 2 个。对此时发育到 6~10 细胞、碎片含量<30%的胚胎均可进行活检。卵裂期活检后胚胎仍具 2~3 天体外继续生长发育成为囊胚、然后再行胚胎移植的时间，若在该时间段内完成胚胎遗传学诊断，便可实现受检正常胚胎的新鲜周期移植。卵裂期活检是目前最成熟最常用的活检。但是，卵裂期活检也有一定的缺点：活检卵裂球可能降低胚胎的发育潜能；可活检的细胞数较少，容易发生检测失败，如细胞固定及杂交失败、扩增失败、等位基因脱扣（allele drop out，ADO）等。

（3）囊胚活检：囊胚活检一般在授精后第 5~6 天，胚胎发育至囊胚阶段后，活检囊胚滋养层细胞进行遗传学检测。建议活检胚胎囊胚评分应在 4BB 以上，活检细胞数以 5~10 个为宜。大部分情况下，囊胚活检后的胚胎需立即冷冻保存（除非可以在 24 小时之内获得检测结果），等待胚胎遗传学分析完成，择期进行遗传学检测结果正常胚胎的复苏移植。囊胚活检对胚胎发育潜力影响较小，已成为目前 PGD/PGS 主要的活检方式。其优点为可检测的细胞数较多，检测失败率低；同时活检囊胚滋养层细胞不会影响到将要发育成胎儿的内细胞团的发育。但是，囊胚活检也不能完全排除嵌合体，有可能活检的细胞与发育成胎儿的内细胞团遗传组成不一致。

194. 为什么有新鲜胚胎移植和冷冻胚胎移植两种移植策略

答：胚胎移植的方式主要包括新鲜胚胎移植和冷冻胚胎移植。新鲜胚胎移植是指胚胎培养至卵裂期或囊胚期后直接移植，而冷冻胚胎移植是指将培养至一定时期的胚胎冷冻，待条件允许时再复苏后移植。对于这两种移植方式的疗效对比，目前尚无定论。一般认为，新鲜胚胎较冷冻胚胎有较高的囊胚形成率，而囊胚冷冻后择期移植能获得较高种植率和妊娠率，对于胚胎较多、反应好的患者无疑是较好的移植方案，可使子宫内膜的容受性更好，在提高妊娠率的同时减少多胎妊娠的风险及严重的卵巢过度刺激综合征，但费用可能相对较高。总的来说，两种移植策略各有优劣，对于进行植入前遗传学筛查或植入前遗传学诊断的个体，需根据检测周期，并结合患者的自身情况，由临床医生选择合适的移植策略。

195. 为什么植入前遗传学筛查能提高辅助生殖技术的成功率

答：植入前遗传学筛查是挑选染色体组成正常的胚胎进行移植，可以减少因非整倍体胚胎移植导致的植入失败及早期自然流产，是提高辅助生殖技术成功率的一种有效方法。早期基于荧光原位杂交（fluorescence in situ hybridization，FISH）技术的 PGS 由于技术受限，检测范围局限在 5~8 条染色体的非整倍体筛查，不能进行全染色体组范围的筛查。多中心研究表明，基于 FISH 技术的 PGS 并没有提高活产率、降低流产率。而目前广泛使用的基于芯片或下一代测序平台的对 24 条染色体同时检测的 PGS 技术，可以降低流产率，提高胚胎种植率、临床妊娠率及活产率。

196. 为什么要关注植入前遗传学诊断及植入前遗传学筛查的准确率

答：任何一种检测技术，都必须关注其准确率，尤其是对于 PGD/PGS 这种依据检测结果来判定哪个胚胎可移植，哪个胚胎不可移植，决定胚胎命运的检测，其准确与否至关重要。由于在进行 PGD/PGS 时，可供检测的遗传学材料十分有限，其准确率受多方面因素影响，包括活检时期、检测技术、胚胎本身嵌合等。此外，污染是影响 PGD/PGS 准确率的一个重要因素，所有的 PGD/PGS 检测必须建立在避免外源性细胞或 DNA 污染的情况下。对于利用基因芯片或下一代测序平台检测胚胎非整倍体的 PGS 而言，诊断错误率低于 0.01%。误诊可能是由于所检测的细胞不能代表胚胎大部分的细胞系，即胚胎存在嵌合，或者是超出了基因芯片或下一代测序平台的检测范围，如胚胎的整倍性变化（如三倍体、四倍体）等。对于基于 PCR 技术的单基因病 PGD，影响准确率的一个主要因素是等位基因脱扣（ADO），单个位点 ADO 的发生率可达 25%，现在多采用致病基因的多个连锁位点同时检测、构建单倍型等方法来避免 ADO 的影响。此外，一些商业化的技术平台，如核型定位（karyomapping）芯片技术，利用多个连锁位点同时检测等方法来提高 PGD 的准确率。而对于基于 FISH 技术的 PGD 而言，其准确率主要受到荧光信号重叠或丢失、杂交失败等的影响。同时，胚胎嵌合性也是影响单基因 PGD 准确率的重要因素。在已报道的 PGD 误诊的情况中，约 46% 归因于嵌合体的存在，36% 归因于 ADO。随着技术手段的进步，PGD 的准确率也在不断地提高。但是，需要注意的是，对于 PGD 患者，目前一般都建议在妊娠后进行产前诊断，以避免 PGD 误诊所致的风险。

197. 为什么一定要对植入前遗传学诊断/筛查后移植的胚胎进行产前诊断

答：如前所述，由于可检测遗传学材料十分有限，存在胚胎嵌合、ADO、检测范围等的局限，PGD/PGS 存在一定误诊的可能。因此，对于植入前遗传学诊断/筛查后移植的胚胎进行有创性产前诊断十分必要。一旦妊娠，孕妇除了需要定期进行常规检查外，还必须进行有创性的产前诊断（绒毛活检或羊水穿刺），以便及时发现胎儿有无异常情况，避免误诊所致的风险。如果不做产前诊断，需要在夫妻双方知情同意的情况下，双方签字确认，由此带来的风险由夫妻双方承担。

198. 为什么要重视植入前遗传学诊断及植入前遗传学筛查技术的安全性

答：植入前遗传学诊断（PGD）及植入前遗传学筛查（PGS）是基于辅助生殖（assisted reproductive technology，ART）基础上的遗传诊断技术。ART 具有非生理生殖的特性，作用于配子发生/成熟、胚胎早期发育等敏感时期，因此 PGD/PGS 的安全性应引起我们的重视。研究表明，与自然出生的子代相比，ART 子代低出生体重、早产、小于胎龄儿及出生缺陷的风险均增加；而 ART 子代儿童及青春期的生长发育与自然妊娠子代在体格、运动和认知能力、精神发育、学习等方面并没有明显差异。此外，PGD/PGS 在常规 ART 的基础上，增加了胚胎活检环节。虽然有研究显示，PGD/PGS 的子代同常规 ART 的子代在出生孕周、出生体重及主要畸形率上并无明显区别，对学龄前儿童的心理-社会成熟过程、神经系统、认知功能及行为发育也并无影响。然而由于缺乏大标本、前瞻性随机对照研究的证据，其安全性仍有待于进一步的研究证实。

199. 什么是植入前遗传学诊断及植入前遗传学筛查近期的新进展

答：PGD/PGS 在预防出生缺陷上发挥着巨大的作用，该领域的新技术也层出不穷。

（1）无创性检测技术：不管采用何种技术平台进行 PGD/PGS，目前都需对胚胎细胞进行活检，都属于有创性的检测技术。如前所述，这种有创性的活检对于胚胎后期的发育是否有影响，目前仍不明确，有待于进一步研究。有一些研究者开始致力于无创性检测技术手段的开发，如采用胚胎培养液、囊胚胎腔液中游离 DNA 进行单基因病或非整倍体的检测。

（2）诱导多能干细胞（induced pluripotent stem cell，iPS cell）技术也被整合至生殖医学领域，类似通过极体的检测实现对胚胎中母系来源物质的监控，通过 iPS cell 技术使精子复制成为可能，同一来源的精子可分别用于检测与受精，实现对于父系来源物质的检测，相关的研究正在进行中。

（3）在线粒体病方面的应用：以线粒体替换为主体的"第四代试管婴儿技术"可阻断母系遗传线粒体疾病的传递，如纺锤体移植、原核移植、极体移植等，均已有相应的文章发表。

（李淑元　徐晨明）

第三节　产前筛查与诊断概述

200. 为什么产前筛查要包含多种筛查项目

答：产前筛查包含多种目标疾病，需要借助不同的检测方法进行针对性筛查。目前用于产前筛查的项目包括：①唐氏综合征血清学筛查：唐氏血清学筛查有多种组合形式，早期唐氏综合征血清学筛查、中期唐氏综合征血清学筛查、唐氏综合征早中期联合筛查/序贯筛查等，筛查的内容有两联、三联或者四联筛查；②孕妇外周血胎儿游离 DNA（fetal free DNA，ffDNA）测定：ffDNA 大部分来源于胎盘，对 ffDNA 进行高通量测序，可检测胎儿染色体非整倍体，其中 21-三体/18-三体/13-三体的准确率可达到99%以上；③胎儿超声筛查：在孕 20~24 周期间，通过超声对胎儿的各器官进行系统筛查，以发现严重致死性畸形（无脑儿、严重脑膨出、严重开放性脊柱裂、严重胸腹壁缺损并内脏外翻、单腔心等）；④胎儿磁共振成像：孕 18 周后开始进行该项检测，可作为 B 超/胎儿心超发现可疑异常后的有效补充筛查方法，但不作为常规筛查手段。

201. 为什么要进行产前诊断

答：产前诊断是指胎儿出生之前应用各种检测手段，了解胎儿在宫内的发育状况，对先天性和遗传性疾病作出诊断，为胎儿宫内治疗及选择性流产创造条件。但应注意需要严格掌握产前诊断指征，选择合适的产前诊断方法。同时，在产前诊断前后，均需要对孕妇进行严谨的临床遗传咨询，给出咨询意见。

202. 为什么介入性产前诊断应该具有临床指征

答：介入性产前诊断涉及绒毛活检、羊膜腔穿刺或胎儿脐静脉穿刺等有创性的手术操作，存在一定的出血、感染、流产等风险，因此需要具有临床指征方可建议进行介入性产前诊断。一般具有以下临床指征的孕妇建议行介入性产前诊断：①羊水过多或羊水过少；②胎儿发育异常或者胎儿可疑畸形；③孕早期时接触过可能导致胎儿先天缺陷的物质；④夫妇双方患有先天性疾病或遗传性疾病，或有遗传性疾病家族史；⑤曾经分娩过先天性严重缺陷儿；⑥年龄 35 周岁及以上的孕妇。

203. 为什么产前诊断不能过度应用于临床

答：现阶段，产前诊断仍然只有介入穿刺获得胎儿的绒毛/羊水/脐血/胎儿组织来进行染色体核型分析及基因检测，以诊断胎儿是否存在染色体核型异常、染色体微缺失/微重复以及单基因遗传性疾病等。但是介入性产前诊断存在一定的风险，可导致流产、死胎、胎儿宫内感染等，因此，不能将产前诊断过度应用于临床，进行产前诊断应符合相应的临床指征。对于大量的产前筛查低危孕妇，如果在产检过程中没有异常发现，不建议进行产前诊断。

204. 为什么高龄孕妇需要接受更多的产前咨询

答：在我国，预产期年龄达到及超过 35 周岁者称为高龄孕妇。高龄孕妇可因其骨盆和韧带功能退化，软产道组织弹性降低，子宫收缩力相应减弱，导致难产概率增加。另外，由于高龄孕妇的卵细胞易发生畸变，因此，胎儿畸形及某些遗传性疾病的发生率也较高。研究表明，孕妇年龄越大，唐氏综合征和畸形儿的发生率越高。这是因为随着女性年龄增长，卵巢逐渐衰老退变，产生的卵子自然老化，发生染色体畸形的机会就会增多。因此，高龄孕妇在怀孕前后需要接受更多的遗传咨询。

205. 为什么双胎妊娠孕妇需要接受特殊的产前咨询

答：随着辅助生殖技术的发展，双胎妊娠的发生率逐年升高，相应的母体并发症和胎儿异常的发生率也明显增加。因此，双胎孕妇迫切需要接受专门的个体化产前咨询，并给予后续的指导。但是双胎妊娠的产前筛查和产前诊断与单胎比较其准确性差，咨询难度大。在早孕十周前，需要准确判断胎儿的绒毛膜性，这是产前筛查和诊断的关键基础；其次，在选择染色体筛查方法时，目前不推荐对双胎妊娠进行唐氏综合征血清学筛查，而行孕妇外周血胎盘游离 DNA 筛查有一定的意义；接受产前诊断的孕妇，在进行介入性穿刺前，需反复沟通，告知原因以及如何进行采样，并告知穿刺的风险，取得知情同意；在进行超声筛查时，需要针对双绒毛膜双胎和单绒毛膜双胎执行个性化的筛查方案。

206. 为什么单绒毛膜双胎孕妇需要接受更严格的产前筛查与诊断

答：由于单绒毛膜双胎的畸形发生率较单胎妊娠高出 23 倍，包括心脏畸形、神经管缺陷、面部发育异常、胃肠道发育异常、腹壁裂等；其发生胎死宫内的风险是双绒毛膜双胎的 3.6 倍，在妊娠 24 周前发生流产的相对风险系数是双绒毛膜双胎的 9.18 倍；其唐氏综合征等染色体异常风险发生率与单胎相似。因此，单绒毛膜双胎孕妇应该接受更频繁、仔细的超声筛查及随访，以及时发现双胎输血综合征、选择性胎儿生长受限等异常情况。通常，在介入性产前诊断时，单绒毛膜双胎仅需对其中任一胎儿进行取样即可，但一旦发现超声结构异常或大小发育严重不一致时，应对两个胎儿分别进行取样，以排除其染色体的不一致性。

207. 为什么有些备孕夫妇也需要接受遗传咨询或者产前诊断咨询

答：通常受孕后的孕妇接受产前遗传学咨询，并接受筛查或者诊断，属于出生缺陷的Ⅱ级预防。但随着社会的发展，人们的优生观念大大提高，将遗传学咨询也前移到了孕前阶段。对于有不良孕产史、家族性遗传性疾病、病毒感染、高龄夫妇、特殊环境因素影响的夫妇，在备孕期间，进行身体功能的评估、感染学的评估、遗传学的检测及评估，往往能够在最大程度上保证优质胚胎的获得，从而减轻受孕后产前筛查及诊断的压力，以及孕妇的心理负担，并大大提高分娩正常后代的概率，减少出生缺陷的发生。

208. 为什么复发性流产的妇女怀孕后需要接受特殊的产前筛查

答：复发性流产指与同一性伴侣连续发生 2 次或 2 次以上在妊娠 28 周前的自然流产，其常见原因有胚胎染色体异常以及孕妇免疫功能异常、黄体功能不全、甲状腺功能低下、子宫解剖异常、自身免疫异常和血栓前状态等。因此，具有复发性流产史的妇女，在怀孕前首先需要接受黄体功能、免疫、凝血、超声等方面的检查，在调整到合适状态后再建议怀孕。而怀孕后，则需继续监测黄体功能、甲状腺功能、凝血功能等，同时需要进行产前遗传学咨询并进行介入性产前诊断胎儿染色体检查或者唐氏血清学筛查/孕妇外周血游离DNA 筛查等，并动态超声监测胎儿发育情况。

209. 为什么前胎怀/分娩过畸形胎/患儿的孕妇建议接受产前诊断

答：前胎怀/分娩过畸形（包括解剖结构畸形以及染色体畸形）胎/患儿的孕妇，其再次发生胎/患儿异常的风险明显升高，因此不建议此次妊娠行产前筛查，而应该直接进行产前诊断，包括胎儿染色体检查以及基因检测，同时需超声随访胎儿生长发育情况。

210. 为什么有慢性病的孕妇需要接受个性化的遗传学咨询

答：近年来，随着人们生育需求的进一步提高，越来越多有内科、精神科疾病的妇女也加入了生育大军。这些孕妇除疾病本身带来的风险需要考虑外，还应考虑长期用药对卵子、胎儿发育的影响，以及因用药导致孕妇自身的肝肾功能、凝血功能以及内分泌功能改变带来的妊娠风险。因此，在产前筛查过程中，需要充分考虑这些问题，给予个性化的遗传咨询及产前筛查方案。

211. 为什么围生期有放射线接触史的孕妇需要接受针对性的遗传咨询

答：围生期接触放射线可能对胎儿造成潜在的风险，放射线对胎儿的风险取决于暴露时的胎龄和射线剂量。在胚胎早期，接受极高剂量（超过 1Gy）放射线有致死风险。高剂量辐射暴露的常见危害包括生长受限、小头畸形和智力障碍等。在射线低于 50mGy 时，目前尚没有发现胎儿异常、生长受限或流产风险的报道，而临床上的 X 线检查远小于这个辐射剂量。在个别情况下，若孕妇射线暴露超过这个范围，应建议其对相关问题进行关注，进行针对性的产前影像学筛查。因此，围生期有放射线接触史的孕妇需要接受针对性的遗传咨询。

212. 为什么围生期有特殊用药史的孕妇需要接受个体化的产前筛查或诊断

答：围生期用药目前仍采用美国 FDA 的孕期及哺乳期用药分级。但需要注意的是，在胚胎着床（孕第 5 周起）后至孕 12 周是药物的致畸期，不宜应用 C、D、X 级药物。妊娠 12 周以后药物致畸作用减弱，但对生殖系统、神经系统的影响依然存在。因此，对于这类孕妇，首先需要根据孕妇用药时间长短、用药孕周以及药物的分类进行咨询，并进行个体化的产前血清学及影像学筛查。

213. 为什么家有宠物的孕妇需要接受特殊的检查

答：如果家有宠物、或者食用含有包囊的生肉或者未煮熟的肉类、蛋类和未洗涤的蔬菜水果等或接触带有虫卵的猫等动物排泄物，可能感染弓形虫，从而导致胎儿宫内感染而致畸。原发感染孕妇可通过胎盘或生殖道感染胎儿，感染时胎龄越小，胎儿畸形发生率越高，畸形越严重。因此，建议育龄期妇女备孕时先行弓形虫抗体检测以了解是否已经感染。如孕前无感染，家有宠物或者有接触史者，孕期需定期进行弓形虫抗体检测以评估孕期有无感染。如存在感染，可考虑羊水穿刺或者脐血穿刺进行弓形虫 DNA 检测及特异性 IgM 抗体检测。

214. 为什么孕期风疹病毒感染的孕妇需要进行产前筛查或诊断

答：孕早期（妊娠 12 周前）感染风疹病毒，80％可发生宫内感染；妊娠 13~14 周感染者，宫内感染率为 54％；妊娠中期末感染者，宫内感染率为 25％。宫内感染可发生先天性风疹综合征，主要表现为眼部、心血管系统、中枢神经系统等发育异常。因此，如果备孕时风疹病毒抗体检测为阴性，可考虑进行风疹疫苗接种，三个月后再试孕。如孕期检查提示风疹病毒原发感染，可考虑羊水穿刺风疹病毒分离或者风疹病毒 DNA 检测，孕 22~24 周可脐血穿刺，进行风疹病毒 IgM 测定。

215. 为什么孕期巨细胞病毒感染的孕妇需要进行产前筛查或诊断

答：巨细胞病毒原发感染的孕妇中有 30％~40％发生宫内感染，继发感染者宫内感染率仅为 0.5％~1％。宫内感染的胎儿中 10％~15％有症状，如胎儿生长受限、小头畸形、颅内钙化、肝脾肿大、皮肤瘀点、黄疸、脉络膜视网膜炎、血小板减少性紫癜及溶血性贫血等。但目前尚无巨细胞病毒的疫苗接种，因此，如备孕时巨细胞病毒抗体阴性，则孕期需定期检查。如产检中提示巨细胞病毒原发感染，可考虑羊水穿刺巨细胞病毒分离，或者行巨细胞病毒 DNA 检测，孕 22~24 周可脐血穿刺进行巨细胞病毒 IgM 测定。

216. 为什么孕期水痘病毒感染的孕妇需要进行产前筛查或诊断

答：水痘是由水痘带状疱疹病毒（varicella zoster virus，VZV）原发感染所引起的传染病，常通过飞沫感染。如孕早期发生水痘，有可能引起胎儿的多发畸形，称为先天性水痘综合征（congenital varicella syndrome，CVS）。而分娩前 4 天至分娩后 2 天内发生水痘的孕妇，其新生儿水痘发生率高达 50％左右。在临床工作中，水痘主要是依据临床表现进行诊断，也可以在病灶中进行病毒分离来确诊。如孕期有水痘原发感染，需通过影像学检查来监测胎儿有无眼、四肢、生长发育方面的异常情况。因此，孕期水痘病毒感染的孕妇需要进行产前筛查或诊断。

217. 为什么孕期单纯疱疹病毒感染的孕妇需要进行产前筛查或诊断

答：单纯疱疹病毒（HSV）感染是一种全身感染性疾病，潜伏期不足 1 周，HSV 分HSV-1 和 HSV-2 两个血清型，前者主要引起人腰部以上的黏膜及神经系统感染，如唇疱疹和疱疹性脑炎等；后者主要引起生殖器、肛门及腰以下皮肤疱疹，由性接触传播。孕妇感染 HSV-2 可垂直传播给胎儿，因此需要引起重视。HSV 感染诊断的金标准为新鲜疱疹中病毒培养阳性，也可应用 PCR 方法检测血液中 HSV-DNA 来进行诊断。目前常用的筛查方法为血清学抗体检测，较为简单，如孕期可疑 HSV-2 型原发感染，可动态监测 HSV-IgM/IgG 抗体，并于孕 22~24 周进行脐血穿刺检查。

218. 为什么 HIV 病毒感染的孕妇需要进行产前筛查或诊断

答：艾滋病是由人类免疫缺陷病毒（human immunodeficiency virus，HIV）引起的持续性免疫缺陷综合征，是主要的致死性传染病之一。HIV 属反转录 RNA 病毒，分为 HIV-1 和 HIV-2 型，存在于感染者的血液、精液、阴道分泌物、泪液、尿液、乳汁和脑脊液等中，主要经性接触传播，其次为血液传播，可通过胎盘、软产道和母乳传染给胎儿及新生儿。由于艾滋病患者及 HIV 携带者均具有传染性，因此如果孕妇为 HIV 感染者，有极高的概率会发生垂直传播。据报道，感染 HIV 的儿童有 85% 为垂直传播。在孕期筛查过程中，应尽量避免进行有创性产前诊断方法，减少宫内干预，产前/产时/产后可采用抗病毒药物降低新生儿感染率。

219. 为什么患梅毒的孕妇需要进行产前筛查或诊断

答：梅毒（syphilis）是由苍白螺旋体感染引起的慢性全身性传染病，可通过胎盘感染胎儿引起先天梅毒，可通过皮损分泌物找到梅毒螺旋体来确诊，血清学检查（RPR 和 TPPA）用于筛查和疗效评定。如孕期首次诊断梅毒，则需经过正规的足疗程的抗生素治疗（首选青霉素），并每 3 个月随访 RPR 滴度。在孕期筛查过程中，尽量避免进行有创性产前诊断方法，减少不必要的宫内干预。

220. 为什么超声提示胎儿软指标异常需要进一步进行产前筛查或诊断

答：超声检查贯穿整个孕期，除了超声发现的结构畸形外，不少软指标也对胎儿的染色体异常及其他一些遗传综合征有一定的提示作用。如早孕期的颈后透明层测量、鼻骨测量，中孕期的颈后软组织厚度、脉络丛囊肿、侧脑室增宽、心室强光点、肠管强回声、肾盂轻度分离、羊水偏多/偏少等，均可提醒临床医生需关注是否存在染色体异常。根据目前的共识，如仅仅只有超声软指标异常，胎儿发育正常，结合年龄、环境等因素，并参考唐氏血清学筛查结果，可考虑进行孕妇外周血游离 DNA 测定；如有高龄或羊水过多/过少，或胎儿宫内生长受限等其他高危因素，则建议进行介入性产前诊断（染色体及基因检测），并给予及时准确的临床遗传咨询。

221. 为什么超声提示胎儿结构异常的孕妇需要接受进一步的产前诊断

答：在孕期，如超声或者胎儿磁共振检查提示胎儿存在结构异常，如唇腭裂、心脏发育异常、骨骼发育异常等情况，产前筛查不能提供足够的遗传学信息以供分析，则需要根据不同的发育异常种类，以及夫妇双方的家族史和既往疾病及生育史，选择合适的产前诊断方案。从常规的染色体核型分析、基因芯片检测到单基因病检测、基于疾病谱的靶向基因检测，以及全外显子测序等，给孕妇提供一个个体化的诊断方案。

222. 为什么地中海贫血的孕妇需要接受特殊的产前筛查及诊断

答：由于地中海贫血的危害性，对于高发地区的人群需要进行孕前普查，或者对夫妇双方之一进行筛查，如为杂合子，再对配偶进行筛查。血常规测定是筛查的第一步，如孕妇血液学指标红细胞平均体积（MCV）≤80fl，红细胞平均血红蛋白（MCH）≤25.0pg，则需要对孕妇进行血红蛋白电泳分析。如 HbA2 正常或临界，可对配偶进行血常规及血红蛋白电泳分析，如配偶正常，则筛查结束，否则建议夫妇双方进一步进行地中海贫血基因分析。如血红蛋白电泳提示 HbA2<2.5%或者>3.5%，则建议夫妇双方直接进行地中海贫血基因分析，以明确夫妇双方为 α 或者 β 地中海贫血何种类型，并给予及时准确的遗传咨询，然后对高风险胎儿进行 α 或者 β 地中海贫血产前基因诊断，及时发现重型地中海贫血基因型胎儿。

223. 为什么 Rh（D）阴性孕妇在产前筛查及产前诊断前需要进行个性化咨询

答：在我国汉族地区，以 Rh（D）阳性血型为主，因此 Rh（D）阴性血型通常称为稀有血型。当孕妇为 Rh（D）阴性而其伴侣为 Rh（D）阳性时，则可能分娩 Rh（D）阳性的子代。当分娩时或者孕中晚期胎儿 Rh（D）阳性红细胞进入母体循环，将使之产生抗 DIgG 抗体，当后者再次进入胎儿体内即产生免疫性溶血，所以通常再次妊娠后可能发生胎儿溶血。或者当孕前曾输注过 Rh（D）阳性的红细胞而已经产生抗体，则第 1 胎的 Rh（D）阳性胎儿也可发病。因此当一名 Rh（D）阴性孕妇前来进行产前咨询时，无论是否已经产生相应抗体，均应被评估为高风险孕妇，需要针对性的进行产前筛查及诊断：①动态随访孕妇外周血 Rh（D）抗体，如阴性，则需孕 28 周时注射抗 Rh（D）免疫球蛋白；②血清学筛查或者产前诊断指征同普通孕妇人群，但一旦需要行介入性产前诊断或宫内治疗，无论胎儿是否为 Rh（D）阳性，均需于穿刺后 72 小时内注射抗 Rh（D）免疫球蛋白，之后无需再行抗体监测；③动态超声随访胎儿宫内状态，了解大脑中动脉收缩峰值血流速度及其他胎儿贫血征象。

224. 为什么孕妇接受产前筛查及产前诊断需要签署知情同意书

答：在进行产前筛查及诊断之前，孕妇需接受医生面谈，结合孕妇的具体情况，医生应用遗传学知识和相关技术为孕妇提供遗传咨询、遗传学筛查及诊断。在此期间，需要做到体察同情、平等相待、尊重隐私、自愿并知情同意的原则，并让孕妇自主决定是否接受产前筛查及诊断。因此，在面对每一个孕妇时，我们都应在全面告知的基础上，使孕妇理解每一种相关检查的优点及局限性，以及后续可能的处理，并取得知情同意后，才能进行。

（王彦林　刘春敏）

第四节　产前血清学筛查

225. 为什么产前血清学筛查又称唐氏筛查

答："唐氏筛查"是产前血清学筛查的俗称，简单明了地体现了产前血清学筛查最重要的意义—筛查出唐氏综合征胎儿。但实际上该检查能筛查出的异常不仅仅是唐氏综合征，还包括 18-三体综合征、开放性神经管缺陷（open neural tube defects，ONTD）等，而唐氏综合征是其中发病率最高、最为典型的出生缺陷，所以将其作为代表，产前血清学筛查又称作唐氏筛查。

226. 为什么要重视产前血清学筛查

答：产前血清学筛查是通过简便、经济和无创伤的生化检测方法，从普通孕妇人群中筛查出有先天性缺陷或遗传性疾病胎儿高危的孕妇，以便对其进行进一步确诊，有效减少异常患儿的出生。该方法通过测定早、中孕期母体血清中特定的一些标志物浓度水平、结合孕妇的年龄、体重、孕周、病史等进行综合风险评估，得出胎儿罹患唐氏综合征、18-三体综合征和开放性神经管缺陷的风险度。产前血清学筛查是出生缺陷重要的二级预防措施，具有取材方便、方法简单、适合大批量检测等优点，对于有效减少活产唐氏综合征等缺陷胎儿，降低出生缺陷率，提高人口素质有着极其重要的意义。

227. 为什么做产前血清学筛查一定要签署知情同意书

答：在产前筛查的知情同意书中，既要明确筛查的意义，告知孕妇及家属经过筛查干预后出生的婴儿唐氏综合征的发生率至少降低到 1/1600~1/5000，也要说明筛查的局限性，产前筛查只是一种筛查手段，可能有 30%~40% 的漏检率。对于拒绝产前筛查的孕妇，一定要有书面建议和门诊病历记录，避免发生"未告知"纠纷。

228. 为什么出具产前筛查报告的机构和人员必须要具备一定资质

答：根据《胎儿常见染色体异常与开放性神经管缺陷的产前筛查与诊断技术标准》的要求，产前筛查工作应由经过专门培训并已经取得产前筛查资质的医疗保健机构和医务人员承担。产前筛查报告需两名以上相关技术人员核对后方可签发，其中审核人员应具备副高级以上检验或相关专业的技术职称/职务。产前血清学筛查具有一整套较完善的流程，包括产科医生前期对孕妇的理论知识指导及筛查意义的说明（知情同意）；实验人员对实验室具体检查的操作，如对孕妇全血的抽取、血清的分离及标记物检验、仪器设备及电脑软件的运用、后期对孕妇进行产前血清学筛查报告单的解读等。这些都需要操作人员具备一定的专业知识和实际操作能力，必须经过专业培训并取得相关资质的上岗证后才能进行具体的报告出具工作。

229. 为什么将血清学标志物作为目前常用的产前筛查指标

答：常用的产前筛查标志物包括甲胎蛋白（alpha-fetoprotein，AFP）、人绒毛膜促性腺激素（human chorionic gonadotrophin，HCG）、游离雌三醇（unconjugated estriol，uE3）、抑制素-A（inhibin-A，InhA）、妊娠相关血浆蛋白-A（pregnant associated plasma protein A，PAPP-A）及颈部透明带（nuchal translucency，NT）等，除 NT 外均为血清学标志物。产前筛查标志物的选择主要依据各筛查系统的筛查模式。血清学标志物的检测较为简便，仅需采集少量孕妇静脉血即可，而 NT 需要通过 B 超检测。NT 的超声检查由于技术要求高，需要训练有素的专业人员，以及一整套完善的质量控制体系才能较好地开展。基于上述原因，目前产前筛查的标志物主要以血清学标志物为主，通过选择合适的筛查模式，可取得较好的筛查效率。

230. 为什么会有多种产前血清学筛查模式

答：每种产前血清学筛查模式均有各自的优势和缺点，其对应的孕妇孕周、采用的指标各有不同，各机构和实验室应结合自身及孕妇的实际情况选择最适宜的产前筛查模式。目前主要的筛查模式种类及各自的优缺点如表 3-1 所示。

表 3-1　主要的筛查模式种类及其优缺点

筛查模式	孕周和项目	优势	缺点
孕早期联合筛查	$9 \sim 13^{+6}$ NT + PAPPA-A + free βHCG/βHCG	有超声影像支持，决策时间较早，检出率高	必须具备开展 NT 和 CVS 的条件和技术，无神经管缺陷筛查
孕中期四联筛查	$14 \sim 20^{+6}$ AFP + uE3 + free βHCG/βHCG+InhA	仅需生化检测，简单、易行、易于质控，已得到广泛应用；模式成熟，所有孕妇都能参加，中期筛查且检出率较高	决策时间相对晚，无超声监测
血清学整合筛查 （孕早期不出报告）	$9 \sim 13^{+6}$ & $14 \sim 20^{+6}$ 孕早期 PAPP-A + 孕中期四联筛查	仅需生化检测，简单、易行、易于质控，无需NT；筛查表现与孕早期筛查接近，检出率高	决策时间相对晚，无超声监测，孕早期不出报告
整合筛查 （Integrated） （孕早期不出报告）	$9 \sim 13^{+6}$ & $14 \sim 20^{+6}$ 孕早期 NT+PAPP-A+孕中期四联筛查	相同假阳性率时，具有最高检出率，可以有效减少羊水穿刺	决策时间相对晚，保留风险较高的结果，如 NT > 3mm，孕早期不出报告
序贯筛查 （stepwise sequential） （仅高危病例在孕早期出报告）	$9 \sim 13^{+6}$ & $14 \sim 20^{+6}$ 孕早期 NT+PAPP-A+free βHCG/βHCG + 孕中期四联筛查	早期高风险结果直接进行诊断性检查，检出率高，仅次于整合筛查	只有很少部分（1%）孕妇在孕早期结束筛查，遗传咨询难度高
酌情筛查 （contingent） （仅灰色区域或风险孕妇进行孕中期筛查）	$9 \sim 13^{+6}$ & $14 \sim 20^{+6}$ 孕早期 NT+PAPP-A+free βHCG/βHCG + 孕中期筛查	80%以上孕妇在孕早期结束筛查	对高危组、中度危险组和低危组的有效划分，中度危险组孕妇须等 4 周得到报告

231. 为什么选择妊娠相关血浆蛋白-A 作为产前血清学筛查的标志物之一

答：妊娠相关血浆蛋白-A（PAPP-A）是一种糖蛋白，主要由胎盘组织的滋养层细胞分泌产生，其编码基因位于 9 号染色体长臂 33.1 区，其生物学功能属于一种胰岛素样生长因子结合蛋白 4 相关的蛋白酶，能协调细胞滋养层的增生分化并能影响母体免疫系统，保护胎儿免遭排斥，促进凝血过程，对早期配子发育、受精卵着床、保持胎儿胎盘生长发育起至关重要的作用。正常妊娠时，母体血清PAPP-A在单胎受精后32天、双胎受精后21天即可在孕妇血清中检出，孕7周时血清浓度上升比HCG显著，并随孕周逐渐升高，足月时达高峰，产后开始下降，产后6周即低于检测下限。有研究表明，早孕期胎儿核型异常的孕妇中，PAPP-A水平明显低于正常孕妇组，与年龄及游离β-HCG联合应用，检出率达70%以上，是早孕期产前血清学筛查的可靠指标。若再加上胎儿颈部透明带厚度（NT）的检测，将大大提高筛查的准确率，检出率可达85%~90%，是早期筛查唐氏综合征的标准模式。因此，PAPP-A测定可作为孕早期筛查的生化标志物，对具有较高风险的妊娠进行筛查。

232. 为什么选择人绒毛膜促性腺激素或其游离形式作为产前血清学筛查的标志物之一

答：人绒毛膜促性腺激素（HCG）是一种糖蛋白激素，先由受精卵的滋养层细胞分泌，之后由胎盘组织分泌产生。HCG由α和β两个亚基以非共价键形式连接，其β亚基是具有特异性的氨基酸序列，有不同于其他激素的免疫学特征，用于检HCG可避免交叉反应，故β-HCG能更准确地反映胎盘功能和胎儿状况。正常妊娠时，母血清游离β-HCG（free β-HCG）的水平一般为总HCG水平的1%，free β-HCG在孕早期升高很快，孕8周时达到高峰，后逐渐下降，至18周时维持在一定水平，而在怀有唐氏综合征患儿的妊娠母体血清中，HCG和free β-HCG均呈现上升趋势，分别为正常孕妇的1.8~2.3中位数倍数（multiples of median，MoM）和2.2~2.5MOM。在产前血清学筛查中，所使用的血清指标有总β-HCG和free β-HCG两种，两者略有不同，但对筛查效果影响不大。总β-HCG的稳定性好于free β-HCG，free β-HCG受热或放置时间过长以后都会使浓度增加，可能会增加假阳性率。但有研究显示，在结合孕妇年龄及分别用总β-HCG和free β-HCG作指标进行产前血清学筛查时发现在孕14~16周时，free β-HCG较总β-HCG在筛查中更有特异性。对于孕早期筛查来说，当"最佳"指标（NT+PAPP-A）联合孕妇年龄时，第四个指标是free β-HCG或总β-HCG区别不大。

233. 为什么选择甲胎蛋白作为产前血清学筛查的标志物之一

答：甲胎蛋白（AFP）是胎儿来源的一种糖蛋白，先由胚胎卵黄囊细胞合成，之后由胎儿肝脏合成，经胎儿泌尿系统排泄到羊水中，再通过血循环扩散入母体血液中。健康成人体内含有的AFP是微量的，在妊娠时浓度明显增高，并随孕周而变化。怀有唐氏综合征和18三体综合征胎儿的孕妇在孕中期时其血清AFP水平偏低，而存在某些胎儿畸形（尤其是神经管缺陷）时，羊水与母体血液中AFP水平增高，因此可以使用AFP作为指标进行产前筛查。需要注意的是，在胰岛素依赖性糖尿病患者中AFP浓度较正常值低10%，孕妇体重高者AFP值偏低，黑色人种及吸烟者孕期AFP值则偏高，孕妇肝功能异常时AFP也会增高。因此在计算风险值时孕妇应提供上述相关信息，以获得更为准确的评判结果。

234. 为什么选择非结合雌三醇作为产前血清学筛查的标志物之一

答：非结合雌三醇（uE3）是由胎儿肾上腺皮质和肝脏提供前身物质，最后由胎盘合成的一种重要雌激素，以游离形式直接由胎盘分泌进入母体循环。正常妊娠时，母体血清中 uE3 水平于 7~9 周起升高，并随孕周增加而上升直到临产。在怀有唐氏综合征患儿的母体血清中 uE3 较正常孕妇偏低，一般为<0.7MoM，uE3 水平的降低可预示妊娠期的胎儿发育问题。

235. 为什么选择抑制素 A 作为产前血清学筛查的标志物之一

答：抑制素 A 是一种异二聚体的糖蛋白，由一个 α 亚基与一个 β 亚基通过二硫键连接组成。目前认为胎儿胎盘抑制素 A 是妊娠期母体血清抑制素 A 升高的主要来源。正常妊娠时，抑制素 A 在孕 10~12 周时升高并达高峰，在孕 15~25 周形成稳定状态，期间无孕周差别。1996 年有报道称怀有唐氏综合征患儿的妊娠母体血清抑制素 A 明显升高。目前抑制素 A 在产前血清学筛查中的单独应用价值尚存争议，但与其他指标联合应用时能提高检出率是较为肯定的。抑制素 A 作为产前筛查指标还有一大优势是其中位数与孕周的相关性较小，受到孕周不准确的影响小。

236. 为什么胎儿颈后透明带也可作为产前血清学筛查的指标之一

答：胎儿颈后透明带（NT）是目前染色体异常产前超声筛查中唯一一个得到广泛认可的筛查指标。于孕 11~13^+6 周行超声检查，在胎儿正矢状面下可见胎儿颈后呈现一处透明区域，即为胎儿颈后透明带（NT）。此时期正常胎儿的颈后透明厚度为 0~3mm，研究发现染色体异常胎儿由于常常出现淋巴回流障碍，导致 NT 的增厚。根据 NT 的厚度换算成中位数倍数（MoM）值，再结合孕妇年龄，可达到 77% 的检出率和假阳性 4% 的检出效果。

237. 为什么目前大多数检验机构一般不将 NT 指标纳入风险计算

答：虽然超声发现唐氏综合征等多种染色体异常胎儿的颈后透明带在早孕期多有不同程度的增厚，但由于 NT 的检测技术及设备要求较高，以及测量数据受检测人员的主观因素影响较大，其检测结果很难进行精确化及重复。此外，不同的检测机构和人员对于 NT 检测的中位数存在差异，甚至同一操作者在不同时期其 NT 检测的中位数也会发生漂移。因此，目前大多数检验机构一般不将 NT 指标纳入风险计算。对于 NT 测定，需要一个完善的质量控制和监测系统来不断的加以修正，才能达到一个较好的筛查效果。

238. 为什么产前血清学筛查风险值的计算中使用的是中位数而不是平均数

答：产前血清学筛查涉及血清 AFP、HCG、PAPP-A 等标志物的测定，这些标志物的浓度水平均随孕妇的孕周而变化，在群体中呈非正态分布，且个体差异较大。为了消除所处孕周不同的影响，对每个标志物在每一孕周正常妊娠人群中该指标浓度水平数据按大小顺序排列，选取中位数（即 50% 位点）作为该孕周的最正常水平。由于中位数受极限值影响非常小，故在容易出现极值的情况下，中位数的稳定性比平均数更好。

239. 什么是中位数倍数

答：将每个血清标志物的检测结果除以相应的中位数后，就得到了中位数倍数

（MoM）。公式表达为：

$$MoM = \frac{\text{实际测定值}}{\text{该孕周正常妊娠人群测定中位数值}}$$

MoM 是产前筛查中一个非常重要的概念，所有实际测定值都必须先转化为 MoM 值再进行唐氏综合征风险计算及所有其他相关的表述。

240. 为什么产前血清学筛查要使用中位数倍数

答：由于中位数是根据孕周变化评估的，检测结果除以中位数后得到的初始 MoM 值消除了孕周对标志物的影响。此外还需要根据孕妇体重、双胎、孕期糖尿病、吸烟等影响因素等进行校正，以一个校正系数的形式对初始 MoM 值进行校正，得到校正后的 MoM 值，这个 MoM 值就可以代入到相应指标的正态分布的公式中，获得相应的似然比，用以进一步的风险计算。各项指标的检测结果转化为 MoM 值后，可使得其临床意义的表述更为简洁直观。因此，产前血清学筛查要使用中位数倍数。

241. 什么是产前血清学筛查检出率

答：产前血清学筛查检出率（detection rate，DR）是指经血清筛查结果为高危，被产前诊断证实是唐氏妊娠的孕妇人数占所有唐氏孕妇人数的比例，即筛查获得的真阳性检出病例占所有参与筛查人群中唐氏妊娠孕妇的比例。公式表达为：

$$DR = \frac{\text{产前筛查为高危的唐氏妊娠孕妇人数}}{\text{所有唐氏妊娠孕妇人数}} \times 100\%$$

242. 为什么检出率是评价产前血清学筛查的重要指标

答：检出率体现的是一个产前筛查体系的检出能力，检出率越高，说明该筛查系统的特异性越高。因此，检出率是评价产前血清学筛查的重要指标。相关行业标准规定：①二联法：对唐氏综合征的检出率≥60%；对18-三体综合征的检出率≥80%；对开放性神经管缺陷（ONTD）的检出率≥85%；②三联法：对唐氏综合征的检出率≥70%；对18-三体综合征的检出率≥85%；对开放性神经管缺陷（ONTD）的检出率≥85%；③四联法：对唐氏综合征的检出率≥80%；对18-三体综合征的检出率≥85%；对开放性神经管缺陷（ONTD）的检出率≥85%。

243. 什么是产前血清学筛查试验假阳性率

答：产前血清学筛查的假阳性率（false positive rate，FPR）指的是经血清筛查被识别为唐氏高危，但在产前诊断中未发现异常的假阳性孕妇人数占所有参与筛查的正常妊娠孕妇人数的比例。公式表达为：

$$FPR = \frac{\text{产前筛查被识别为唐氏高危的正常妊娠孕妇人数}}{\text{所有参与筛查的正常妊娠孕妇人数}} \times 100\%$$

244. 为什么产前血清学筛查试验使用假阳性率作为评价指标之一

答：假阳性率（FPR）考察的是一个产前筛查系统会将多大比例的正常妊娠识别为高

危，假阳性率越低，说明这个筛查系统的准确性越高。因此，FPR 是产前血清学筛查的重要评价指标之一。相关行业标准规定：①二联法：对唐氏综合征的假阳性率<8%；对 18-三体综合征的假阳性率<5%；对开放性神经管缺陷（ONTD）的假阳性率<5%；②三联法：对唐氏综合征的假阳性率<5%；对 18-三体综合征的假阳性率<5%；对开放性神经管缺陷（ONTD）的假阳性率<5%；③四联法：对唐氏综合征的假阳性率<5%；对 18-三体综合征的假阳性率<1%；对开放性神经管缺陷（ONTD）的假阳性率<5%。

245. 什么是产前血清学筛查的假阴性率

答：产前血清学筛查的假阴性率（false negative rate，FNR）是指产前筛查未被识别为高危的唐氏妊娠孕妇人数占所有参与筛查的唐氏妊娠孕妇人数的比例，即漏检的唐氏妊娠病例数占所有唐氏妊娠病例的比例。公式表达为：

$$FNR = \frac{产前筛查未被识别为高危的唐氏妊娠孕妇人数}{所有参与筛查的唐氏妊娠孕妇人数} \times 100\%$$

246. 为什么产前血清学筛查试验使用假阴性率作为评价指标之一

答：假阴性率（FNR）描述了一个产前筛查系统将会漏检多大比例的唐氏综合征胎儿妊娠孕妇，应尽可能控制在较低水平。由于产前筛查并非确诊性检查，因此 FNR 是不可能完全避免的。筛查的假阳性率和假阴性率之间维持一种反向的平衡关系。要提高唐氏综合征的检出率（也就是降低假阴性率），就会增加筛查的假阳性率，将更多正常的人判断为患者；要降低筛查的假阳性率，同时也就会提高假阴性率，使得更多的唐氏综合征胎儿被漏诊。

247. 什么是产前血清学筛查试验的阳性预测值

答：产前血清学筛查的阳性预测值（OAPR）是指在筛查高危的人群中，唐氏妊娠真阳性孕妇人数与筛查结果为高危的孕妇人数的比值。公式表达为：

$$OAPR = \frac{产前筛查为高危的唐氏妊娠真阳性孕妇人数}{产前筛查为高危的孕妇人数} \times 100\%$$

248. 为什么产前血清学筛查试验的阳性预测值可以反映筛查系统的效率

答：阳性预测值是产前血清学筛查高风险（即筛查阳性）的孕妇经过产前诊断结果为真阳性的例数在筛查阳性例数中的比例，一般以百分数表示，也可以 1/n 表示。对服务于同一地区和相同人群的不同实验室来说，阳性预测值越高的产前筛查系统，对目标疾病的检出能力就越强。以对唐氏综合征的产前筛查为例，如果一个产前筛查实验室当年从 300个产前筛查高风险孕妇中产前诊断了 5 个唐氏综合征胎儿，那么该实验室的阳性预测值即为 1/60（1.67%）。对于年筛查量大于 5000 例的实验室，可以很容易地使用阳性预测值来考察其检出效能。因此，阳性预测值反映了一个筛查系统的效率，阳性预测值越高，筛查效率越高。唐氏综合征产前筛查的阳性预测值应≥0.5%。

249. 什么是产前血清学筛查试验的风险切割值

答：风险切割值（cut-off value）又称风险阻断值，是以产前筛查与诊断技术行业标准的要求为基础，根据某种出生缺陷的发生率，结合不同地域、人口以及筛查平台的计算方法，为达到最优的社会效益和出生人口质量，而人为设定的评判筛查结果高、低风险的临界线。通常以 1∶n 表示，孕妇最终风险结果大于切割值，则呈筛查高风险，反之则为筛查低风险。

250. 为什么产前血清学筛查试验风险切割值的设定十分重要

答：当产前血清学筛查试验的风险切割值设定较低时，检出率将提高，但同时假阳性率也将上升，反之风险切割值设定较高时，检出率将下降，但同时假阳性率也将下降。一旦确定了风险切割值，也就确定了该筛查系统的检出率和假阳性率，因此风险切割值的选择要能够实现较高的检出率，同时将假阳性率控制在一个可接受的水平。对于中孕期血清学筛查而言，临床实践和科研都习惯将假阳性率控制在 5% 左右，此时风险切割值在 1/270～1/250，检出率在 60%～70% 水平。

251. 为什么产前血清学筛查试验并非适用于所有孕妇群体

答：产前血清学筛查的孕早期筛查针对孕龄 9～13^{+6} 周的孕妇，孕中期筛查针对孕龄 14～20^{+6} 周的孕妇。但仍有一部分孕妇具备直接进行产前诊断的指征，这些指征包括 35 岁以上的高龄孕妇；曾怀过或生育过染色体病患儿的孕妇；超声检查怀疑胎儿有染色体异常的孕妇；夫妻一方为染色体异常携带者等医生认为有必要直接进行产前诊断的其他情况。

252. 为什么说产前血清学筛查无创伤性

答：产前血清学筛查不具有创伤性，仅需采集孕妇约 5ml 静脉血，无需空腹。在孕妇进行产前血清学筛查之前，医生有义务对孕妇进行筛查概念及意义的解释和说明，告知假阳性及假阴性的可能性，并与孕妇签订知情同意告知书，同时收集包括孕妇姓名、出生日期、末次月经信息、B 超信息（如为 IVF-ET 术后妊娠提供受精卵移植时间）、体重、是否双胎或多胎妊娠、是否患有胰岛素依赖糖尿病、人种、吸烟史、联系方式等基本信息，包括孕妇的遗传性疾病史及孕产史等。因此，相比较绒毛膜穿刺、羊水穿刺等有创产前诊断，产前血清学筛查对孕妇无创。

253. 为什么计算产前血清学筛查风险时要用到年龄、体重、人种、病史等诸多个人信息

答：年龄、体重、人种、病史等因素均会影响孕妇血清内标志物的浓度。例如，胰岛素依赖性糖尿病患者中 AFP 浓度较正常值低 10%；黑色人种及吸烟者孕期 AFP 值偏高；孕妇肝功能异常时 AFP 也会增高；所有指标浓度均会随孕妇体重的增加而下降等。在测得最初浓度并与指标中位数计算得到最初 MoM 值后，需要对孕妇进行年龄、体重、人种等方面的 MoM 值校正，最后得出某标志物标准化的 MoM 值。

254. 为什么计算产前血清学筛查风险时提供真实个人信息与病史十分重要

答：孕妇的基本个人信息（如年龄、体重、人种等）与病史是保证血清学筛查风险计算准确性的重要因素。如孕妇的年龄是产前筛查风险计算中直接影响风险值的因素，而孕周是风险计算过程中极为重要的参数，不同种族孕妇各孕周血清标志物浓度的正常参考值

存在差异，其他如体重、吸烟史、胰岛素依赖糖尿病史等因素也均对孕妇血清标志物浓度有明显影响，因此产前血清学筛查的风险计算需要根据这些信息对检测结果进行校正后得出最终的风险值。孕妇提供的个人信息是否真实有效，将直接影响到产前血清学筛查结果的准确性，信息的不准确将直接造成筛查风险计算出现误差。因此，临床医生在开具申请单时应注意不要遗漏上述信息，孕妇也应配合医护人员提供真实有效的相关信息。

255. 为什么产前血清学筛查报告包括产前筛查评估结果及评估注释等内容

答：产前血清学筛查报告基本由四部分组成，分别是：孕妇信息、测试结果、产前筛查评估结果及评估注释。报告将显示年龄、体重、孕周、测试项目及血清标志物所对应的结果。

产前筛查评估结果是结合血清学指标和影响因素如年龄、孕周、体重等经过复杂过程计算得到的，以柱形图的形式展示。各疾病对应的柱形图中横线代表该疾病的高低风险阻断值，柱状区域若超过该横线，即代表胎儿罹患该种疾病的风险较高。评估注释会对上述柱形图进行相关的解释和建议。需要说明的是各地区各医院的风险切割值可能是不同的。

产前血清学筛查的报告解读对于非医学专业的普通人来说有一定难度，建议孕妇取得报告后咨询临床医生为佳，结果为高危的孕妇应立即就医以便及时进行后续的产前诊断。

256. 为什么产前血清学筛查风险以 1/n 表示而不是阴阳性报告

答：孕妇血清中各标志物的检测结果通过孕周、体重、人种等孕妇信息校正后得到校正后的 MoM 值，对于每一个筛查指标的 MoM 值水平，都存在胎儿有先天缺陷和无先天缺陷的可能性。胎儿为患儿的可能性与胎儿为正常胎儿可能性的比值，即为似然比（简称 LR）。实际应用中，似然比是通过将各指标的校正后 MoM 值代入到相应指标的正态分布公式中计算得到。似然比<1 表示胎儿健康的可能性大，似然比>1 表示胎儿异常的可能性大，所有指标的似然比相乘后结合年龄风险就得到最终胎儿为唐氏综合征、18-三体综合征或开放性神经管缺陷的风险，风险值以 1/n 的方式来表示，直观地体现了胎儿存在相应先天缺陷的概率。

产前血清学筛查最初的目的便是对受检孕妇群体进行血清检查，筛选出一部分怀有先天性缺陷胎儿风险性较高的孕妇，并不具有诊断的意义，不能从筛查结果得出阴性或阳性的结果。用 1/n 的比例数能够直观地表现孕妇检测结果与风险截断值之间的大小关系，从而推断筛查结果的风险高低。

257. 为什么产前血清学筛查风险率高并不意味着胎儿一定为异常

答：产前血清学筛查的目的是在普通孕妇群体中筛选出高危人群，结果高风险只是表明了胎儿发生该种先天异常的可能性较大，并不是确诊依据，存在一定的假阳性率，需要进行遗传咨询并作进一步的产前诊断以确诊。此外，由于产前血清学筛查风险率的计算涉及的参数较多，如孕妇血清学标志物检测值、年龄、孕周、人种、病史等，其中只要有一个参数提供得不够准确，就有可能对风险率的计算造成极大影响。例如在胰岛素依赖性糖尿病患者中 AFP 浓度较正常值低 10%，母亲体重高者 AFP 值偏低，如果病史缺失或孕妇未提供准确体重值，就会使胎儿唐氏综合征和 18 三体综合征的计算所得风险率偏高。

258. 为什么产前血清学筛查风险率低并不意味着胎儿一定为正常

答：产前血清学筛查的目的是在普通孕妇群体中筛选出高危人群，结果呈低风险只是表明了胎儿发生该种先天异常的机会较低。但不是 100% 的异常胎儿都表现为高风险，须告知孕妇血清学筛查可因技术本身的敏感性和特异性限制，存在假阴性的可能，筛查结果不具有诊断意义，不能作为确诊依据。此外，由于产前血清学筛查风险率的计算涉及的参数较多，其中只要有一个参数提供得不够准确，就有可能对风险率的计算造成极大影响。例如黑色人种及吸烟者孕期 AFP 值则偏高，母亲肝功能异常时 AFP 也会增高，如果孕妇未提供相关病史或吸烟史等个人资料，就会使胎儿患唐氏综合征和 18 三体综合征的计算所得风险率偏低。

259. 为什么大部分的唐氏综合征患儿发生在 35 岁以下的孕妇群体中

答：年龄是产前筛查第一个指标，年龄基础风险存在于所有染色体疾病中。年龄是一项特异性较差的筛查指标，目前数据显示怀有唐氏综合征患儿的孕妇 70% 年龄在 35 岁以下。虽然 35 岁以上孕妇发生唐氏儿的概率增大，但由于整体孕妇怀孕年龄分布大部分是 35 岁以下，35 岁以下的人群基数大，所以大部分的唐氏综合征患儿发生在 35 岁以下的孕妇群体中。

260. 为什么不建议孕妇反复做产前血清学筛查

答：有时孕妇会对筛查结果抱有疑问而要求再次复查以获得更准确的结果，但通常并不建议这样做，因为一个概率不能用另一个概率验证其有效性。对于不同时间段的检测（即孕周不同），其检测结果的可比性也大幅下降，无法用另一次的概率去判断第一次概率的准确性。但是这不是说两次筛查完全没有可比性，其指标 MoM 值的变化可用于判断其风险变化的趋势。对于不同医院筛查的结果比较则存在更多的变量因素，比如筛查方法是否相同（二联、三联、四联），筛查指标是否一致（总 HCG 和 free β-HCG），然后再比较不同医院之间得出的不同 MoM 值和风险结果。如果孕周计算没有错误，不建议孕妇反复做唐氏血清学筛查。

（张海鸥　胡雯婧　徐晨明）

第五节　介入性产前诊断

261. 为什么 35 岁以上的高龄孕妇要进行产前诊断

答：高龄孕妇怀有染色体异常胎儿的风险增加，且随着妊娠年龄增加，胎儿发生唐氏综合征等出生缺陷的概率越高。一般将预产期年龄达到或大于 35 岁作为高龄标准，《中华人民共和国母婴保健法》规定要向高龄孕妇提供产前诊断。建议高龄孕妇在孕 12 ~ 22 周至专科医院进行产前诊断咨询，在知情选择的情况下，决定进一步检查手段。

262. 为什么产前诊断不同于产前筛查

答：产前筛查是指通过经济、简便和无创伤的检测方法，从孕妇群体中发现怀有某些先天缺陷胎儿的高危孕妇。目前产前筛查通常是通过母血清标志物的检测来发现怀有某些先天缺陷胎儿的高危孕妇，因此也可称作母血清产前筛查。通常孕期血清学筛查可以筛查出 60%~70% 的唐氏综合征患儿和 85%~90% 的神经管缺陷。对于筛查发现的高危孕妇应当进一步进行产前诊断。产前诊断与产前筛查不同，除了超声检测结构异常，现有的产前诊断通常需要通过侵入性操作（如羊膜腔穿刺、绒毛穿刺）进行胎儿样本的取材，进行染色体、生化或分子分析，技术要求更高，诊断的疾病谱也更复杂，并且有一定的介入性手术风险。因此，产前诊断不可能像筛查那样要求每个孕妇都做，只有符合产前诊断的标准，产前诊断才会实施。

263. 什么是介入性产前诊断

答：介入性产前诊断是指通过有创的穿刺技术获取胎儿成分（主要包括羊水、脐带血、胎儿组织或胎盘组织），进行染色体核型分析或遗传性疾病基因检测，以达到在宫内诊断胎儿是否存在染色体或基因异常的目的。介入性产前诊断为有创性操作，需要权衡穿刺的指征和风险，获得患者的知情同意，并需要一定的技术和条件。

264. 为什么有些孕妇需要进行介入性产前诊断

答：虽然介入性产前诊断技术具有一定的风险，但具有以下情况的孕妇由于胎儿发生染色体异常概率增加，因此仍然建议进行介入性产前诊断：①高龄（达到或大于 35 岁）；②产前血清学筛查高危；③无创产前检测（noninvasive prenatal testing，NIPT）高危；④超声检查发现胎儿结构异常；⑤胎儿父母中的一方或双方有染色体数目或结构异常；⑥不良孕产史：既往分娩过染色体异常胎儿、既往多发畸形儿分娩史等；⑦不明原因反复自然流产史或不明原因多次胚胎停育史。

265. 什么是介入性产前诊断的常用取材方法

答：常用的介入性诊断方法包括绒毛活检（chorionic villus sampling，CVS）、羊膜腔穿刺和脐血穿刺，均为在超声引导下获得胎儿标本以便进行进一步分析。中孕期羊膜腔穿刺通常在 18~22 周实施，是最为安全的介入性诊断方法，也是现阶段我国主要的产前诊断方法；绒毛活检通常在 12~14 周实施，可以早期获得诊断，在经验丰富医师的操作下，安全性不低于羊膜腔穿刺；脐带血穿刺在妊娠孕周较大时实施，或当羊膜腔或绒毛检查结果不确定时实施，但流产风险高于羊膜腔穿刺。

266. 为什么介入性产前诊断可能存在母体细胞污染

答：介入性产前诊断技术存在母体细胞污染的可能性，这是影响产前诊断结果准确性的主要因素之一。单胎妊娠母体细胞污染的发生率主要取决于取样方案、术者技术水平等，如多次穿刺、过胎盘穿刺等。对于羊膜腔穿刺，如尽可能避开胎盘，或丢弃最初的 1ml 羊水，可减少母体细胞污染的风险。由于绒毛活检术取样组织为胎盘绒毛细胞，而胎盘存在着限制性嵌合体情况，限制性嵌合是一种异常核型细胞只出现在胎盘组织而不出现在胎儿组织的现象。故一般认为绒毛活检术的母体细胞污染发生风险大于羊膜腔穿刺术。

267. 什么是羊膜腔穿刺术

答：羊膜腔穿刺术也称羊水穿刺术，是指在超声引导下用细针从子宫腔内抽出羊水的一种操作技术，最早用于治疗羊水过多。20 世纪 50 年代以后，羊膜腔穿刺术进行遗传性疾病的产前诊断得到了巨大的发展，可用于染色体病、单基因遗传性疾病的产前诊断。通过羊膜腔穿刺进行产前诊断已经成为现代产科不可分割的一部分，是我国目前最常用的介入性产前诊断取样技术。

268. 为什么羊膜腔穿刺术有一定的孕周限制

答：羊膜腔穿刺术在妊娠 11 周后技术上都是可行的。但是，由于在妊娠 15 周前穿刺（即"早期羊水穿刺"）胎儿丢失率和并发症率（胎儿肢体缺陷，如马蹄内翻足、胎儿髋关节脱位等）均较高，故应尽量避免；而且早期羊膜腔穿刺取得的羊水内胎儿细胞较少，培养失败率高。因此，用于产前诊断的羊膜腔穿刺最佳时间是孕 18~22 周，此时活性细胞的比例较高，子宫在腹壁可触及，含有足够的羊水，抽出 20~30ml 的羊水是安全的。

269. 为什么要在羊膜腔穿刺术前做一些准备工作

答：羊膜腔穿刺术前需要进行穿刺前咨询，了解孕妇的孕周、月经史、生育史等，明确有无介入性产前诊断指征；并将穿刺的目的、风险和其他可供选择的方法等对孕妇进行详细的咨询告知；还需告知孕妇遗传学诊断的准确性和局限性、出报告所需要的时间、甚至由于技术问题可能需要进行第二次操作以及少数情况下无法作出诊断等情况。穿刺术前也建议进行超声检查以了解胎儿生长发育、胎儿心率、羊水量、胎盘位置等情况。

270. 为什么羊膜腔穿刺过程不需要麻醉

答：羊膜腔穿刺时，穿刺针在超声引导下依次穿过腹壁皮肤、皮下组织和子宫壁。穿刺抽取羊水至拔针约需 2 分钟，持续时间短，穿刺的疼痛程度类似于平常肌内注射，孕妇可以耐受。局麻并不能减轻局麻进针皮肤的疼痛，故不需要使用。穿刺过程中，孕妇不要过度紧张，腹部肌肉越紧张就会感觉越疼，放松就是最好的配合。

271. 为什么双胎孕妇可以进行羊膜腔穿刺检查

答：随着助孕技术的发展，孕妇年龄的增加，双胎的发生率有所增加，越来越多的双胎妊娠需要进行产前诊断。对于双绒毛膜双胎需要在超声引导下分别穿刺两个羊膜腔，抽取两胎儿羊水。单绒毛膜双胎 99% 情况下遗传物质是一致的，一般只需要穿刺其中一胎的羊水，如有特殊情况（如胎儿存在不同的结构异常等），则仍需要分别对两胎儿的羊膜腔进行穿刺。

272. 为什么羊膜腔穿刺对抽取的羊水量有一定的要求

答：一般而言，抽取羊水量需要根据所需检测的项目决定。染色体核型分析通常需要 20~30ml 羊水，如需同时进行染色体微缺失或微重复检测，或进行单基因病等检测，则需要 40ml 左右羊水量。羊水需要注入无菌试管中，室温下送至实验室。刚开始抽出的几毫升羊水最有可能含有来自血管、腹壁、或子宫肌层的母体细胞，这些羊水通常要丢弃或可用于羊水甲胎蛋白等其他检测。

273. 为什么可以用羊水进行产前诊断

答：羊水细胞来自于胎儿的皮肤、尿道、呼吸道、胎盘和胎膜，因此可用于以下产前诊断项目：①染色体核型分析或荧光原位杂交（FISH）；②染色体芯片分析（chromosomal microarray，CMA）；③单基因病，如进行性肌营养不良、脊髓性肌萎缩等的基因突变检测；④酶学测定，用于溶酶体贮积症等诊断；⑤生化检查，对羊水上清液进行生化测定，如甲胎蛋白和乙酰胆碱酯酶可用于诊断开放性神经管畸形等。

274. 为什么羊水培养有失败可能

答：羊水细胞培养的成功率近年来已大大提高，在最适宜条件下，可达88%~98%。但是仍有一些羊水培养会失败，得不到满意的染色体核型数目，其原因主要为：①与胎儿孕周大小相关，一般羊水穿刺选择孕18~22周进行，如果孕周过小或过大，羊水中胎儿脱落细胞少，则可能出现羊水培养失败；②羊水中的胎儿细胞活性不够，如死胎的羊水细胞往往培养失败；③也可能与宫内感染相关，一些存在绒毛膜羊膜炎的孕妇，因为炎症因子的影响，可能造成羊水培养的失败。

275. 为什么羊水核型会存在嵌合可能

答：嵌合体分为"同源嵌合体"和"异源嵌合体"。在产前诊断和新生儿细胞遗传学诊断中主要是同源嵌合体，即指同一个体内来源于同一合子的两个或两个以上不同细胞系。嵌合体的发生通常在合子形成后的卵裂或胚胎进入正常发育早期。在孕中期羊水细胞培养中，确定一个个体为嵌合体的规则是羊水中观察到部分不同的染色体核型，但必须明确诊断是胎儿真嵌合体，还是其他组织来源的核型污染，即假嵌合。有些嵌合细胞可能来源于母体，有些则可能来源于胎盘，有些则可能是体外培养或制片过程中出现的假嵌合。所以，羊水染色体核型嵌合，不一定提示胎儿发育异常，建议进一步检查确定嵌合的真假。

276. 为什么羊水穿刺检测胎儿 TORCH 感染在临床上较少应用

答：TORCH 经典的四种病原体为弓形虫（T）、风疹病毒（R）、巨细胞病毒（C）、单纯疱疹病毒（H）和其他，如人细小病毒 B19 等（O）。血清学筛查发现相关病毒 IgM 抗体阳性的孕妇，可以通过羊水穿刺病毒培养和 PCR 检测来了解胎儿感染情况。但是由于穿刺存在风险，PCR 检测结果也可能存在误差，且胎儿感染相关病毒不一定会有临床表现，故临床上多通过母血清学抗体检测来判断孕妇感染情况。

277. 为什么羊膜腔穿刺术后需要注意一些事项

答：羊膜腔穿刺术虽然是门诊小手术，但术后有一定流产、死胎等风险。因此需要注意下列事项：①如术后有发热、下腹胀痛、阴道流血或流液等情况，需要及时到医院就诊；②穿刺后可正常活动，但应避免剧烈运动，避免性生活，保持情绪放松；③建议穿刺术后当天不要洗澡，如洗澡需要保持穿刺点周围干燥；④未致敏的 Rh 阴性血型孕妇在穿刺后应进行 Rh（D）免疫球蛋白注射；⑤根据医嘱要求的时间复诊。

278. 为什么羊膜腔穿刺术是微创操作但仍有一定的风险

答：羊膜腔穿刺术虽然较为安全，但仍有较低概率的风险，主要风险包括：①穿刺失败：子宫收缩使穿刺针下方的羊水池闭合或发生变化、穿刺针的位置不合适、穿刺针未穿透胎膜导致穿刺针没有进入羊膜腔、孕周偏小或羊水过少等是穿刺失败的可能原因；②盲穿情况下（无超声引导）误穿入膀胱：耻骨联合上穿刺将增加误穿入膀胱的风险，羊水和尿液两者在肉眼上常不能区分，故要求孕妇在穿刺前排空膀胱，现在多在超声引导下穿刺，此类情况大大减少；③羊膜腔感染：羊膜腔感染发生率约为1‰，可导致流产，极少数情况下可导致败血症和羊水栓塞；④其他可能的并发症：主要包括出血、腹腔内脏器损伤、血型不合导致的致敏；⑤胎儿丢失风险：穿刺导致胎儿丢失的可能原因包括感染、胎盘损伤、脐带损伤等，但多数胎儿丢失无明显的原因；合并子宫肌瘤、多胎妊娠、羊膜腔内陈旧性出血、穿刺指征为高危胎儿等的孕妇，由于其背景风险高，胎儿丢失的风险也高。

279. 为什么 Rh 阴性血型的孕妇羊膜腔穿刺后建议进行免疫球蛋白注射

答：对于 Rh 阴性血型的孕妇，穿刺时由于胎儿胎盘循环的破坏，在理论上可导致胎母输血，并可能产生免疫致敏。据 Murry 等计算，胎儿 Rh 阳性的 Rh 阴性血型孕妇羊膜腔穿刺后孕妇致敏的风险为 2.5%，较自然致敏的背景风险（1.5%）高。为预防 Rh 免疫，多数医生会建议胎儿为 Rh 阳性的未致敏 Rh 阴性血型孕妇，在穿刺后常规注射足量（300mg）抗 D 免疫球蛋白。

280. 为什么乙肝小三阳或大三阳的孕妇可以进行介入性产前诊断

答：虽然乙肝小三阳或大三阳的孕妇在羊膜腔穿刺后存在病毒母胎传播以及医患间血源性传播的潜在风险，但羊膜腔穿刺术后新生儿感染的风险较低，因此此类孕妇仍可以进行介入性产前诊断。但应建议此类孕妇先检测 HBV-DNA，以了解乙肝病毒复制情况。对于 HBV-DNA 高度复制的孕妇，需要告知相应穿刺风险，并建议孕妇到传染科就诊，进行抗病毒治疗。

281. 为什么孕早期可应用绒毛活检术进行产前诊断

答：由于胎盘绒毛与胎儿核型具有 99% 的一致性，因此在孕 12~14 周进行绒毛活检（CVS），获取少量绒毛组织进行染色体或 DNA 检测，可对遗传性疾病进行产前诊断。与羊膜腔穿刺相比，CVS 的主要优势是：可以在妊娠的较早期获得诊断，使得胎儿染色体等异常能在早期发现并及时终止，这对孕妇的精神心理有一定的好处。另外，从 CVS 获得的 DNA 量较从羊水穿刺获得的细胞中得到的 DNA 量要多，同时 CVS 本身由于穿刺所致的流产风险与羊膜腔穿刺类似。

282. 什么是绒毛活检术的适应证

答：绒毛活检术的适应证包括：①染色体病：早孕期超声或生化筛查怀疑有非整倍体畸形；②单基因病：前胎为先证者，并经遗传学诊断为致病位点明确的单基因病，这些疾病可能是常染色体隐性遗传、常染色体显性遗传或 X 连锁隐性遗传，再发风险高；③超声结构或软指标异常：前脑无裂畸形、脐膨出、囊性水囊瘤等是非整倍体或其他综合征的特征，孕 11~13 周胎儿颈后透明层明显增厚者胎儿染色体异常风险增高；④先天性代谢异常：该组疾病的常见致病机制是编码酶的单个基因缺陷，对于有明确家族史的患者是进行产前诊断的常见指征。

283. 为什么有些孕妇不能进行绒毛活检术

答：绒毛活检术属于有创性操作，有禁忌证的孕妇不能进行绒毛活检术。绒毛活检术的主要禁忌证有：①有腹痛、阴道流血等先兆流产表现者，或目前正在保胎治疗者；②有发热、血象异常等感染迹象者；③术前超声检查发现绒毛下出血者；④双绒毛膜双胎，超声检查发现胎盘位置接近或融合者，因取材时无法保证分别为两胎儿的绒毛组织，故需与患者充分沟通，建议进行中孕期羊水穿刺检查；⑤巨大子宫肌瘤，或肠胀气明显，经腹绒毛活检无法避开者；⑥有阴道炎症、宫颈病变等，无法进行经宫颈绒毛活检者；⑦其他：如血小板明显降低、凝血功能异常等。

284. 为什么绒毛活检术需要选择合适的孕周进行

答：绒毛活检术需要取少量胎盘绒毛组织进行检测。从孕 6 周到孕晚期进行绒毛活检操作在临床上都是可行的，但孕 9 周之前实施绒毛活检术可能增加肢体和其他缺陷的风险，中孕期后可采取羊膜腔穿刺。因此，多数绒毛膜活检在 12~14 周实施。

285. 什么是绒毛活检术必要的术前准备

答：绒毛活检术必要的术前准备有：①术前充分遗传咨询，明确有无绒毛活检指征，充分告知绒毛活检术的目的、相关风险等；②完善相关指标检查（包括血常规、凝血功能、Rh 血型、传染病指标等），如 Rh 阴性血型或传染病指标阳性者，需要告知风险，或改做其他检查，如进行经宫颈绒毛活检还需要阴道分泌物检查及宫颈检查；③超声评估胎儿孕龄、有无水肿、胎盘位置等；④术前测量体温，口表温度计两次体温在 37.5℃ 及以上者，应暂缓穿刺；⑤穿刺前可适当憋尿，待超声检查了解胎盘位置后，再考虑是否需要排尿。

286. 为什么可通过经腹途径进行绒毛活检术

答：妊娠 12~14 周子宫尚在盆腔内，胎盘绒毛可在超声图像下清晰显影，羊水适中，因此可以经腹绒毛活检。通常孕妇适度充盈膀胱，取平卧位，手术前行超声检查绝大多数可选择到合适的进针点，穿刺时避免穿刺针进入羊膜腔或损伤小肠。选择好进针点后，消毒皮肤，覆盖无菌手术孔巾，在超声实时监控下，活检针经孕妇腹部、子宫肌层进入胎盘，尽量延长活检针在胎盘内的行走距离。将针放置到适当位置后，用含有 3~4ml 细胞转移液的 20ml 注射器抽吸。当看到有少许血液进入导管时说明取样可能成功。注射器保持负压状态将活检针内容物转移入细胞培养液中，并检查所取绒毛量。与经宫颈绒毛活检不同的是，经腹绒毛活检可以通过变换进针角度，多点取材，从而取得更多的绒毛组织。

287. 为什么双胎孕妇也可以进行绒毛活检术

答：双胎孕妇也可以进行绒毛活检术，但对于双绒毛膜性双胎，绝大多数属于双卵双胎，若要了解 2 个胎儿的染色体信息，需要分别对两部分胎盘取样。对于单绒毛膜性双胎，由于都是单卵双胎，通常只需对其中任何一个胎儿取样，但如出现一胎结构异常或双胎大小严重不一致时，则也需对 2 个胎儿分别取样。对双胎妊娠行绒毛活检的优越性在于可以做到早诊断、早干预，但局限性在于除了和单胎绒毛活检一样存在胎盘嵌合的风险（1%）外，对于共用 1 个胎盘的双绒毛膜双胎，尽管可对分界清楚的两部分胎盘分别取样，双胎间绒毛组织污染的风险仍有 2%~4%。对于有 2 个胎盘的双绒毛膜双胎，可能需要采用经腹部胎盘绒毛取样及经过阴道取样联合的技术来确保取样的成功率。

288. 为什么绒毛活检术有一定风险

答：绒毛活检术对孕妇的风险有：①出血：经腹绒毛活检后阴道出血的概率较少，但经宫颈绒毛活检中的发生率为 7%~10%，可给予孕激素保胎治疗；②感染：经腹绒毛活检为无菌操作，普遍认为术后感染概率低，理论上讲，经宫颈绒毛活检可能将阴道内的菌群带入子宫，所以，经宫颈绒毛活检的孕妇术前的阴道检查非常必要，术后给予抗生素治疗也是有益的；③胎膜破裂：绒毛活检后有发生胎膜破裂的可能，可能是由于绒毛膜机械性损伤或化学性损伤，进一步损伤羊膜和感染引起，发生率约为 0.3%。

绒毛活检术对胎儿的风险有：①流产：经腹及经宫颈绒毛活检后流产率无明显差异，双胎的流产率较单胎为高；②胎儿畸形：有研究显示绒毛活检可能与胎儿畸形有关，特别是肢体短缩畸形，但大量的数据表明孕 10 周后行绒毛活检术不会增加肢体短缩和其他胎儿畸形的出生概率，如果必须在孕 10 周前行绒毛活检时，应充分告知患者胎儿畸形的风险。

289. 为什么绒毛活检术的诊断结果有时需要进一步进行羊膜腔穿刺明确胎儿核型

答：绒毛细胞的遗传学分析具有较高的成功性和准确性，特别是常见的染色体异常如 21 三体、13 三体、18 三体、Turner 综合征等。绒毛活检术的准确性问题主要源于胎盘的嵌合性，发生率为 1%。胎盘的嵌合性是指胎盘的细胞核型由两种及两种以上的核型类型组成，且与胎儿染色体核型不完全一致。胎儿与胎盘的差异主要是由于绒毛组织中既有胎儿发育的前身——内细胞团的一部分，也有来源不同的多种胚外组织。如果绒毛活检染色体报告提示染色体嵌合，则应该进一步进行羊膜腔穿刺以明确胎儿染色体核型。

290. 什么是脐静脉穿刺术

答：经腹脐静脉穿刺术为介入性产前诊断术的一种，是宫内采集纯胎血的技术，对于产前诊断及胎儿医学研究等具有十分重要的意义。一般情况下较少使用脐静脉穿刺术，但当绒毛活检术或羊水穿刺后发现有染色体嵌合型而需要进一步确认，或细胞培养失败时则需要进行脐静脉穿刺取样。由于直接取胎儿血，诊断的准确性和敏感性高，是妊娠中晚期采用的产前诊断取样技术，同时也为胎儿宫内治疗开辟了一条新途径。

291. 什么是脐静脉穿刺术的指征

答：脐静脉穿刺术的主要指征包括：①具有介入性产前诊断指征，且孕周较大（大于 24 周），建议脐静脉穿刺进行胎儿染色体畸形、染色体微缺失/微重复、单基因病等相关检查；②羊水染色体提示胎儿染色体嵌合，或羊水培养失败且高度怀疑胎儿染色体异常者；③孕妇血液指标提示 TORCH 病毒感染，脐血相关病毒抗体检测可作为诊断依据；④怀疑胎儿贫血，脐血穿刺可在检测胎儿血红蛋白含量的同时予以宫内输血治疗；⑤其他需要抽取脐血标本检查的情况。

292. 为什么脐静脉穿刺术需要在合适的孕周进行

答：脐静脉穿刺术主要适用于羊水穿刺无法明确诊断或错过羊水穿刺孕周的患者，而孕周的大小直接影响到穿刺是否成功。孕 20 周前，脐静脉直径大多<0.4cm，管腔较细，不容易抽到脐血，且胎儿耐受力较低，容易导致胎儿心动过缓。如果孕周>30 周，虽然脐静脉直径较大，但因胎儿活动度受限，胎儿躯体遮盖脐带，使脐带难以暴露，穿刺也难以成功。故一般脐静脉穿刺需要选择合适的孕周，多为孕 24~26 周。对于孕 26 周以后的孕妇，需要进行充分的产前诊断咨询，明确是否有充分的介入性产前诊断指征，并告知脐血穿刺意义及相关风险。

293. 什么是脐静脉穿刺术的术前准备

答：脐静脉穿刺术的术前准备包括：①术前进行充分的遗传咨询，明确有无脐静脉穿刺指征，充分告知脐静脉穿刺的目的、意义及相关风险等；②完善各项血液检查（包括血常规、凝血功能、Rh 血型、传染病指标等），如 Rh 阴性或传染病指标阳性者，需要告知风险；③排除手术禁忌证：如发热等感染症状，腹痛、阴道流血等先兆流产表现等；④穿刺前排空膀胱；⑤超声评估胎儿状态、孕龄以及胎盘和脐带位置等，选择合适的穿刺进针点。

294. 为什么在孕中期后可通过脐静脉穿刺术获取胎儿血液进行相关检测

答：孕 20 周后胎儿脐静脉直径可达 0.4cm，在分辨率高的超声下可清晰显像，经正规训练的工作人员可成功完成脐静脉穿刺术，获取胎儿血液以进行相关检测。其主要步骤包括：①患者排空膀胱，取仰卧位，穿刺部位皮肤消毒，超声探头涂无菌耦合剂后套裹一个无菌手套；②超声再次确定穿刺部位，使脐静脉清晰显示在穿刺引导线内，经 B 超测定皮肤至脐带的距离，一般采用 22G 穿刺针穿刺；③超声探头置于穿刺点之外，但应能看到针从母体腹壁到胎儿靶血管的全程；④穿刺点在距胎盘附着处 2cm 以内的脐带（belly stalk）较为理想，因为此处脐带相对固定，进针途径有经胎盘直接至脐血管，经胎盘、羊膜腔至脐静脉，以及经羊膜腔至脐静脉三种；⑤穿刺针刺入脐血管即拔出针芯，接注射器抽出适量胎血后将针芯插回，拔针。

295. 为什么脐静脉穿刺术可以治疗宫内贫血胎儿

答：胎儿脐静脉穿刺除了可以用于检测胎儿染色体异常、单基因病及一些病毒相关抗体以外，还可以对胎儿进行宫内治疗—宫内输血。宫内输血的主要目的是纠正胎儿贫血，免疫性溶血性贫血和一些非免疫性贫血为主要的适应证。常用于各种严重的溶血性贫血，如母胎血型不合引起的同种免疫性溶血性贫血，包括 Rh 溶血、ABO 溶血、以及一些少见的血型如 MN 血型不合引起的溶血。在西方国家，微小病毒 B19 感染引起的胎儿溶血性贫血亦是主要适应证。

296. 为什么对脐静脉穿刺术抽取的脐血量有要求

答：脐静脉穿刺术需要抽取的脐血量取决于产前诊断的指征，但应以胎儿安全为前提，最大采血量不应超过相应孕龄胎儿胎盘血容量的 6%~7%（可根据估计胎儿体重按 100ml/kg 计算），通常不超过 5ml。如用于染色体核型分析时 1.5ml 即可。

297. 为什么要确定脐静脉穿刺抽取到的是胎儿血液

答：在脐带根部穿刺时有抽出母血的可能，母血污染将导致检测结果不正确。由于胎儿血红蛋白可以抵抗碱变性而不变色，可采用碱变性实验（Apt 实验）鉴别母血和胎儿血：准备 1 支试管加蒸馏水 2ml，滴入 0.2ml 血，立即加入 0.2mol/L 的氢氧化钾溶液 1ml 后轻摇，溶血标本迅速变为黑褐色为母血，粉红色（或不变色）为胎儿血。

298. 为什么脐静脉穿刺前后均需了解一些注意事项

答：为了保障脐静脉穿刺过程的顺利进行及术后的母胎安全，脐静脉穿刺前后孕妇需了解下列注意事项：①当孕妇受到强烈刺激交感神经兴奋，儿茶酚胺分泌增多时，孕妇腹壁不松弛，子宫兴奋性增加，胎动频繁，易导致手术失败及增加并发症发生的概率，因此在术前须了解孕妇心理状态，针对性地做好心理疏导及健康教育，消除孕妇紧张情绪；②脐静脉穿刺后需要超声检查胎儿心率、活动度等一般情况，同时超声观察脐带及胎盘渗血情况，术后 2 小时或第二天可以复测胎心；③告知孕妇需注意胎动，如有腹痛、阴道流血流液等情况或自觉胎动异常，需及时就诊。

299. 为什么脐静脉穿刺仍有一定风险

答：脐静脉穿刺是较为安全的微创操作，但仍有一定风险，主要包括对孕妇的风险和对胎儿的风险。

脐静脉穿刺术对孕妇的风险有：①穿刺失败：有研究对不同孕周穿刺成功率进行比较，发现脐静脉内径≤5mm 的一次穿刺成功率 73.3%，脐静脉内径 6mm 的一次穿刺成功率 92.0%，脐静脉内径 7mm 的一次穿刺成功率 81.2%，因此考虑脐静脉内径 6mm（孕 24~26 周）时行脐静脉穿刺更安全；②宫腔感染：主要为绒毛膜羊膜炎，发生率不到 1%，但在脐静脉穿刺相关流产原因中占比高达 40%；③穿刺部位出血：最高可占穿刺病例的一半，但很少发生出血不止，脐动脉穿刺出血时间较脐静脉穿刺显著延长。

脐静脉穿刺术对胎儿的风险有：①胎儿丢失：可导致胎儿死亡或早产的潜在胎儿并发症包括感染、胎膜早破、出血、严重的胎儿心动过缓、脐带受压、或血栓形成、胎盘早剥，有文献报道，胎儿丢失率与穿刺时间呈正相关，穿刺时间大于 10 分钟者流产率为 5.4%，穿刺时间小于 10 分钟者流产率为 0.4%，而缩短穿刺时间的关键在于提高穿刺成功率；②胎儿心动过缓：暂时性胎儿心动过缓占 5%~6%，脐静脉穿刺病例中胎儿暂时性心动过缓发生率较高，提示可能由于局部血管痉挛而导致血管迷走神经反应；③胎盘渗血、脐带穿刺部位渗血：注意观察渗血持续时间，及胎儿心率变化情况。

（王彦林　呆　丽）

第六节 无创产前检测

300. 什么是无创产前检测

答：无创产前检测（NIPT）是通过采集孕妇外周血（一般10ml），提取胎儿游离DNA，采用新一代高通量测序技术，结合生物信息分析，得出胎儿患染色体非整倍体疾病（21三体、18三体和13三体综合征）的风险率。所谓"无创"是指无需介入性穿刺，对胎儿没有创伤，并减少了因介入性手术导致的流产风险。香港中文大学卢煜明教授（Dennis Lo）于1997年发现孕妇外周血从孕4周起就存在游离胎儿DNA，孕8周后明显增加，分娩后数小时内从母体血液中清除。与血清学唐氏筛查相比，NIPT预测胎儿患染色体非整倍性疾病的检出率（99%）明显高于唐氏血清学筛查（70%~80%），假阳性率低于1%，假阴性率低于1‰，大大减少了有创产前诊断的机会。

301. 为什么无创产前检测仅适用于部分人群

答：目前的NIPT技术仍无法针对非整倍体以外的胎儿疾病作出准确的临床诊断，只是进行胎儿13、18、21三种染色体的非整倍体检测，因此并不能替代介入产前诊断而适用于全部的人群。通常有产前诊断指征的高风险人群不建议采用NIPT。

NIPT适用于错过常规筛查孕周、或筛查后提示可疑或异常但不愿意进行穿刺者，或有产前诊断指征但具有穿刺禁忌证者。根据原国家卫生计生委制定的《孕妇外周血胎儿游离DNA产前筛查与诊断技术规范》，NIPT的适用人群包括：①血清学筛查显示胎儿常见染色体非整倍体风险值介于高风险切割值与1/1000之间的孕妇；②有介入性产前诊断禁忌证者（如先兆流产、发热、出血倾向、慢性病原体感染活动期、孕妇Rh阴性血型等）；③孕20^{+6}周以上，错过血清学筛查最佳时间，但要求评估21三体综合征、18三体综合征、13三体综合征风险者。

302. 为什么无创产前检测有慎用人群

答：NIPT技术无法针对非整倍体以外的胎儿疾病作出准确的临床诊断，而且一些特殊因素会影响检测的准确性。因此下列人群为NIPT的慎用人群，包括：①按有关规定应建议其进行产前诊断的情形，包括≥35岁高龄孕妇、唐氏筛查高风险者；②孕周<12周的孕妇、高体重（体重>100kg）孕妇；③通过体外受精-胚胎移植（双胚或多胚的）方式受孕的孕妇；④双绒毛膜性双胎妊娠的孕妇；⑤合并恶性肿瘤（如：畸胎瘤）的孕妇；⑥独立影像学筛查软指标提示为常见染色体非整倍体似然比高者（例如：鼻骨缺失、NF增厚等）。

303. 为什么无创产前检测有禁用人群

答：由于NIPT是利用高通量基因测序技术检测母体外周血中存在的游离胎儿DNA的染色体非整倍体情况，非整倍体以外的胎儿染色体结构异常、微缺失/微重复综合征以及单基因遗传性疾病等目前不能通过NIPT检出。另外NIPT可受外源DNA、孕妇自身染色体异常等多种因素影响，一些疾病本身的特性会使NIPT检测敏感性或检出率下降，可干扰检测结果。因此，NIPT有禁用人群，包括：①孕妇一年内接受过异体输血、移植手术、细胞治疗或接受过免疫治疗等,对高通量基因测序产前筛查与诊断结果将造成干扰的;②有染色体异常患儿分娩史,夫妇一方有明确染色体异常的孕妇;③影像学资料发现胎儿结构异常,高度怀疑胎儿有染色体异常者;④各种基因病高危人群;⑤HIV病毒感染者。

304. 为什么不能用无创产前检测替代介入性产前诊断

答:虽然染色体非整倍体是胎儿异常的重要原因,21、18、13三体占染色体疾病的95%以上,无创产前检测有较高的检出率。但由于NIPT存在一定的假阳性及假阴性情况,所以当NIPT结果异常,或者NIPT结果正常但我们仍怀疑胎儿染色体异常时,应该采用介入性产前诊断手段直接取得胎儿的物质(羊水或脐血)来验证NIPT的结果。此外,NIPT暂无法准确检测出染色体的微缺失、微重复以及结构异常(嵌合体型、易位型),也难以检出单基因遗传性疾病的基因突变。所以,不能用无创产前检测替代介入性产前诊断。

305. 为什么无创产前检测不能作为确诊唐氏综合征的方法

答:无创产前检测可以使唐氏综合征的检出率提高至99%以上,但其定位仍然是一种产前筛查的方法,不能以此为最终结果确诊唐氏综合征。因为孕妇血浆中胎儿游离DNA系来源于胎盘绒毛滋养细胞,并不能完全代表胎儿组织,一些限制性胎盘嵌合以及母源性嵌合都可影响NIPT的检出率。介入性产前诊断及染色体核型分析仍然是胎儿染色体检查的"金标准"。

306. 为什么无创产前检测的取材只需母亲的一管外周血就可以了

答:母血浆中存在一定比例的胎儿游离DNA,经过采集肘静脉血10ml,两次高速离心,即可获得母血浆中的游离DNA,经过高通量测序及生物信息学分析,即可获得是否存在胎儿非整倍体的信息。采血前不需事前检查、不需空腹、常规的饮食对该检测结果不会产生影响。

307. 为什么无创产前检测的最佳时间是孕 $12\sim22^{+6}$ 周

答:无创产前检测的适宜检测孕周是孕 $12\sim22^{+6}$ 周。孕12周后cffDNA含量才明显增加,当胎儿分数(fetal fraction,ff)过少(<4%),将超出NIPT最低检出能力范围即会出现检测失败,因此采血孕周定为12周以上。一般不接受超过 22^{+6} 孕周孕妇进行该项检测。因为NIPT不是产前诊断方法,如结果为高风险,须再进行羊水穿刺等介入产前诊断,NIPT检测周期加上介入性产前诊断的耗时,超过 22^{+6} 孕周孕妇获得最终诊断报告往往已接近围生期,后续处理将会带来诸多风险及伦理学问题。因此,无创产前检测的最佳时间是孕 $12\sim22^{+6}$ 周。

308. 为什么在某些特殊情况下超过规定的最佳检测孕周也可以进行无创产前检测

答:一些孕妇胎儿超声指标或筛查指标可疑异常,但尚未达到介入产前诊断指征或高度疑似异常但存在介入产前诊断禁忌证,孕妇存在极度焦虑情况时,可在充分知情同意下进行NIPT检测。另外,一些孕妇孕中晚期发现胎儿存在可疑染色体异常,但同时孕妇存在介入产前诊断禁忌证,也可考虑行NIPT检测。

309. 为什么无创产前检测报告中一般不显示性染色体报告结果

答：性染色体非整倍体是最常见的染色体异常之一，常可在 NIPT 检测中被发现。但由于胎盘嵌合、母体嵌合、生殖腺嵌合以及 X 染色体的高 GC 含量等原因，使得 NIPT 检测性染色体非整倍体的假阳性高于 21/18/13 三体。同时部分性染色体异常（如 47，XXX 及 47，XYY）的终止妊娠还存在伦理学问题。因此美国妇产科协会以及我国妇产科相关学会目前对 NIPT 的检测目标染色体确定为 21/18/13 三体，其他额外发现不在报告中体现，但会提醒临床关注此类额外异常，可进行相应验证。

310. 为什么无创产前检测可以早期发现 Klinefelter 综合征

答：NIPT 检测目标染色体虽为 21/18/13 三体，但也能在检测中发现其他染色体非整倍体，而 Klinefelter 综合征就是一种常见的因性染色体数目异常而引起多种表型异常的综合征，发病率在男性中为 0.1%~0.2%。常见典型核型是 47，XXY，出生时外生殖器表现为正常男婴。青春期前仅有不典型的男性化临床表现，以睾丸发育不良、无精子症、不育为主要特征，约占男性不育的 3.1%，是男性不育症最常见的遗传学病因之一，也是男性性腺功能减低最常见的一种形式。过去该类疾病常在青春期才被发现，因而错失最佳治疗机会（青春期前补充雄激素）。NIPT 的利用及早期发现可对这类疾病进行早期诊断，而不会错失最佳治疗时机。

311. 为什么有家族性遗传性疾病的孕妇不建议做无创产前检测

答：目前常规的 NIPT 检测目标染色体为 21/18/13 三体等非整倍体，由于家族性遗传性疾病可能涉及孟德尔单基因病遗传以及其他多基因病遗传方式，因此 NIPT 不能检测出家族性遗传性疾病的相关致病基因。如对这类孕妇进行遗传咨询时，建议先进行先证者及家系检测，如有明确致病基因，建议其直接行羊水穿刺等介入性产前诊断方法。

312. 为什么生育过多发性畸形胎儿的孕妇不建议做无创产前检测

答：导致胎儿发生多发性畸形的原因众多，可为染色体非整倍体、染色体微缺失/微重复、单基因遗传性疾病及多基因遗传性疾病或线粒体遗传性疾病等。目前常规针对目标染色体为 21/18/13 三体的 NIPT 检测技术对多发畸形胎儿的检测能力有限，因此对生育过多发性畸形胎儿的孕妇不建议做 NIPT。有条件的情况下，应先对畸形胎儿进行全面的遗传检测，尽可能寻找相关遗传学病因，以便有的放矢地选择产前诊断方法。

313. 为什么辅助生育妊娠的孕妇不建议做无创产前检测

答：目前常规的 NIPT 检测目标染色体为 21/18/13 三体等非整倍体，而 IVF/ICSI 出生缺陷发生率为 9.1%，与自然妊娠者相比显著增加，所涉及的遗传性疾病不仅仅是 21/18/13 三体，因而此类妊娠是介入性产前诊断的明确指征。所以，此类孕妇不建议做 NIPT，而应直接做介入性产前诊断。

314. 为什么试管婴儿怀孕的胎儿在进行无创产前检测时需要关注移植胚胎的情况

答：通过辅助生殖受孕的妊娠情况可出现多重情形，包括单胎妊娠、双胎/多胎妊娠及双胎一胎早期消失等情况，因此试管婴儿怀孕的胎儿在进行无创产前检测时需要关注移植胚胎的情况。如果移植时种植一枚受精卵，之后屡次 B 超均提示单胎妊娠，其行 NIPT 检测孕周及检出率同自然受孕单胎，可以进行无创产前检测。如果移植 2 枚胚胎，则需视具体情况来决定是否可行 NIPT。如果移植两枚胚胎后单胎受孕，未受孕胚胎可能的残留物质，可造成对母血中胎儿游离 DNA 干扰，这些因素在早期均会影响 NIPT 的准确性。

315. 为什么无创产前检测低风险，出生的孩子仍有可能发生其他出生缺陷

答：无创产前检测是针对染色体非整倍体异常的检测，只是排除了 21、18、13 三对染色体的数目异常，不能检测染色体结构异常、染色体微缺失/重复综合征、单基因疾病、多基因疾病以及其他系统器官发育异常引起的先天畸形等。因此，如有上述问题，即使无创产前检测低风险，出生的孩子仍有可能发生其他出生缺陷。

316. 为什么无创产前检测是低风险，有些情况下医生仍然建议进行介入性产前诊断

答：目前的无创产前检测是针对 21、18、13 三对染色体进行非整倍体检测，某些情况下，如果怀疑胎儿可能存在染色体结构异常、染色体微缺失/重复综合征、单基因遗传性疾病等情况，或者孕妇可能存在一些影响无创产前检测的因素，根据具体病情，医生会建议进行介入性产前诊断，直接针对羊水或胎儿细胞进行相应的检测。

317. 为什么无创产前检测会存在血浆中胎儿游离 DNA 含量过低的情况

答：因为有一些因素可导致胎儿游离 DNA 含量过低，如肥胖孕妇，其胎儿游离 DNA 被血浆稀释过多；孕周过早使得释放入血的胎儿游离 DNA 含量过少等。NIPT 检测中当胎儿游离 DNA 含量低于 4% 时，将无法得出正确的检测结果，需要重新取样检测。

318. 为什么无创产前检测报告中某项检测值非常接近临界值，其仍属于低危

答：无创产前检测的检测值是通过复杂的生物信息分析所计算出来的数值，没有实际的物理意义，也没有单位。检测值的高低某种意义上来说，与母亲体内的胎儿游离 DNA 含量有关，因人而异，并没有检测值接近 -3 或者 3 的话就代表高危的说法。只要数值是在正常值范围（-3.0~3.0）内，不超出临界值都是无异常的。无创产前检测报告只要结果一栏上标明是"未见明显异常"，即说明此项检测无异常。

319. 为什么目前尚不能在临床上开展染色体微小结构异常的无创产前检测

答：无创产前检测的定位是针对三条常见的常染色体非整倍体的产前筛查，随着高通量测序技术进步、成本降低，目前的检测策略（全基因组测序、目标区的测序）是可以发现其他的染色体数目和结构异常，包括微缺失/微重复等染色体微小结构异常，虽然小样本测试初步显示 NIPT 可以达到较高的染色体微小结构异常检测效力，但目前为止还属于研发阶段，尚缺乏临床应用评估研究，特别是前瞻性应用评估，因此该技术尚不能在临床上开展应用。

320. 为什么无创产前检测只报告 18/21/13 三体综合征风险

答：无创产前检测范围取决于测序方法，如应用针对 21 三体、18 三体、13 三体的靶向性下一代测序方法，则不能检测其他染色体异常，而基于大规模平行测序方法的无创产前检测是可以检测全部染色体的非整倍体异常。但由于除 21 三体、18 三体、13 三体之外的其他染色体发生非整倍体的概率较低，且部分意义不明，一些性染色体非整倍体检出率尚达不到 99%，且可能涉及一些伦理争议，因此通常不会在报告中体现，但会提示医生注意可能的相关风险，通过详细的遗传咨询确定是否需要做进一步的产前诊断。

321. 为什么有些情况下即使唐氏血清学筛查结果低危还要做无创产前检测

答：由于唐氏血清学筛查属于群体筛查，有一定的漏检风险，如果筛查低危，但后续超声筛查发现一些可疑指标，应该结合筛查风险值进一步判断是否需要产前诊断。由于唐氏血清学筛查检出率低于无创产前检测，漏诊风险高于无创产前检测，对于一些尚不具备明确介入产前诊断指征者或对有创检测有顾虑者，无创产前检测也是一种选择。

322. 为什么无创产前检测尚不能替代常规的产前筛查

答：NIPT 由于采用了新一代的测序技术，其对 21 三体、18 三体以及 13 三体等染色体非整倍体的预测能力要明显高于常规的早、中孕非整倍体产前筛查。但是，早孕及中孕期筛查除了进行非整倍体疾病筛查以外，其结果还对其他胎儿疾病具有提示意义。例如，早孕期筛查的颈项透明层厚度（NT），除了在染色体疾病时出现异常外，还与严重心脏畸形、宫内感染、先天性膈疝、骨骼发育不良、淋巴系统发育异常及各种神经肌肉疾病有关；中孕期血清学筛查中的甲胎蛋白（AFP）对胎儿神经管缺陷有筛查作用。此外，目前常规产前筛查的费用仍明显低于 NIPT，从卫生经济学角度来说，仍有其独有的存在价值。因此，在短时间内 NIPT 仍无法完全替代常规产前筛查。

323. 已经生过 1 个健康婴儿，家族没有遗传性疾病等疾病，因为高龄问题，为什么还需要做无创产前检测

答：高龄本身由于卵子老化问题而带来生育唐氏综合征患儿概率增加，其与前次是否正常妊娠以及家族遗传性疾病并无过多直接联系，个别情况下与母体自身染色体异常嵌合相关。既往国家产前诊断常规建议年龄>35 岁孕妇需进行介入产前诊断。目前随着 NIPT 技术的进步以及行业规范，对于高龄孕妇，NIPT 也可作为一种选择。

（王彦林）

第四章　各系统遗传性疾病

第一节　神经肌肉系统遗传性疾病

324. 为什么会发生遗传性骨骼肌疾病

答：遗传性骨骼肌疾病遗传方式多样，包括常染色体显性遗传、常染色体隐性遗传、X 连锁遗传等多种遗传方式，也有散发病例。其一般发病机制为：致病基因（单基因）变异导致其编码的骨骼肌细胞骨架蛋白、膜蛋白、基底膜蛋白、胞浆蛋白缺失或功能异常，或导致编码离子通道蛋白功能异常，引起肌细胞膜破坏、胞浆蛋白结构异常、代谢紊乱、细胞膜通道异常而出现以肌肉无力、萎缩、强直等骨骼肌受累为主的临床表现。此外可伴有脑、心、肝、骨关节、周围神经等多系统受累。

325. 为什么遗传性骨骼肌疾病是一个疾病谱

答：目前发现的单基因遗传性疾病有 6000 余种，其中神经系统遗传性疾病占 60% 以上，而遗传性骨骼肌疾病、周围神经病占神经系统遗传性疾病的主要部分。遗传性骨骼肌疾病主要包括：肌营养不良、肌强直综合征、远端型肌病/肌营养不良、先天性肌病、代谢性肌病（线粒体病、糖原贮积症、脂质贮积病）等，每组疾病中又包含若干亚型（依据致病基因编码蛋白、特征性临床表现分类）。因此，遗传性骨骼肌疾病是一个庞大的疾病谱。

326. 什么是最常见的遗传性神经肌肉病

答：遗传性周围神经病是一组临床和遗传均具有异质性的疾病，是最常见的遗传性神经肌肉病，患病率约为 1/2500，可分为四种主要的类型：①遗传性运动感觉性神经病（HMSN），表现为进行性远端肌无力、肌萎缩、步态障碍、反射消失和感觉丧失，由远端向近端发展；②远端遗传性运动神经病（HMN），主要表现为肢体远端肌肉缓慢进行性无力、萎缩伴锥体束征；③遗传性感觉和自主神经病（HSAN），表现为四肢远端麻木和"手套"、"袜套"样感觉缺损，腱反射减弱或消失，指/趾溃疡；④遗传性发作性神经病。

327. 为什么进行性肌营养不良症是一组临床综合征

答：进行性肌营养不良症（progressive muscular dystrophin，PMD）是一组原发于肌组织的遗传性疾病，其共同临床表现为缓慢进行的肌肉萎缩、肌无力及不同程度的运动障碍。常见的类型有迪谢内肌营养不良（DMD）、贝克肌营养不良（BMD）、肢带型肌营养不良（limb girdle muscular dystrophy，LGMD）、面肩肱型肌营养不良、眼咽型肌营养不良、先天型肌营养不良、Emery-Dreifuss 型肌营养不良、远端型肌营养不良、强直性肌营养不良。因此，PMD 是一组临床综合征。

328. 为什么会发生 Dysferlin 肌病

答：*DYSF* 基因变异导致的疾病统称为 Dysferlin 肌病，是常染色体隐性遗传的进行性肌营养不良症（PMD），主要是由于 *DYSF* 基因突变导致分布于骨骼肌、心肌细胞膜的 DYSF 蛋白缺失或功能异常引起膜稳定性破坏，从而表现出 PMD 的主要症状即进行性加重的肌无力、肌萎缩。根据最初受累肌群分布分为：①肢带型肌营养不良 2B 型（limb-girdle muscular dystrophy 2B，LGMD2B），主要为近端肌、骨盆带肌受累；②Miyoshi 远端型肌营养不良（miyoshi distal muscular dystrophy，MM），主要为腓肠肌受累；③胫骨前群肌病（distal myopathy with anterior tibial onset，DMAT），主要为胫骨前群肌受累。

329. 为什么会发生迪谢内/贝克肌营养不良

答：迪谢内/贝克肌营养不良（DMD/BMD）是一种以进行性肌萎缩和肌无力伴小腿腓肠肌假性肥大为典型临床特征的致死性 X 连锁隐性遗传性疾病，其发病机制主要为编码抗肌萎缩蛋白（dystrophin）的 *DMD* 基因发生突变导致肌细胞膜上的骨架蛋白—抗肌萎缩蛋白发生结构和功能的改变，进而引起肌肉萎缩等相关临床表现。

330. 为什么迪谢内肌营养不良比贝克肌营养不良临床表现更严重

答：迪谢内肌营养不良（DMD）是最常见的 X-连锁隐性遗传性疾病，发病率在活产男婴为 1/3500，多在 3~5 岁发病，起病隐袭。肌无力从四肢近端和躯干开始，常有 Gower 征、"翼状肩胛"等特征表现。绝大部分患儿伴有假性肌肥大，以腓肠肌最为明显，因萎缩肌纤维周围均被脂肪和结缔组织充填，故体积增大而肌力减弱。部分患儿存在心肌受损及智力障碍等。患儿多在 12 岁前困于轮椅，20 岁左右死亡。而贝克肌营养不良（BMD）群体发病率约为 1/18 000，临床特征与 DMD 相似，发病年龄相对较晚，疾病进展缓慢，临床表现多种多样。导致迪谢内肌营养不良的基因变异类型多为移码（off-frame）变异，而贝克肌营养不良的基因变异类型一般是编码框内（in-frame）变异，所以迪谢内肌营养不良一般临床症状要严重于贝克肌营养不良。

331. 为什么迪谢内肌营养不良患者要检测 *DMD* 基因缺失/重复和点突变

答：迪谢内肌营养不良（DMD）是由于 *DMD* 基因突变所引起。*DMD* 基因定位于 Xp21.2 上，在基因组 DNA 上跨越 2200kb，是人类最大的基因，编码区有 79 个外显子，编码抗肌萎缩蛋白（dystrophin）。目前已发现的 *DMD* 基因突变中约有 1/3 为新发突变，即非遗传所致；*DMD* 基因突变类型多样，其中大片段缺失占 55%~65%，大片段重复占 5%~15%，点突变约占 35%，且没有突变热点。因此，DMD 的分子诊断既需要检测 *DMD* 基因外显子缺失和重复突变，也需要检测 *DMD* 基因的点突变。

（1）针对缺失和重复突变的检测：主要有多重 PCR、southern blot、比较基因组杂交芯片（array-based comparative genomic hybridization，aCGH）、及多重连接探针扩增（multiplex ligation-dependent probe amplification，MLPA）技术等方法。其中 MLPA 作为一种高通

量、可针对待测核酸中靶序列进行定性和定量分析的新技术，能够检测出 *DMD* 基因全部外显子的缺失和重复突变，且能够检测出携带者，现在应用最为广泛。

（2）针对点突变的检测：包括 Sanger 测序单链构象多态性分析、梯度变性凝胶电泳、变性高效液相色谱法等。但由于 *DMD* 基因突变涉及基因序列数目巨大，操作技术要求高等原因，这些方法都没有得到广泛应用。目前，*DMD* 基因中约发现 500 多种微小突变，这些微小突变的类型和分布状态与 DMD 的表型严重程度密切相关。随着测序技术的快速发展，高通量测序已经作为 DMD/BMD 的直接的分子诊断方法。

332. 为什么会发生肌萎缩侧索硬化

答：肌萎缩侧索硬化（amyotrophic lateral sclerosis，ALS）是一种运动神经元病（motor neuron disease，MND），其病变主要侵犯脊髓前角细胞、脑干运动神经核及椎体束，临床表现为上、下运动神经元同时受损的特征，属慢性进行性变性疾病，其发病率为 2/10万~3/10 万，起病隐匿，早期症状不典型，诊断治疗较困难。5%~10% 的肌萎缩侧索硬化症（ALS）有家族史，因此需要进行家系调查。ALS-1 是最常见的类型，大约占家族性ALS 的 12%~23%，它是由 21 号染色体 21q21-22 区域的超氧化物歧化酶 1（superoxide dismutase 1，*SOD1*）基因突变所致。另外，大约有 1%~4% 的散发性 ALS 也携带有 *SOD1* 基因突变。目前已发现 158 个 *SOD1* 基因突变位点，其中 142 个为病理性突变。

333. 为什么会发生脊髓性肌萎缩

答：脊髓性肌萎缩症（SMA）是一种由于脊髓前角运动神经元退化引起的神经肌肉性疾病，发病率为 1/6000~1/10 000，为仅次于囊性纤维化的临床常见的常染色体隐性遗传性疾病，其病因主要是运动神经元存活（survival motor neuron，*SMN*）基因发生缺失或突变。

334. 什么是脊髓性肌萎缩的主要临床表现

答：脊髓性肌萎缩症的临床主要表现为四肢近端肌肉萎缩，肌张力降低，腱反射减弱。通常患者腿部无力的情况较手臂处更为严重，进食和吞咽有时也会受到影响。呼吸肌的受累则会导致患者更容易出现肺炎以及其他的肺部问题。SMA 患者的感官系统不会受到影响，智力正常。

335. 为什么脊髓性肌萎缩诊断首选基因检测

答：不同的实验室会根据自身实际条件选择适合自己的 SMA 实验诊断方法。其基本流程为：临床医生拟诊为 SMA，进行 *SMN1* 基因和 *SMN2* 纯合缺失检测。如为纯合缺失，则确诊；如为杂合缺失，则再次由医生进行临床评估，如果临床症状符合 SMA，肌电图等检查也支持诊断，则需要进行 *SMN1* 基因测序，检测 *SMN1* 基因点突变。

336. 为什么脊髓性肌萎缩需同时检测 *SMN1* 和 *SMN2* 两个基因变异

答：运动神经元存活（SMN）基因是 SMA 的主要致病基因，定位于染色体 5q11.2-q13.3 区域。该基因具有两个高度同源的拷贝 *SMN1* 和 *SMN2*，两者仅有 5 个碱基的差异，分别位于第 7、8 外显子和第 6、7 内含子中。*SMN1* 表达全长的有功能的 SMN 蛋白，

SMN2 由于第 7 外显子中 c.840 位点的 C>T 的碱基差异，表达的蛋白缺少由第 7 外显子编码的核心功能区，生成的转录产物易降解，仅能在 SMA 患儿缺失 *SMN1* 基因时，起剂量补偿作用。因而，*SMN1* 基因缺失或突变是 SMA 的主要病因。研究表明，约 95% 的 SMA 患者存在 *SMN1* 基因纯合缺失，直接对 *SMN1* 基因进行缺失检测是 SMA 分子诊断的首选策略。一般来说，大部分正常个体都有 2 个拷贝的 *SMN1* 基因与 2 个拷贝的 *SMN2* 基因，*SMN2* 基因发生外显子 7 的跳跃，只有少量的全长 SMN mRNA，所以如果某个人两份拷贝的 *SMN1* 基因都失去功能的话一定会患病。在 *SMN1* 基因都失去功能的情况下，*SMN2* 基因发生拷贝数变异，则会影响患者的发病时间与疾病严重程度。根据 Feldkötter 等描述，80% 的 Ⅰ 型 SMA 患者携带有 1 到 2 个 *SMN2* 拷贝，82% 的 Ⅱ 型 SMA 患者携带有 3 个 *SMN2* 拷贝，96% 的 Ⅲ 型 SMA 患者携带有 3 或 4 个 *SMN2* 拷贝。所以对于 SMA 患者来说，检测 *SMN2* 基因的拷贝数在一定程度上有助于评估疾病的严重性或预后。

337. 为什么会发生进行性神经性腓骨肌萎缩症

答：进行性神经性腓骨肌萎缩症（charcot-marie-tooth disease，CMT）是一种较常见的遗传性神经紊乱性疾病，发病率约为 1/2500。临床上根据 CMT 的病理变化及电生理特点将其分为脱髓鞘型 CMT1 和轴突型 CMT2，以及少数介于 CMT1 和 CMT2 之间的中间型。其遗传方式为常染色体遗传（在非近亲家族和远交群体中主要是常染色体显性遗传）和 X 连锁遗传。70% 的常染色体显性遗传性 CMT1 是由 17 号染色体上的 *PMP22* 基因重复引起；CMT2 中的 20%~30% 是由 *MFN2* 突变引起。对于中间类型的 CMT，*GJB1* 和 *MPZ* 是最可能受累的基因。

338. 为什么会发生 Rett 综合征

答：Rett 综合征（Rett syndrome，RS）是一种严重影响婴幼儿精神运动发育的非神经系统退化性疾病，由 Andreas Rett 于 1966 年首先报道。本病主要累及女性，发病率为 1/10 000~1/15 000 女孩，高于苯丙酮尿症，是继唐氏综合征之后引起女孩精神发育迟缓的重要原因，且临床表型的严重性具有显著异质性。1999 年 Huda Zoghbi 等发现甲基 CpG 结合蛋白 2（*MECP2*）基因突变是 RS 的致病分子基础，*MECP2* 基因定位于人类染色体 Xq28，转录翻译生成 MECP2，后者通过调控脑源性神经营养因子（BDNF）的表达而影响突触发育和神经元可塑性，进而引起脑发育障碍和认知运动功能落后。迄今为止，已发现 200 多种 *MECP2* 基因突变位点，95% 以上的典型 RS 和约 50% 的非典型 RS 患儿均出现不同类型的 *MECP2* 基因突变，且 MECP2 羧基末端编码基因突变往往较氨基末端编码基因突变导致的 RS 表型症状轻，且临床表现多不典型。

339. 为什么会发生神经管畸形

答：神经管畸形（neural tube defect，NTD）是由于神经管闭合不全所引起的一类出生缺陷，主要表现为脑和脊髓的异常，并常伴有颅骨和脊柱的异常，主要包括无脑儿、脊柱裂、脑疝。神经管畸形的病因多样，遗传因素、环境因素（叶酸缺乏、高热、乙醇及药物致畸等）及其与遗传因素的交互影响均可干扰神经管的闭合。目前已报道多种基因的突变或表达异常与神经系统发育、神经管畸形有关，包括发育调节基因及转录因子类基因、原癌基因和抑癌基因、生长因子及其受体基因、蛋白激酶 C 相关基因、同型半胱氨酸代谢相关基因、其他基因如细胞骨架类、细胞链接类基因等。另外，某些染色体病，如 13 三体、18 三体、21 三体等可伴发神经管畸形。环境因素主要是孕早期缺乏维生素，尤其是叶酸缺乏与神经管畸形的发生密切相关。孕早期服用某些药物（如抗痉挛药物、过量维生素 A 等），或者孕母患有糖尿病等疾病均有可能诱发神经管畸形的发生。

340. 为什么会发生小头畸形

答：小头畸形（microcephaly）以头围减少为主要表现，是个体脑组织容量的明显减少所致，常伴有智力低下。引起小头畸形的原因很多，妊娠早期各种有害因素（如感染、营养不良、中毒、放射线等）均有可能影响胎儿颅脑的发育。一些代谢异常性疾病、染色体畸形（如 21 三体、18 三体、13 三体等）也常合并小头畸形。出生时或生后缺氧、感染、外伤等也可引起脑损伤和脑萎缩，头围变小，引起继发性小头畸形。基因突变导致的小头畸形，几乎均与细胞有丝分裂有关，如 *ASPM*、*MCPH1*、*CDK5RAP2* 等。由基因突变引起的小头畸形多为常染色体隐性遗传，但也存在常染色体显性遗传的方式。

341. 为什么会产生脑积水

答：脑积水（hydrocephaly）是一种常见的出生缺陷，每 500 个活产婴儿中就有 1 名脑积水患儿，比唐氏综合征或耳聋更为常见。根据美国国立卫生研究院（National Institutes of Health，NIH）网站数据显示，在美国估计有 700 000 例脑积水患者。迄今已报道有超过 180 种不同疾病与脑积水有关。脑脊液流动减弱、再吸收降低或脑脊液产生过多等均可引起脑积水。基于其发生机制，脑积水大体上可以分为交通性与非交通性（梗阻性）两大类。交通性与非交通性脑积水又可再分为先天性或后天性。后天性脑积水通常继发于感染、脑膜炎、脑瘤、脑外伤、颅内出血等原发疾病；先天性脑积水按照遗传模式不同可以分为常染色体显性、常染色体隐性和 X-连锁遗传三种类型：位于染色体 8q12.2-q21.2 的基因异常可造成常染色体显性先天性脑积水；*CCDC88C* 和 *MPDZ* 基因发生致病性变异可分别导致常染色体隐性 Ⅰ 型和 Ⅱ 型先天性脑积水；而 *L1CAM* 基因则是 X-连锁先天性脑积水的致病基因。

342. 为什么会发生帕金森病

答：帕金森病（Parkinson disease，PD）是最常见的中枢神经系统退行性疾病，主要源于中脑黑质致密部多巴胺神经元的退行性变，最终导致多巴胺与乙酰胆碱平衡失调。临床主要表现为患者动作迟缓、手脚或身体其他部分的震颤及肌僵直等。研究证实多巴胺能神经元随年龄的增长而减少，当多巴胺能神经元减少 50%，并导致多巴胺的生成减少 80% 以上的时候，就会出现 PD 的症状。按照发病年龄的不同，PD 可以分为迟发型（发病年龄>50 岁）、早发型（发病年龄<50 岁）及青少年型（发病年龄<20 岁）。多数 PD 患者无家族史，因此常称为散发性 PD。散发性 PD 的确切致病机制尚不明了，包括环境因素、遗传因素及两者的交互作用。大约 15% 的 PD 患者具有家族性，家族性 PD 与 *LRRK2*、*PARK7*、*PINK1*、*PRKN* 及 *SNCA* 等基因的致病性变异有关。此外，*GBA* 和 *UCHL1* 基因变异虽然与 PD 的发病没有直接关系，但这两个基因变异与 PD 发病风险相关。

343. 为什么会发生阿尔茨海默病

答：阿尔茨海默病（Alzheimer's disease，AD）是中枢神经系统一种常见的退行性疾病，常起病于老年或老年前期，多缓慢发病，逐渐进展，临床上以记忆减退、认知障碍、人格改变为特征，以痴呆为主要表现，女性较男性多见，多有家族史，病情发展较快。一般认为，年龄每增加 5 年，患病率将增加 1 倍。通过对单卵双生子和双卵双生子患 AD 的研究，可以得出：遗传因素比环境因素对 AD 的发生和发展有更重要的作用。AD 主要包括早发性 AD（early-onset AD，EOAD）和迟发性 AD（late-onset AD，LOAD）两大类。

大部分 EOAD 主要与 *PSEN1*、*PSEN2* 和 *APP* 三个基因发生致病性变异有关。上述三个基因中的任何一个发生致病性变异，均可导致大量毒性蛋白片段 β 淀粉样物质（Aβ）的产生并积聚于脑内形成淀粉样斑块，即 AD 患者的特征性病理改变，具有毒性的 Aβ 和淀粉样斑块最终导致脑神经细胞的死亡，出现 AD 的典型症状和体征。LOAD 病因复杂，遗传因素、环境因素及两者的交互作用均与 LOAD 的发生发展相关。其中，*ApoE* 与 LOAD 密切相关，*ApoE* ε4 等位基因与海马体积明显减少相关，ε4/ε4 基因型者患 LOAD 风险显著增加。

344. 为什么会发生遗传性共济失调

答：遗传性共济失调（hereditary ataxia，HA）是一组具有较高临床和遗传异质性的神经系统退行性疾病，以慢性进行性步态失调，手功能、语言及眼球运动协调性差等为特点，同时常伴有小脑萎缩等表现。按照遗传模式的不同，HA 可以分为常染色体显性、常染色体隐性、X-连锁及线粒体遗传四种类型。临床上，通过家族史、体检、神经系统影像学检查及分子诊断可以确定不同类型的 HA。

（1）常染色体显性 HA（autosomal dominant cerebellar ataxia，ADCA）：又称脊髓小脑性共济失调（spinocerebellar ataxia，SCA），依据致病基因或基因座位的不同目前共分为 SCA1~SCA8、SCA10~23、SCA25~31、SCA34~38、DRPLA、SCA42 等 44 种亚型。大量研究表明，ADCA 相关基因发生致病性变异是其发病的根本原因，致病变异类型包括三核苷酸重复序列（CAG 及 CTG 等）异常扩增、单核苷酸变异、微缺失、微重复等，以 CAG 重复异常扩增为主。

（2）常染色体隐性 HA（autosomal recessive cerebellar ataxia，ARCA）：患者除了神经系统异常表现外，通常还有其他系统的症状和体征。ARCA 临床表现复杂多样，目前已知包括 Friedreich 共济失调（Friedreich's ataxia，FRDA）、共济失调毛细血管扩张（A-T）、伴维生素 E 缺乏共济失调（AVED）、共济失调伴眼球运动障碍 1 型（AOA1）等 52 种亚型，其中，以 FRDA 最为常见。*FXN* 是 FRDA 的致病基因，编码共济蛋白（frataxin），后者与线粒体功能有关。绝大多数 FRDA 患者 *FXN* 均发生 GAA 三核苷酸重复序列的异常扩增，导致共济蛋白合成减少进而影响神经细胞和肌肉细胞的正常功能，表现出 FRDA 的一系列症状和体征。

（3）部分 X-连锁 HA：与 *ABC7* 基因变异有关，该基因编码产物参与线粒体铁的运输。另有部分 X-连锁 HA 可能是脆性 X 相关震颤/共济失调综合征的组成部分。

（4）线粒体遗传 HA：可能与其他线粒体疾病有关，且常有其他系统异常的临床表现，如耳聋、糖尿病、心肌病等。据报道，*MTATP6* 基因变异与线粒体遗传 HA 有关。

345. 为什么会发生亨廷顿病

答：亨廷顿病（Huntington disease，HD）是一种常染色体显性遗传的神经系统退行性疾病。按照发病年龄，HD 可以分为成年型和青少年型两种类型，以成年型 HD 最为多见。成年型 HD 发病多始于 30~40 岁左右，早期症状包括：易怒、抑郁、小的不自主运动、身体协调性差、学习新知识或作出决定的能力下降等。青少年型 HD 多在儿童期或少年期发病，除了运动、认知能力及情绪等方面的问题外，还常有身体活动慢、动作笨拙、易跌倒、动作僵硬、说话不清、学习成绩差、癫痫发作等表现。*HTT* 是 HD 的致病基因，编码亨廷顿蛋白（huntingtin，Htt），后者的确切作用机制尚不明了，但研究表明 Htt 与囊泡和微管有关，提示 Htt 在细胞骨架的锚定、线粒体运输及上皮细胞的极性建立等过程中发挥重要作用。正常情况下，*HTT* 基因中 CAG 三联核苷酸重复 10~35 次；而 HD 患者 *HTT* 基因中 CAG 拷贝数通常为 36~120 次，体内合成的 Htt 异常延长。后者在体内酶的作用下，生成大量具有毒性的小片段并在神经细胞内积聚，导致神经细胞死亡并最终引起疾病的发生。

346. 为什么精神分裂症的发生被认为是多个"中至微效"基因协同作用的结果

答：精神分裂症（schizophrenia）是一种具有严重不良后果的慢性神经精神性疾病，影响世界人口总数的 1%，致病原因复杂。研究表明，精神分裂症的遗传度约为 80%，提示遗传因素与精神分裂症密切相关。但是基于以下几个原因，目前认为精神分裂症的发生是多个"中至微效"基因协同作用的结果：①精神分裂症发病率高；②随着全基因组关联研究（GWAS）在精神分裂症遗传研究中的广泛应用、标本量持续扩大及在统计方法上取得的进步，迄今已发现约 108 个基因的 SNP 位点与精神分裂症显著相关；③与精神分裂症显著相关的等位基因在多个种族背景的患者中共有；④迄今旨在发现精神分裂症相关的主效基因的连锁分析、基因测序等均未获明显进展；⑤通过数学模拟研究表明：精神分裂症患者亲属随着遗传距离增大而观察到的疾病复发风险的降低与发挥主效作用的疾病等位基因的单基因疾病模型明显不相符。

（范燕洁　余永国）

第二节　呼吸系统遗传性疾病

347. 什么是常见的呼吸系统遗传性疾病

答：常见的呼吸系统遗传性疾病有支气管哮喘、气管支气管巨大症、家族性自发性气胸、纤毛不动综合征、囊性纤维化、特发性致纤维化肺泡炎、肺泡微结石症、肺泡蛋白沉着症、弯刀综合征等。

348. 为什么会发生支气管哮喘

答：支气管哮喘（bronchial asthma），简称哮喘，主要是由于在哮喘个体遗传性特应性体质基础上的气道变态反应性炎症和气道神经功能失衡，IgE 介导的气道过敏性炎症反应是哮喘最常见的发病机制。环境因素在哮喘发病中具有不可忽略的作用，最重要的是过敏原的密度、暴露在过敏原中的时间和方式。吸烟、大气污染以及呼吸道感染，尤其是病毒感染对哮喘的发病具有促进作用。当具有遗传易感性的个体暴露在一定的环境中，即可导致气道过敏性炎症，造成气道管壁血管通透性增加、黏液分泌增多及平滑肌痉挛，长期反复发作的慢性炎症则进一步导致气道结构和功能改变，即所谓"气道重塑"，最终引起哮喘。

349. 为什么支气管哮喘与遗传因素相关

答：支气管哮喘是一种由多种细胞参与的气道慢性炎症性疾病，多表现为气道高反应性，并出现广泛多变的可逆性气流受限，从而引起反复发作性喘息、气急、胸闷或咳嗽等症状，常在夜间和（或）清晨发作或加剧，多数患者可自行缓解或经治疗缓解。支气管哮喘是一种复杂的多基因病，由于多个基因间以及基因与环境因素之间的交互作用而呈现出很高的临床表型异质性。近年来，随着 GWAS 研究的大规模开展及研究数据的积累，支气管哮喘的遗传学研究已取得很大进展。迄今已发现多个与支气管哮喘有关的基因，包括：*KCNS3*、*HNMT*、*MUC7*、*IL13*、*IL12B*、*SCGB3A2*、*ADRB2*、*HLA-G*、*PLA2G7*、*TNFA*、*HLA-DRB1*、*NOD1*、*CCL24*、*GPR44*、*SCGB1A1*、*STAT6*、*PHF11*、*IL4R*、*CCL11* 及 *ADAM33* 等。因此，支气管哮喘与遗传因素具有较强的相关性。

350. 为什么会发生气管支气管巨大症

答：气管支气管巨大症（tracheobronchomegaly，TBM），又称 Mounier-Kuhn 综合征，临床特征为气管、支气管腔显著扩张，多见于 40~60 岁男性，较罕见。原发性 TBM 的病因尚未明确。尸检结果提示 TBM 的发生可能与气管、支气管的先天性缺陷或气道平滑肌萎缩有关，呈常染色体隐性遗传，父母均为致病基因携带者，其子女的再发风险为 25%，遗传的基因位点尚不清楚。继发性 TBM 多见于弥漫性肺纤维化患者，由于两侧肺纤维化而增加肺弹性回缩压，长期作用到气管两侧壁上呈相反的牵引力，导致气道腔扩大，进而出现 TBM。

351. 为什么会发生气管支气管软化症

答：气管支气管软化症（tracheobronchomalacia，TBM）是呼吸道管腔纵行弹性纤维萎缩或气道软骨结构被破坏而导致的管腔狭窄和塌陷，是引起小儿呼吸道阻塞的重要发育异常之一。国外研究资料显示，因长期喘鸣而接受纤维支气管镜检查的小儿中有 11%~15% 患有气管支气管软化症；国内报道的发病率为 8%~10%，男女发病比例为 3∶1。研究认为，先天性 TBM 是由于在胚胎发育过程中的前肠分化为气管和食管时出现了异常，但病变尚未严重到引起气管食管瘘和食管闭锁，而只造成了呼吸道管壁的软化。亦有研究发现，气管支气管软化症是法洛四联症-肺动脉闭锁-主动脉-肺动脉附属动脉综合征最重要的并发症，与 22q11.2 染色体缺失有关，但具体遗传方式尚不清楚。继发性 TBM 最多见于气管插管患者，主要是因为插管后过高的气道压力、氧中毒和反复感染而导致。也有研究认为，继发性 TBM 可能与反复毛细支气管炎所致的局部黏膜炎症细胞功能改变有关。由于该病遗传方式不清，目前尚无针对该病的妊娠期妇女产前检查相关建议的报道。

352. 为什么会发生家族性自发性气胸

答：自发性气胸（spontaneous pneumothorax）是指无外伤或人为因素时，肺组织和脏层胸膜突然破裂而引起的胸膜腔（胸腔）积气。家族性自发性气胸（familial spontaneous pneumothorax，FSP）则指同一家族中有 2 人及以上罹患自发性气胸，为一种少见的常染色体显性遗传性疾病，目前已知的致病基因为 *FLCN*，但仅有少部分家族性自发性气胸患者可以检测出 *FLCN* 基因发生致病性变异。*FLCN* 基因编码卵巢滤泡激素（folliculin），肺组织和肺泡表面均有该蛋白的表达。虽然目前尚不明确卵巢滤泡激素的具体作用机制，但研究认为该蛋白与细胞的生长和分裂有关。另有观点认为，突变型卵巢滤泡激素蛋白可以导致肺部炎症反应，继而诱发自发性气胸。此外，研究表明，高个子发生自发性气胸的风险显著增加，长期吸烟也会增加自发性气胸的发生风险。

353. 为什么会发生纤毛不动综合征

答：纤毛不动综合征（immotile cilia syndrome，ICS）是以细胞的纤毛或鞭毛的超微结构缺陷为特征的一组疾病，主要表现为反复呼吸道感染和精液中精子不活动，可导致鼻窦炎、支气管炎、支气管扩张和男性不育。纤毛不动综合征分为原发性纤毛运动障碍（primary ciliary dyskinesia，PCD）和获得性纤毛运动障碍。人们通常所说的纤毛不动综合征是指 PCD，是一种常染色体隐性或 X 连锁遗传性疾病，主要是由于纤毛结构异常而导致的纤毛功能障碍。获得性纤毛运动障碍是指由于病毒感染、污染物损伤上皮等因素导致的纤毛损伤。

354. 为什么原发性纤毛不动综合征患者的临床表现多样

答：PCD 的临床表现主要取决于受累的组织器官。儿童患者中最常见的是新生儿呼吸窘迫、慢性咳嗽和慢性鼻塞，分别占 82%、99% 和 97%，不同基因突变造成的上述症状无统计学差异，并且约 50% 有内脏反位（kartagener 综合征：支气管扩张、鼻窦炎/鼻息肉、右位心），合并先天性心脏病的比例为 6%。在呼吸道，因黏膜纤毛清除功能障碍而造成呼吸道反复感染，导致慢性支气管炎、支气管扩张或间质性肺炎，表现为咳嗽、咳脓痰、咯血、呼吸困难等症状；鼻黏膜纤毛功能异常，引起鼻窦内黏液或脓性分泌物潴留，导致慢性鼻炎、鼻窦炎，或鼻息肉、额窦异常或其他鼻窦发育不全等；中耳和咽鼓管纤毛异常，可导致慢性中耳炎、鼓膜穿孔、耳流脓等；精子尾部是一种特殊的纤毛，当其结构异常时，精子失去运动功能，造成男性不育；女性输卵管纤毛结构异常则表现为生育能力下降和倾向于宫外孕。

355. 为什么纤毛不动综合征会造成生殖能力下降

答：很多纤毛相关基因突变患者会出现生殖能力下降，这一现象主要是由于纤毛运动性降低造成的。精子的尾部是一根单独的、可以摆动的纤毛，纤毛的完整性和运动性直接影响了精子的运动能力。而在女性生殖系统中，输卵管上皮细胞在激素的调控下，周期性地改变纤毛摆动的频率，对卵细胞和受精卵的移动可能发挥了部分作用。纤毛轻微缺陷的患者，受孕率会下降。现今研究显示，纤毛可能还参与了感知激素和神经的刺激，调控生理周期，但是具体机制还不太清楚。

356. 为什么可通过对纤毛结构相关基因检测而确诊纤毛不动综合征

答：PCD 的临床表现多样，至今仍无统一的诊断标准。可供参考的临床诊断标准有：①Kartagener综合征；②男性无内脏易位者有典型的临床症状；③临床表现典型，近亲同胞中具备①或②；④临床表现典型，纤毛运动明显异常，超微结构缺陷。具备以上一项可确诊。另外，本病为常染色体隐性或 X 连锁遗传，现已证实纤毛轴丝含有 100 多种蛋白质，任何 1

种蛋白质有缺陷，均可造成纤毛结构异常。纤毛相关基因变异会造成纤毛结构的缺陷，进而导致纤毛相关疾病的发生，因此，可通过对纤毛结构相关基因检测而确诊 PCD。

357. 为什么纤毛不动综合征基因检测时首选高通量测序技术

答：PCD 是常染色体隐性或 X 连锁相关的遗传性疾病。*DNAI1* 是 1999 年通过候选基因方法发现的第 1 个 PCD 致病基因，至今已证实的可导致 PCD 的致病基因有 32 个，包括：外动力蛋白臂（ODA）异常的 *DNAI1*、*DNAH5*、*DNAH8*、*DNAI2*、*TXNDC3*（*NME8*）、*DNAL1*、*CCDC114*、*ARMC4*、*CCDC151* 和 *CCDC103*；ODA + 内动力蛋白臂（IDA）异常的 *KTU*（*DNAAF2*）、*LRRC50*（*DNAAF1*）、*C19ORF51*（*DNAAF3*）、*DYX1C1*、*HEATR2*、*LRRC6*、*ZMYND10*、*SPAG1* 和 *C21orf59*；微管（MT）+IDA 异常的 *CCDC39* 和 *CCDC40*；微管连接蛋白（N-DRC）异常的 *CCDC164*（*DRC1*）和 *CCDC65*（*DRC2*）；中央微管-辐射臂（CP-RS）异常的 *RSPH4A*、*RSPH9* 和 *RSPH1*；中央微管（CP）异常的 *HYDIN*；ODA 蛋白异常但显微结构正常的 *DNAH11*；原发性纤毛运动障碍和视网膜色素变性同时存在的 *RPGR*；PCD 和口-面-指综合征同时存在的 *OFD1*；多运动纤毛减少的 *CCNO*（异常蛋白位于细胞质顶端）和 *MCIDAS*（细胞核内调节 CCNO 和 FOXJ1）。以上已知致病基因中，*DNAH5* 和 *DNAI1* 是目前最常见的突变基因，分别占 25% 和 15%。*RPGR* 和 *OFD1* 位于 X 染色体，其余突变基因位于不同常染色体的不同位点。至今仍有约 1/3 的 PCD 患者尚未证实致病基因。由于 PCD 致病基因众多，因此高通量测序是该病致病基因变异检测的首选方法。

358. 为什么会发生囊性纤维化

答：囊性纤维化（cystic fibrosis，CF）是最常见的常染色体隐性遗传的致死性疾病，由编码囊性纤维化跨膜转录调节因子（cystic fibrosis transmembrane conductance regulator，*CFTR*）基因突变所引起。*CFTR* 基因定位于人类染色体 7q31.2，共有 27 个外显子，编码 1480 个氨基酸。正常情况下 CFTR 分布于多种腺体组织，如鼻腔、肺部、消化道的纤毛细胞的质膜，调节 cAMP 依赖的氯离子通道。*CFTR* 基因突变影响编码蛋白产物结构，从而导致 CF。引起 CFTR 结构变异的突变位点繁多，目前 HGMD 已收录 1752 种 *CFTR* 基因突变位点（截至 2016.02）。

359. 为什么囊性纤维化又称为系统性分泌腺病

答：CF 是一种家族性遗传性疾病，属常染色体隐性遗传。其主要特点为全身外分泌腺（尤其是胰腺）分泌异常，黏液黏稠凝集，故又称为"（胰管）黏稠物阻塞症"、"胰纤维性囊肿病"或"黏液黏稠病（mucoviscidosis）"等。由于非黏液性分泌腺，如汗腺和唾液腺分泌物中氯化钠含量增高，故也称之为"系统性分泌腺病（generalized endocrinopathy）"。

360. 为什么囊性纤维化的临床表现各异

答：由于 *CFTR* 基因表达于多种腺体上皮细胞的顶部质膜中，因而根据受累系统不同 CF 临床表现各异，典型临床特点如下：

（1）呼吸系统：多数幼儿患者以上呼吸道感染开始，初发症状为咳嗽，痰液黏稠而不易咳出。随年龄增加而反复发生支气管炎、肺炎，或者肺不张、肺脓肿，至后期可发生支气管扩张，导致肺功能降低。终末期可有发绀和杵状指，可合并肺心病及呼吸衰竭等。

（2）消化系统：新生儿期发生胎粪性肠梗阻，稍大可发生肠套叠、直肠脱垂，约80%患儿可有胰腺分泌功能不全或吸收不良综合征，如脂肪泻、维生素缺乏，食欲正常但生长发育差。胆汁分泌不良可有黄疸、肝硬化、脾功能亢进。汗腺有大量的钠、氯排出。夏季炎热条件下，因出汗失水、失钠，易引起末梢循环衰竭。

（3）生殖系统：无论男性或女性，患有 CF 后均可出现不孕不育。男性患者先天性输精管缺失或畸形，女性患者多由于宫颈黏液的稠厚或营养不良所致。

361. 为什么囊性纤维化的诊断需要调查家族史

答：目前囊性纤维化（CF）主要依靠家族史、典型的临床表现以及检测汗液中氯离子浓度等进行诊断。CF 是单基因遗传性疾病，高加索人种发病率约为 1/3000～1/3300，符合孟德尔遗传模式。由于 CF 的异质性（可能源于 CF 临床表现受基因和环境双重影响），因此具有家族史的儿童即使无典型的临床特点，也不能排除 CF 诊断。因此，CF 的诊断需要调查家族史。

362. 为什么要进行囊性纤维化的产前诊断

答：已受孕或准备受孕者可分别检测一方或双方是否存在 *CFTR* 基因突变（基因突变携带者），从而判断胎儿 CF 的发生概率。若夫妻一方或双方检测结果存在 *CFTR* 基因突变，则可通过抽取羊水进行基因分析，以明确胎儿是否患有 CF（即是否为 *CFTR* 基因突变的纯合子或复合杂合子）。由于 CF 目前尚无有效治疗方法，若确定胎儿患有此病，建议进行引产是最合理的处置方法。

363. 为什么会发生肺泡蛋白沉着症

答：肺泡蛋白沉着症（pulmonary alveolar proteinosis，PAP）是一种原因不明的、少见的肺部弥漫性病变，以肺泡和细支气管腔内充满嗜伊红性细颗粒状蛋白性物质为特征。PAP 发病率约为 1/200 万，以 30～50 岁多见（约占 80%），男性发病率高，男女比例为（2～4）：1。PAP 至今病因未明，可以分为先天性、原发性和继发性 3 类。大多数先天性 PAP 在婴幼儿或儿童期发病，也可在成年以后出现症状。原发性 PAP 最常见，占 90% 以上。继发性 PAP 与许多基础病有关，可伴发 PAP 的疾病有：①肺部感染如分枝杆菌病、卡氏肺囊虫肺炎、巨细胞病毒等；②继发于恶性肿瘤或免疫功能严重低下的疾病，如淋巴瘤、白血病、范科尼贫血、AIDS 等；③吸入矿物质或化学物质（二氧化硅、铝粉等）。多数学者比较公认的引起 PAP 的原因是：①肺泡表面活性物质的过多分泌或清除障碍；②肺泡巨噬细胞功能异常，使肺泡表面活性物质利用障碍；③粒-巨噬细胞集落刺激因子（*GM-CSF*）基因缺陷或机体产生 GM-CSF 抗体。

364. 为什么会发生肺泡微结石症

答：肺泡微结石症（pulmonary alveolar microlithiasis，PAM）可以是散发的，也可以是家族性的，大约 38%～61% 的 PAM 具有家族史，属于常染色体隐性遗传性疾病。目前认为其病因主要是肺泡上皮内编码 Ⅱb 型磷酸钠协同转运蛋白（NaPi-Ⅱb）的溶质转运蛋白家族 34 成员 2（solute carrie family34 member 2，*SLC34A2*）基因突变引起 NaPi-Ⅱb 缺失，导致富含磷酸钙的微结石在肺泡内形成和聚集所致。*SLC34A2* 基因位于 4pl5.1-pl5.3，有 13 个外显子，属于溶质转运蛋白家族 SLC34 的成员之一，在人体内多种组织器官均有表达，对于维持体内无机磷的代谢平衡起着至关重要的作用。

365. 为什么肺泡微结石症容易被忽视

答：肺泡微结石症（PAM）是一种罕见的缓慢进展的肺部疾病。本病的特征是中下肺野肺泡内出现广泛球形钙化灶（磷酸钙盐或称为微结石）的聚集。大多数患者通常是在常规体检过程中偶然发现疾病的存在。PAM 在任何年龄均可发病，从新生儿到 80 岁的老年患者均有发病的病例报道。大多数患者可以持续几年甚至几十年无症状，一般是在 30~40 岁时才开始出现症状，主要表现为反复的咳嗽或渐进性呼吸困难。因此，肺泡微结石症容易被忽视或漏诊。

366. 为什么会发生特发性致纤维化肺泡炎

答：特发性致纤维化肺泡炎（idiopathic fibrosing alveolitis，IFA）是一种原因不明、以弥漫性肺泡炎和肺泡结构紊乱、并最终导致肺间质纤维化为特征的疾病。病变限于肺部，影像学呈弥漫性、以中下肺野周边部为主的纤维化病变为特点；肺功能表现为限制性通气功能障碍和弥散功能受限；血气分析显示有低氧血症。近年来研究表明，遗传因素参与了肺纤维化的发生，其依据是在同一作业环境和暴露水平的情况下，有少部分人易患此病，表明有某种遗传机制在起作用，使其对某些有害环境因素更加易感。目前的相关报道已显示，IFA 倾向常染色体显性遗传，肺表面活性蛋白（*SP*）基因、*ELMOD2* 基因、端粒酶基因以及转化生长因子 β（*TGF-β*）、肿瘤坏死因子 α（*TNF-α*）等基因变异与本病的发生有关。

367. 为什么会发生弯刀综合征

答：弯刀综合征（scimitar syndrome）最重要的临床表现为先天性肺静脉异常引流现象，即肺静脉沿心脏右侧走向横膈面，从膈肌下方回流进入下腔静脉。因该异常引流肺静脉的走向在胸部 X 线上形似土耳其弯刀，故名"弯刀征"。此外，弯刀综合征患者可伴有其他系统的先天畸形，如右肺发育不全、右肺动脉发育不全、心脏右移或右旋、右下肺体循环动脉异常供血以及房间隔缺损等。弯刀综合征的具体病因尚不清楚，但多数学者认为遗传因素和环境因素在该病发生过程中均具有重要作用。本病发病具有家族倾向，呈常染色体显性遗传，且常见连续两代发病，男女均可患病。环境因素，包括母亲妊娠初期感染风疹、腮腺炎、柯萨奇病毒等，或接触大剂量射线、使用某些药物、合并代谢性疾病以及因慢性病而导致胚胎早期的肺发育异常等也可导致该病。

（范燕洁　项盈　余永国）

第三节　心血管系统遗传性疾病

368. 什么是常见的心血管系统遗传性疾病

答：常见的心血管系统遗传性疾病有肥厚性心肌病、扩张性心肌病、致心律失常性右心室心肌病、长 QT 综合征、房间隔缺损、室间隔缺损、法洛四联症、肺动脉狭窄、高脂蛋白血症、心手综合征等。

369. 什么是肥厚性心肌病

答：肥厚性心肌病（hypertrophic cardiomyopathy，HCM）是一种较为常见的疾病，特征表现为不明原因的心肌肥厚、心肌细胞排列紊乱和纤维化。此外，HCM 还表现为室间隔不对称肥厚，心尖部、心室中部和同心圆性肥厚。典型者左心腔缩小呈新月形，左心室流出道狭窄甚至梗阻，梗阻可成隐性、易变或持久性的。由于梗阻的存在，可增加左心衰和心性猝死的危险性。多数典型 HCM 成人患者表现为常染色体显性遗传，绝大多数具有家族遗传性，但也有极少数患者散在发生而没有家庭遗传的证据。最初认为，HCM 多发生在心脏性猝死和心力衰竭的年轻人中，实际上 HCM 可累及所有年龄人群，呈良性临床过程，每年病死率为 1%~2%，小于早年报道的 3%~6%。

370. 为什么会发生肥厚性心肌病

答：肥厚性心肌病（HCM）是一种单基因遗传性疾病，是由编码心肌肌小节收缩蛋白的基因突变引起，多呈常染色体显性遗传。目前至少已经发现 16 个基因的 450 多个突变位点与 HCM 有关，最常见的为 β 肌球蛋白（β-myosin）重链基因（MYH7，第一个被证实的）和肌球蛋白结合蛋白 C 基因（MYBP3）突变，其他可导致 HCM 的基因包括肌钙蛋白 T 和 I（TnT 和 TnI）、肌球蛋白轻链（regulatory and essential myosin light chains）、titin（TTN）、telethonin（TCAP）及 α 原肌球蛋白（α-tropomyosin）、α 肌动蛋白（α-actin）、α 肌球蛋白重链（α-myosin heavy chain）、心肌 LIM 蛋白以及微囊蛋白 caveolin-3 等编码基因。

371. 为什么要对肥厚性心肌病进行基因检测

答：β-肌球蛋白重链基因（MYH7）及肌球蛋白结合蛋白 C 基因（MYBP3）为 HCM 最常见的 2 个致病基因，突变率分别为 15%~20% 和 20%~45%。其他的致病基因中，每个基因占 1%~5% 甚至更少。少见致病基因包括心脏肌钙蛋白 T 基因（TNNT2）、编码肌肉 LIM 蛋白基因（CSRP3），α-肌动蛋白 2（ACTN2）基因、T-cap 蛋白（TCAP）基因、ANKRD1 基因（CARP）及 JPH2 基因（junctophilin）；以及其他类 HCM 表型相关基因，包括由 PRKAG2 基因突变所致的 HCM 伴预激综合征和传导异常、Fabry 病和 Danon 病、线粒体 DNA 突变和 Noonan 综合征等。因此，基因检测有助于肥厚性心肌病的诊断及病因分析。

372. 为什么要对家族性肥厚性心肌病进行基因检测

答：目前，至少有 26 个基因被证实与肥厚性心肌病（HCM）有关。家族性 HCM 中，基因检测阳性率约为 60%，散发 HCM 基因检测阳性率约为 30%。大约 5% 的 HCM 患者存在 2 个或 2 个以上的基因变异（复合突变或称双杂合突变）。基因检测阴性先证者是否存在已知 HCM 致病基因未知区域或其他基因的突变，或是否是孟德尔遗传性心肌病尚不清楚。家族成员中，特定基因突变检测比临床评估具有明显的优势，可以使一半的家族成员免于长期的临床评估和随访观察。HCM 在儿童时期存在风险，因此必须重视家族成员中儿童的基因检测、遗传咨询。

373. 什么是扩张性心肌病

答：在临床上，扩张性心肌病（dilated cardiomyopathy，DCM）主要是指患者心肌纤维肥大，细胞核固缩变形或者消失，心内膜中胶原以及弹性纤维增加从而导致一系列临床症状的疾病。其特征是心腔扩大和收缩功能不全，但室壁厚度正常，常通过超声心动图诊断。患者临床表现为进行性心力衰竭和左心室收缩功能降低、室性和室上性心律失常、血栓形成和心脏性猝死。估测的发病率大约为1/2500，是一种比较常见的心肌病，发病年龄跨度很大，而且早期不易诊断，常在出现严重症状时才被诊断。

374. 为什么会发生扩张性心肌病

答：扩张性心肌病（DCM）的病因复杂，包括心肌炎、药物中毒（阿霉素）以及代谢性、线粒体和基因方面的异常。最常见的原因为特发性（47%）、心肌炎（12%）和冠脉疾病（11%）。Abelmann 等认为家族性扩张性心肌病（FDCM）的遗传方式可能有以下3种：①常染色体显性遗传，即患者的双亲之一往往是患者，家族成员中常有多例患者，男女患病概率相似；②常染色体隐性遗传，即患者的双亲都不是 DCM 患者，但均是致病基因的携带者；③X 染色体连锁遗传，特点是女性携带 DCM 相关基因，但不发病，患者均为男性。对于家族性 DCM，已有多个致病基因被确认，包括抗肌营养不良蛋白（dystrophin，*DMD*）基因、心肌肌动蛋白（actin，*ACT*）基因、结蛋白（desmin，*DES*）基因、核纤层蛋白（laminA/C，*LMNA*）基因等。关于散发 DCM，研究较多的是血管紧张素转换酶（angiotensin-converting，*ACE*）基因多态性与 DCM 的关系。

375. 为什么要对扩张性心肌病进行基因检测

答：20%～35%的扩张性心肌病呈家族性，主要表现为常染色体显性遗传、隐性遗传、X-连锁遗传和线粒体遗传。即使表现不完全和呈年龄依赖性外显率，仍然有 20 个以上的基因位点与该病有关，主要包括细胞骨架蛋白基因、肌丝蛋白基因、核外膜蛋白基因以及离子通道蛋白基因等。每个基因能解释不到 5%的家族性 DCM。DCM 的基因检测阳性率为15%～25%，针对扩张性心肌病的基因检测可以明确病因和判定预后。

376. 什么情况下需要对扩张性心肌病患者进行基因检测

答：根据专家共识建议，以下三种情况推荐对扩张性心肌病患者进行基因检测：①伴有典型心脏传导阻滞（一度、二度或三度房室传导阻滞）和（或）具有过早心脏性猝死（sudden cardiac death，SCD）家族史的 DCM 患者，推荐全面或选择性（*LMNA* 和 *SCN5A*）DCM 基因检测（Ⅰ类推荐）；②基因检测可能有益于家族性 DCM 患者明确诊断，识别心律失常和综合表型高风险成员，开展家族成员筛查，帮助制订家族性管理方案（Ⅱa 类推荐）；③家族成员及其他相关亲属，推荐特定突变检测（Ⅰ类推荐）。

377. 为什么会发生先天性长 QT 综合征

答：先天性长 QT 综合征（long QT syndrome，LQTS）是因编码离子通道蛋白的基因突变导致心肌细胞膜离子通道功能障碍而引起的一组临床综合征，临床上以 QT 间期延长、ST-T 易变、多形性室性心动过速、尖端扭转性室性心动过速（torsade de pointes，TdP）以及发作性晕厥、心脏性猝死为特征。LQTS 是一种离子通道病，是由于编码离子通道的亚基蛋白或调控蛋白的基因突变造成对应蛋白质功能障碍或异常所致。异常的钠、钾、钙通道导致异常的离子流动，可能延缓心室复极，表现为 QT 间期延长，导致长 QT 综合征。

378. 为什么要对先天性长 QT 综合征进行基因检测

答：LQTS 可分为先天性和获得性两种形式。先天性 LQTS 的发生率约为 1/2500，由编码或调节心脏钠、钾和钙离子通道的基因突变引起。常染色体显性遗传是 LQTS 最常见的遗传形式，称为 Romano-Ward 综合征（RWS）。已知至少 11 个基因的杂合突变可导致 RWS，其中 6 个基因编码钾通道，并且大多数已知突变发生在钾通道相关基因上。RWS 中的其他致病基因包括 4 个编码或调控钠通道的基因和 1 个编码钙通道的基因。常染色体隐性遗传 LQTS 则较为罕见，这种 LQTS 伴发先天性耳聋，称为 Jervell and Lange-Nielsen 综合征（JLNS），JLNS 由钾通道的基因突变导致。因此，通过相关基因检测，发现基因变异，有利于先天性长 QT 综合征的病因阐明及明确诊断。

379. 什么是先天性心脏病

答：先天性心脏病（congenial heart disease，CHD）是指胚胎时期心血管发育异常所导致的心脏血管形态、结构、功能、代谢的异常，为我国最常见的出生缺陷。全世界每年约有 135 万 CHD 患儿出生。CHD，尤其是复杂危重型 CHD 是造成早期胎儿死亡的主要原因之一，约 10% 的死胎均鉴定伴随有不同程度的先天性心脏缺陷。CHD 在不同的国家或地区其患病率有所差异，北美地区活产婴儿中 CHD 的发病率约为 0.8%，而亚洲的患病率则略高，每 1000 个活产婴儿中约有 9.3 个 CHD 患儿。

380. 为什么会发生先天性心脏病

答：先天性心脏病（CHD）是一大类涉及心脏结构和功能缺陷的心脏发育畸形，目前对于 CHD 发病机制的了解仍然非常有限。据报道，仅有约 15% 的 CHD 病例可以追溯到病因，其中 2% 的病例可以有明显的环境诱因，如孕母风疹病毒感染等。自 *NKX2-5* 基因杂合突变被首次证实可引起 CHD 以来，遗传因素在 CHD 发生发展中的作用越来越受到重视。迄今，在人类已经发现了 40 余个与单纯性 CHD 相关的基因，其中包括心脏形成过程中的转录因子和调节因子基因（如 *NKX2-5*，*TBX1* 和 *GATA4*）、发育信号通路分子基因（如 *NOTCH2* 和 *JAG1*）、心脏结构基因（如 *ELN* 和 *MYH6*）等。相关基因功能缺失性（LOF）突变和功能增强性（GOF）突变均可导致 CHD。

381. 为什么要重视拷贝数变异在先天性心脏病中的作用

答：随着高分辨率、高通量检测技术的发展及对染色体非整倍体的深入研究，被称之为拷贝数变异（CNV）的亚显微水平的染色体结构异常不断被发现。研究表明，CNV 是引起复杂性发育畸形的危险因素，是 CHD 发生的重要分子病理机制之一。因此，必须重视拷贝数变异在先天性心脏病中的作用。

382. 为什么先天性心脏病基因检测首选高通量测序技术

答：先天性心脏病（CHD）具有高度的临床异质性，而决定其不同质性的主要原因是由于 CHD 的遗传基础非常复杂，染色体异常、CNV、罕见基因突变、全基因组关联研究发现的常见变异等均与 CHD 有关。心脏发育通路分子突变的集合效应或复杂的交互作用是 CHD 临床表型多样的原因。因此，对参与心脏发育通路及其调控通路的基因进行系统的外显子组/全基因组高通量测序是 CHD 遗传性疾病病因发现的有力手段。

383. 为什么会发生室间隔缺损

答：室间隔缺损（ventricular septal defect，VSD）是最为常见的先天性心脏畸形，约占先天性心脏病的 40%。单纯性 VSD 在新生儿中的发病率为 0.15%~0.39%。VSD 可以单独或与其他心脏畸形同时发生。VSD 的确切病因尚不明确，但迄今已发现多种与 VSD 相关的遗传缺陷。其中，已发现多个明确与 VSD 发生有关的致病基因，如：*GATA4*、*NKX2-5*、*CITED2* 等。同时，22q11.2 微缺失综合征患者中 VSD 发生率明显增高，提示 CNV 也与 VSD 的发生有关。

384. 为什么会发生肺动脉狭窄

答：肺动脉狭窄（pulmonary stenosis，PS）通常是指室间隔完整，发生于右心室流出道、肺动脉瓣、肺动脉及其分支的先天性狭窄病变。根据狭窄部位的不同一般分为肺动脉瓣下（漏斗部）狭窄、瓣膜狭窄和瓣上狭窄，是常见的先天性心脏病之一，占先天性心脏病的 10%~20%。肺动脉狭窄病因尚未明确，目前认为与遗传缺陷具有密切的关系。研究发现，1p、8p 染色体缺失，以及 *GJA1*、*GJA3*、*GJA8*、*HOXA3*、*PAX3*、*TBX1*、*TBX5* 等基因的致病性变异与肺动脉狭窄的发生有关。染色体微缺失/微重复及染色体三体（如 8 三体）等染色体异常区域中包含的剂量敏感型基因的异常，导致胚胎心脏发育过程发生异常也是可能的致病原因。*GJA1*、*GJA3*、*GJA8* 等编码缝隙连接蛋白与心血管系统结构异常直接相关，而 *HOXA3*、*PAX3*、*TBX1*、*TBX5* 等基因编码产物为转录因子，此类基因发生的致病性变异可以引起一系列的疾病，包括肺动脉狭窄等。外界环境因素，如宫内感染、药物等也与肺动脉狭窄的发生有关。

385. 为什么会发生法洛四联症

答：法洛四联症（tetralogy of Fallot，TOF）是最常见的发绀型先天性心脏病，主要包括室间隔缺损、肺动脉狭窄、主动脉骑跨和右心室肥厚，发病率为（30~60）/10 万活产婴儿，占先天性心脏病的 12%~14%，占发绀型先天性心脏病的 50%~90%。TOF 多数为单纯畸形，也可合并一些遗传性综合征。目前 TOF 的病因尚不完全明确，已揭示某些基因突变将导致 TOF 的发生，如 NKX2-5 蛋白是一种与心脏发育密切相关的转录因子；*GJA1* 基因在心脏胚胎发育过程中表达，细胞间的 GJA1/Notch 蛋白相互作用对处于早期发育阶段的心脏大血管的细胞分化具有重要作用，与 TOF 有关；此外，研究发现，*Fog2*$^{-/-}$ 小鼠在胚胎中期死亡，表现为 TOF、房室间隔缺损、心室肌发育不良、冠状动脉缺失；*GATA4* 基因突变也与 TOF 有关。

386. 为什么会发生 I 型家族性高脂蛋白血症

答：I 型家族性高脂蛋白血症（hyperlipoproteinemia type I），又名家族性脂蛋白脂酶缺乏症（familial lipoprotein lipase deficiency），是一种以血乳糜微粒（chylomicrons，CM）

和甘油三酯（triglyceride，TG）升高为主要表现的常染色体隐性遗传性疾病，致病基因为 *LPL*。*LPL* 基因编码的脂蛋白脂肪酶（lipoprotein lipase，LPL）对于饮食中长链脂肪酸代谢至关重要。通常这些长链脂肪酸被包装到甘油三酯中，帮助将脂类从肠道运送到其他组织，随后 LPL 将 TG 分解。在 *LPL* 基因缺陷患者体内，LPL 不能分解 TG，导致血中出现 CM 和 TG 显著升高并引起一系列症状和体征。

387. 为什么会发生 II 型家族性高脂蛋白血症

答：II 型高脂蛋白血症是高脂蛋白血症中最常见的类型，包括家族性高胆固醇血症（familial hypercholesterolemia，FH），B 型高胆固醇血症（type B hypercholesterolemia）和常染色体显性高胆固醇血症 3 型（autosomal dominant hypercholesterolemia-3，HCHOLA3）。家族性高胆固醇血症以血清总胆固醇（total cholesterol，TC）和低密度脂蛋白（low density lipoprotein，LDL）的升高为主要表现。患者典型临床特征有高胆固醇血症、特征性黄斑瘤、腱黄瘤、早发的心血管疾病和家族史。因细胞膜表面 LDL 受体编码基因 *LDLR* 发生致病性变异，导致 LDL 受体缺如或异常，体内 LDL 代谢异常，血浆 LDL 分解代谢障碍，从而使富含胆固醇的 LDL 生成增加并清除障碍，血浆 TC、VLDL 水平升高。过量的 LDL 沉积于吞噬细胞和其他细胞，形成黄色瘤和粥样斑块，最终导致心血管疾病的发生。B 型高胆固醇血症的致病基因为 *APOB*，其主要致病机制为 apoB 配体功能缺陷导致其与相应受体亲和力降低，而 *PCSK9* 基因变异是 HCHOLA3 的发病原因。

388. 为什么会发生 III 型家族性高脂蛋白血症

答：III 型高脂蛋白血症又称为异常 β 脂蛋白血症（dysbetalipoproteinemia），是由于 CM 和极低密度脂蛋白（very low density lipoprotein，VLDL）增高而引起的血脂代谢异常性疾病。正常情况下，肝脏通过受体介导的细胞内吞机制快速清除循环血液中的 CM 残粒和 VLDL 残粒，而在 III 型高脂蛋白血症患者中，apoE 异常导致上述两种残粒不能从循环血液快速清除，引起血浆 TC 和 TG 显著增高、黄瘤病及冠状动脉和外周血管病变。III 型高脂蛋白血症可以由于脂蛋白代谢的遗传性原发缺陷而引起，也可以继发于其他疾病，如：甲状腺功能低下、系统性红斑狼疮或糖尿病性酸中毒。绝大多数 III 型高脂蛋白血症患者均为 *APOE* E2/E2 纯合子，仅有极少数为 E3/E2 或 E4/E2 杂合子。E2 亚型在介导 CM 残粒和 VLDL 残粒与肝脏脂蛋白受体的过程中存在功能缺陷，导致上述残粒从循环血中清除延迟。不过，仅有 1%～4% 的 E2/E2 携带者发展成为 III 型高脂蛋白血症，因此在 III 型高脂蛋白血症的发病过程中理论上还涉及其他遗传或环境因素。

389. 为什么会发生 IV 型家族性高脂蛋白血症

答：IV 型家族性高脂蛋白血症为家族性内源性高甘油三酯血症，人群发病率约 1%，一般为常染色体显性遗传。患者在常规饮食下可出现血浆甘油三酯升高、VLDL 升高，而血浆 TC 和磷脂则在正常范围内。可伴有早发的动脉粥样硬化、葡萄糖耐量异常和动脉黄色粥样瘤。该类型的疾病有遗传异质性并明显受环境因素影响，如碳水化合物和乙醇摄入，常与家族性高血糖血症伴随发生。对 IV 型家族性高脂蛋白血症的患者，如果降低体重，保持血脂在正常水平，则无需药物治疗。

390. 为什么会发生 V 型家族性高脂蛋白血症

答：V 型家族性高脂蛋白血症的主要表现为空腹后血浆高乳糜微粒，而 LDL 和 HDL 降低，主要是由于 APOA5 基因突变引起。其他疾病也可引起类似的表现，如胰岛素依赖性糖尿病、服用避孕药、滥用乙醇和糖原贮积症 I 型。临床还可表现为阵发的腹痛和突发的黄色瘤。目前研究倾向认为该病为常染色体隐性遗传模式。研究发现，APOA5 基因杂合突变携带者表现为不完全外显，6 个携带者中只有 2 个具有临床表型，同时纯合子和杂合子携带者的严重的高乳糜微粒血症是由于合并了严重的 LPL 基因缺陷，为人类 APOA5 和 LPL 基因缺陷的协同作用提供了证据。

（范燕洁　项　盈　余永国）

第四节　消化系统遗传性疾病

391. 什么是常见的消化系统遗传性疾病

答：常见的消化系统遗传性疾病有先天性巨结肠、多发性家族性息肉病、Lynch 综合征、α1-抗胰蛋白酶缺乏症、遗传性慢性胰腺炎等。

392. 为什么先天性巨结肠是多基因疾病

答：先天性巨结肠（hirschsprung's disease，HD），又称无神经节细胞症，是小儿外科最常见的消化道畸形之一，病变肠段神经节细胞缺失，发生率为（20~50）/10 万，男女患者比例为 4 : 1，有家族性发病倾向。该病临床表现特点为患儿胎便排出延迟、便秘、腹胀、腹部隆起、呕吐，直肠指检示直肠壶腹部空虚。HD 是一种多基因控制的疾病，不能用单一基因突变来解释。最新研究表明，目前与 HD 发生相关的基因主要有 RET 转导系统相关基因群、EDN（内皮素）相关基因群，以及转录因子 SOX10 等。其中 RET 信号传导基因群，以 RET 基因为代表，包括胶质细胞源性神经营养因子（GDNF）、GDNF-a、Neurturin（NTN）。EDN 相关基因群包括 EDN3 基因与 EDNRB（内皮素受体 B 基因）及 ECE1（内皮素转化酶基因-1）。因此，HD 是多基因疾病。

393. 什么是多发性家族性息肉病

答：多发性家族性息肉病（multiple familial polyposis）也称为家族性结肠息肉病（familial polyposis coli，FPC），属于腺瘤性息肉综合征，是一种常染色体显性遗传性疾病，偶见于无家族史者，为单一基因突变所致。该病主要表现为胃肠道（主要是直肠和结肠）黏膜上有多发性息肉样腺瘤，多数腺瘤有蒂，乳头状较少见，息肉数从百个到数千个不等，自黄豆大小至数厘米直径，常密集排列，有时成串，其组织结构与一般腺瘤无异。本病患者大多数可无症状，早期的症状为腹泻，也可有腹绞痛、贫血、体重减轻和肠梗阻。常在青春期或青年期发病，好发年龄为 20~40 岁。

394. 为什么要对多发性家族性息肉病患者的子女进行基因筛查

答：多发性家族性息肉病属常染色体显性遗传，父母均可遗传，下代不分性别半数发病，约 20% 的患者无家族史，可能与基因突变有关，其向下一代遗传的可能性相同。如果双亲之一为患者（杂合子），其子女的再发风险率为50%，男女机会均等。如果双亲之一为患者，其后代中50%的息肉会有恶变的可能；如果双亲均为患者，后代的息肉癌变风险可上升到75%。

395. 为什么要对多发性家族性息肉病进行 *APC* 基因检测

答：多发性家族性息肉病的发生与结肠腺瘤性息肉病（adenomatous polyposis coli，*APC*）基因突变密切相关，*APC* 基因定位于5q21-22，是一个管家基因，共15个外显子。*APC* 基因突变类型主要有点突变和框架移码突变，前者包括无义突变、错义突变和剪接突变，后者包括缺失和插入。*APC* 基因突变位点有300多种，这些突变遍及整个基因，大多数 *APC* 基因突变的结果是形成提前的终止密码，使 APC 蛋白呈"截短"改变，从而导致 APC 蛋白功能的障碍。*APC* 基因容易发生自发的胚系突变，在结肠直肠腺瘤演变为癌的过程中起重要作用。因此，对多发性家族性息肉病需进行 *APC* 基因检测。

396. 什么是多发性家族性息肉病常伴发的恶性肿瘤

答：多发性家族性息肉病的临床表现可以分为两大部分，一部分为消化道息肉病，另一部分为消化道外病变，临床上尚有一些不典型患者，有些仅有息肉病而无胃肠道外病变，而另一些仅有胃肠道外病变而无息肉病。消化道息肉病的共同特征是结肠黏膜上广泛分布大量小型息肉，胃和十二指肠多见，但空肠和回肠中较少见，具有较高的大肠癌并发率。大便为黏液血便、便次增多、消瘦乏力、贫血以及程度不同的腹部不适或腹痛或伴软骨瘤等肠道外肿瘤。消化道外病变主要包括骨瘤、软组织肿瘤、牙齿异常、结肠外恶性肿瘤等。

397. 为什么遗传性慢性胰腺炎在儿童中比较常见

答：遗传性慢性胰腺炎（hereditary chronic pancreatitis，HCP）是儿童常发的慢性胰腺炎的一种，较为罕见，该病最初被称为遗传性慢性复发性胰腺炎，是由 Comfort 和 Steinberg 于1952年首次报道的，主要集中在欧美地区，日本也有报道。HCP 是一种外显率较高的常染色体显性遗传性疾病，呈家族聚集性，有80%的表型外显率，其临床表现和遗传特点复杂多样，主要特征为反复腹痛、腹泻，与急性胰腺炎症状类似，但是其发病年龄较早（可在10岁前发病），因此常见于儿童。

398. 为什么对遗传性慢性胰腺炎患者进行基因检测前需要详细的遗传咨询

答：怀疑遗传性慢性胰腺炎（HCP）的患者，在基因检测前应行遗传咨询。有必要告知患者及父母：检测结果不能预测疾病的发生和进程，也无法根据检测结果进行特异的基因治疗。检测最主要的作用是确诊 HCP，避免误诊，帮助患者更好的认识自己所患的疾病，并且遵循建议戒烟戒酒，进行密切的早期胰腺癌随访。基因检测指征主要为：①有慢性胰腺炎（CP）症状且有家族史的患者；无家族史，排除其他已知病因的 CP 患者；不能解释的儿童 CP 患者；②有1名一级亲属通过基因检测确诊为 HCP 的无症状患者。此外，基因检测的局限性应充分告知患者。

399. 什么是 Lynch 综合征

答：Lynch 综合征又称遗传性非息肉性结直肠癌综合征（hereditary non-polyposis colorectal cancer，HNPCC），是一种常染色体显性遗传性疾病，外显率约为80%。50%~80%的Lynch综合征患者会发生结直肠癌，约占所有结直肠癌的2%~5%。其特征是家族性聚集，发病年龄较早，多见于右半结肠，伴同时性或异时性的肠外恶性肿瘤，特别是子宫内膜癌、胃癌、卵巢癌等。

400. 为什么Lynch综合征的诊断标准经过多次修订

答：1991年，HNPCC国际合作组织制定了Amsterdam I 标准，后来又将该标准修改为Amsterdam II标准。该标准未将在亚洲地区Lynch综合征患者中高发的胃癌、肝癌等肠外肿瘤列入其中，由此产生一定的漏诊率；且此项标准较严格，也不适合小家系的筛查。随后2004年Bethesda指南对Lynch综合征做了修订。Bethesda标准不管是敏感性还是特异性均较Amsterdam II标准高，但也存在28%的Lynch综合征患者漏诊。我国也于2003年制定了中国人Lynch综合征筛检标准：家族中至少有两例结直肠癌患者，且被病理证实，其中两例关系为父母与子女或同胞兄弟姐妹，并且符合以下任意一项：①≥1例为原发性结直肠腺瘤或者结直肠癌患者；②≥1例结直肠癌发病年龄大于50岁；③家族中≥1人患肠外恶性肿瘤（包括子宫内膜癌、胃癌、小肠癌、输尿管或肾盂癌、卵巢癌、肝胆系统癌），且与Lynch综合征相关。该项标准比较符合国人的临床状况。

401. 为什么Lynch综合征患者需要检测 *MMR* 基因

答：人类基因组含有短串联DNA重复序列或称微卫星灶，这些序列由于其重复性质，易发生复制错误。正常情况下，这些错误可以通过DNA错配修复（mis-match repair，MMR）系统进行校正。DNA的MMR系统功能缺陷会引起微卫星不稳定（microsatellites instability，MSI），MSI可以导致癌基因的激活或抑癌基因的失活，从而诱发癌变。DNA错配修复基因*MMR*发生突变后引起*MMR*基因发生截断，导致该基因不能翻译出成熟的蛋白质，从而不能纠正DNA复制的错误。该基因杂合子突变即可引起患者对恶性肿瘤的易感性。目前发现，人类*MMR*基因有*hMSH2*、*hMLH1*、*hPMS1*、*hPMS2*、*hMSH6*、*TGFBR2*和*hMLH3*等，分别位于染色体2p22-p21、3p21.3、2q31-q33、7p22、2p16、3p22和14q24.3。文献资料显示，以*hMLH1*和*hMSH2*基因突变最为常见，*hMSH6*和*hPMS2*基因次之。因此，对于Lynch综合征，需要检测*MMR*基因。

402. 为什么Lynch综合征相关基因突变者常患其他恶性肿瘤

答：Lynch综合征患者结直肠癌多发生在右半结肠，常同时或异时性多发结直肠癌，又常常伴发肠外肿瘤，包括子宫内膜癌、胃癌、卵巢癌、尿道肿瘤、肝胆肿瘤、胰腺癌和小肠癌等。但其五年生存率却明显高于正常人群发生的结直肠癌。肠息肉发生率与正常人无显著差异，但从一个小息肉发展为Lynch综合征的时间，通常较一般人群散发的结直肠癌的时间短。女性Lynch综合征患者最常见的肠外肿瘤是子宫内膜癌，有研究发现女性Lynch综合征患者发生子宫内膜癌的概率大于或等于其发生结直肠癌的概率。这些肿瘤有其特异性的病理学特征，包括黏液腺癌、印戒细胞癌、髓样癌、低分化癌及肿瘤区域大量的淋巴细胞浸润，但淋巴结转移率较低。

403. 为什么要对 Lynch 综合征患者进行临床监测

答：对于携带有 *MMR* 基因突变的 Lynch 综合征患者，其患其他肿瘤的风险明显增高，应行严密的监测。美国国家癌症综合网建议：患者 20~25 岁开始，即行结肠镜检查，每隔 1~2 年进行一次；对肠外的其他恶性肿瘤，如女性的子宫内膜癌和卵巢癌，则由妇科肿瘤专家进行监测，向患者进行相关知识宣教，便于尽早诊治。而德国 Lynch 综合征联盟建议：Lynch 综合征患者家系所有成员，从 25 岁或者不迟于家族中最小发病年龄 5 年开始每年都进行全结肠肠镜检查，以及一般体格检查、腹部超声检查；35 岁开始还应进行胃镜检查，女性患者进行妇科检查包括子宫附件超声检查、子宫内膜活检等。目前，我国尚未对 Lynch 综合征患者的监测达成共识。

404. 什么是以黄疸症状为主的遗传性疾病

答：以黄疸症状为主的遗传性疾病主要包括家族性非溶血性黄疸（Gilbert syndrome，GS）、先天性非梗阻性非溶血性黄疸（Crigler-Najjar syndrome，CNS）、慢性特发性黄疸（Dubin-Johnson syndrome，DJS）、肝豆状核变性（WD）、尼曼-皮克病（Niemann-Pick disease，NPD）等。

405. 什么是 Gilbert 综合征

答：Gilbert 综合征又称为家族性非溶血性黄疸、体质性肝功能不良性黄疸，1901 年由 Gilbert 首先报告，属一种较常见的遗传性非结合胆红素血症，临床表现为长期间歇性轻度黄疸，多无明显症状。Gilbert 综合征为常染色体显性遗传性疾病，发病率大约为 5% 左右。男性多见，男女发病比例（1.5~7）：1。以青年期（15~20 岁）发病最多见，可因紧张、劳累、饮酒、感染、受凉、腹泻、便秘、饥饿、或合并其他疾病而加重或诱发。一般情况良好，多无明显症状，黄疸加重可有乏力、消化不良、肝区不适等症状。皮肤和巩膜轻中度黄染是唯一的体征。血胆红素波动在 1~3mg/dl，高或低于此值也常看到，轻型一般不超过 5mg/dl，重型可超过 5mg/dl。

406. 为什么黄疸能作为 Gilbert 综合征的诊断依据

答：Gilbert 综合征患者的黄疸临床表现主要有：①青少年发病，随年龄增加，黄疸逐渐减退，常有家族史；②慢性反复发作性黄疸，疲劳、饮酒、感染或月经期黄疸加重；③苯巴比妥或格鲁米特可使黄疸减轻或消退；④血清非结合胆红素增高，尿胆红素阴性，尿胆原含量正常，无显性或隐性溶血性黄疸；⑤肝功能试验、磺溴酞钠试验、肝脏活检正常。因此，黄疸可以作为 Gilbert 综合征的诊断依据。

407. 为什么 Gilbert 综合征要进行分子诊断

答：Gilbert 综合征是先天性、非溶血性、非结合性高胆红素血症，临床以间歇性轻度黄疸为特征。其发病机制主要是编码尿苷二磷酸葡萄糖苷酸基转移酶同工酶（*UGT1A1*）基因突变，此基因突变还可影响药物葡萄糖醛酸化，在允许治疗剂量内即可发生未预期的毒性。*UGT1A1* 基因的检测对于 Gilbert 综合征的诊断、治疗和遗传咨询具有重要意义。

408. 什么是 Crigler-Najjar 综合征

答：Crigler-Najjar 综合征又称为先天性葡萄糖醛酸转移酶缺乏症、先天性非梗阻性非溶血性黄疸，是一种少见的、发生于新生儿和婴幼儿的遗传性高胆红素血症。根据肝细胞内葡萄糖醛酸转移酶缺乏程度，又分为 Crigler-Najjar 综合征 Ⅰ 型和 Ⅱ 型。Ⅰ 型罕见，新生儿出生 2 周内常出现肌肉痉挛和强直、惊厥、角弓反张等胆红素脑病表现。

409. 为什么会发生 Crigler-Najjar 综合征

答：Crigler-Najjar 综合征Ⅰ型，首先由 Crigler 等于 1952 年报道，系常染色体隐性遗传，父母多为近亲婚配。患儿肝细胞内葡萄糖醛酸基转移酶完全缺乏，不能形成结合胆红素，致血中非结合胆红素明显增高。过高的脂溶性非结合胆红素，经尚未发育成熟的血-脑脊液屏障，扩散入脑脊液及脑实质内，引发胆红素脑病。Crigler-Najjar 综合征Ⅱ型，由 Arias 于 1962 年发现，故又称 Arias 综合征（Arias syndrome），一般认为系常染色体显性遗传，伴不完全外显。父母罕有近亲婚配。患儿肝细胞内葡萄糖醛酸基转移酶部分缺乏，致胆红素结合障碍，引起非结合胆红素增高。因仍可产生少量结合胆红素，故较少发生胆红素脑病。

410. 为什么 Crigler-Najjar 综合征 Ⅰ 型临床表现较 Ⅱ 型严重

答：Crigler-Najjar 综合征 Ⅰ 型较为罕见，患者是 Criglel-Najjar 致病基因的纯合子。新生儿出生后迅速出现黄疸，多在出生后 1~4 天即有显著黄疸，胆红素浓度可高达 289~816μmol/L，90% 为非结合胆红素；由于非结合胆红素对脑组织有亲和力，新生儿出生 2 周内常出现肌肉痉挛和强直、惊厥、角弓反张等胆红素脑病表现；患者无溶血现象，胆汁呈无色、无胆红素，胆囊造影正常。Crigler-Najjar 综合征 Ⅱ 型较 Ⅰ 型多见，是 Crigler-Najjar 致病基因的杂合子。患者出生后不久出现黄疸，也有在幼年或成年期发病。病情较 Ⅰ 型相对较轻，无神经系统症状，智力发育亦正常。黄疸程度较 Ⅰ 型稍低，血清胆红素波动于 85~374μmol/L，胆红素脑病少见。胆汁有色素，粪便中也有相当量的尿胆素。仅有少数患者因血中非结合胆红素较高，从而引起锥体外系的损害。其他肝功能检查皆正常。由于 Ⅰ 型患者肝细胞内葡萄糖醛酸基转移酶完全缺乏，而 Ⅱ 型患者仅部分缺乏，因此，Crigler-Najjar 综合征 Ⅰ 型临床表现较 Ⅱ 型严重。

411. 为什么会发生 Dubin-Johnson 综合征

答：Dubin-Johnson 综合征又称为慢性特发性黄疸，1954 年 Dubin 等首先报告，为遗传性结合胆红素增高Ⅰ型。Dubin-Johnson 综合征临床表现特点为长期或间歇性黄疸。多数研究表明 Dubin-Johnson 综合征血缘相近比率很高，属常染色体隐性遗传性疾病，一家族中可多人发病，患者是 Dubin-Johnson 综合征致病基因的纯合子，但也有些患者并无家族史。该病常见于青年人，世界各地均有病例报告。Dubin-Johnson 综合征是由于毛细胆管多特异性有机阴离子转运蛋白（cMOAT）的编码基因（ABCC2）缺陷，导致结合胆红素排泄障碍，血液中结合胆红素升高，黑色素在肝细胞内沉着，大体表现为黑肝。Dubin-Johnson 综合征的临床表现主要有：①可无明显症状；②轻中度黄疸、尿色加深；③右上腹不适或隐痛、乏力、食欲缺乏、恶心、呕吐、黄疸、肝脾轻度肿大或轻微压痛。

412. 什么是 Dubin-Johnson 综合征的诊断依据

答：Dubin-Johnson 综合征诊断依据是：①青少年发病，常有家族史；②慢性反复发作性轻中度黄疸、尿色深黄、乏力、肝脾轻微肿大，饮酒、饥饿、过劳、感染或妊娠时加重；③血清结合胆红素轻、中度增高，尿胆红素阳性；④磺溴酞钠试验 45 分钟时正常或稍高，120 分钟时潴留显著，呈双峰曲线，其他肝功能试验基本正常；⑤口服胆囊造影不显影，静脉胆管造影可显影，无肝内外胆管梗阻；⑥肝组织色深呈绿或黑褐色，肝实质细胞内明显的脂褐素颗粒；⑦尿中粪卟啉排泄障碍。

413. 什么是婴儿胆汁淤积症

答：婴儿胆汁淤积症是指 1 岁以内由各种原因引起的肝细胞和（或）毛细胆管分泌功能障碍，或胆管病变导致胆汁进入十二指肠内减少或衰竭，临床主要表现为高结合胆红素血症，血清胆汁酸浓度增加，肝大、质地异常和粪便颜色改变。

414. 为什么会发生婴儿胆汁淤积症

答：在肝细胞窦面有 Na^+-K^+-ATP 酶、Na^+-H^+ 交换体、人/动物 Na^+-牛磺酸共转体（NTCP）和人/动物有机阴离子转运多肽 1，2（OATP1，2）；在胆管面有人/动物多耐药 I 型糖蛋白（MDRa，b）、人/动物多耐药 II 型糖蛋白（MDR2）、人/动物胆盐输出泵（BSEP）；在胆管细胞上有 P 型-ATP 酶（属氨基磷酸转运蛋白）。若上述不同部位转运蛋白缺陷，则导致相应部位的胆汁淤积发生。研究证明，肝内胆汁淤积的主要原因是毛细胆管胆汁生成衰竭。引起胆汁生成衰竭的机制有：①肝细胞膜结构、功能和酶的活性变化，导致肝细胞摄取与转运功能失常，从而导致胆汁淤积；肝细胞内的 Na^+-K^+-ATP 酶的活性受到抑制，使胆盐非依赖性胆汁流生成减少；②细胞骨架功能的完整性对胆汁的排泄作用十分重要，围绕毛细胆管周围的微丝依靠其张力，使胆汁排泄至小胆管，微丝的收缩依靠肌动蛋白的收缩，若肌动蛋白失去功能，微丝不能收缩，将导致胆汁在毛细胆管内淤积；③毛细胆管的通渗性改变，可引起溶质弥散，使胆汁内的水流减少，渗透梯度丧失，从而引起胆汁淤积，毛细胆管的通透性改变常与微丝功能异常同时存在；④胆管阻塞，在胆管任何途径上发生梗阻，均可造成胆汁淤积。

415. 为什么会发生肝豆状核变性

答：肝豆状核变性（也称 Wilson 病，WD）是以铜代谢障碍为特征的常染色体隐性遗传性疾病，由于 *ATP7B* 基因突变，其编码的蛋白（ATP7B 酶）发生改变，导致血清铜蓝蛋白（CP）合成减少和胆道排铜障碍，铜离子在肝、脑（尤其是基底节）、肾、角膜等沉积，表现为肝硬化、锥体外系症状、肾功能损害、角膜 K-F 环等。WD 好发于青少年，世界范围内的患病率 1/30 000，发病率（15~25）/100 万，杂合子携带者频率 1∶100；中国、日本、印度等国的 WD 远较西方国家多见。

416. 什么是肝豆状核变性的临床表现

答：肝豆状核变性发病年龄 3~60 岁，以 7~12 岁最多见，男女发病比例相等。早期的临床症状不一，约占总数 50% 以上的病例以肝病的症状开始，约 20% 以神经系统异常为首发症状，其余约30%以肝病和神经系统的混合表现开始，少数病例以溶血性贫血、骨关节症状、血尿或精神障碍等起病。WD起病年龄较小者，早期以肝病的症状为主诉，病程可能较急。起病年龄较大者，常以肝病或神经系统症状开始，病情发展可能较缓。年长儿或成人期起病者多以缓慢进展的神经、精神症状为主。

417. 为什么肝豆状核变性患者需要进行 *ATP7B* 基因检测

答：肝豆状核变性的主要致病基因为 *ATP7B*，位于13q14.3，为转运阳离子的 P1B 型 ATP 酶家族成员之一。一般情况下，*ATP7B* 定位于高尔基体外侧网络（tans-Golgi network，TGN）上，该蛋白在这个位置的主要功能是参与合成铜蓝蛋白。*ATP7B* 基因突变造成蛋白质功能异常以致铜蓝蛋白合成减少，血液中与白蛋白疏松结合的铜显著增加，容易在其他器官沉积。另一方面，ATP7B 亚细胞定位受细胞内铜离子浓度调控，铜离子浓度升高时，在其他铜转运蛋白的协助下将细胞内多余的铜离子以囊泡形式自肝细胞胆管面分泌进入胆汁进而排出体外。*ATP7B* 基因突变使这一功能损害，因多余的铜不能排出体外而致病。基因突变导致 *ATP7B* 转运铜功能损害的模式大致有3种：①*ATP7B* 仍定位于 TGN，但丧失了对铜的应答，如 G943S 位点突变造成了铜浓度调控的 ATP7B 细胞内定位变化，而铜蓝蛋白合成并未受影响，这可能是少数患者铜蓝蛋白未降低的原因；②*ATP7B* 不在 TGN，而是聚集在细胞边缘，转运铜出胞功能失调；③最常见也是临床致病最重要的模式，ATP7B 滞留在内质网，容易被蛋白酶体降解，最常见的突变位点是 H1069Q 和 R778L。

418. 为什么肝豆状核变性要进行分子诊断

答：肝豆状核变性与 *ATP7B* 基因突变类型有关，分子诊断为本病的早期诊断提供理论依据。该病在我国较多见，患者临床表现多样，发病隐匿，主要以单个脏器损害为主，初发时极易延误诊治，而早期诊断和治疗对其预后非常重要，因此，对临床表现符合 WD 的患者需进行 *ATP7B* 的基因检测。

（范燕洁 余永国）

第五节 泌尿系统遗传性疾病

419. 什么是常见的泌尿系统遗传性疾病

答：泌尿系统遗传性疾病种类繁多，根据这类疾病发生的遗传学特点大致可进行分类，如：①泌尿系统先天性畸形：肾不发育或发育不全、孤立肾、重复肾、囊性肾病（多囊肾、髓质囊性病、海绵肾）、输尿管膨出、X 形或重复性输尿管、膀胱憩室等；②单基因遗传性疾病：常染色体显性遗传性疾病、常染色体隐性遗传性疾病、X 连锁遗传性疾病；③染色体病：13 三体综合征（50%患者有肾损害）、Klinefelter 综合征、Turner 综合征等；④其他与基因突变有关的疾病：与单基因遗传有关的疾病如肾母细胞瘤等。

420. 什么是多囊肾

答：多囊肾（polycystic kidney disease，PKD）是一种常见的先天性遗传性肾脏性疾病，主要表现为双侧肾脏出现多个大小不一的囊肿，囊肿进行性增大，最终破坏肾脏结构和功能，导致终末期肾衰竭。依据遗传方式的不同，可分为常染色体显性遗传多囊肾病（autosomal dominant polycystic kidney disease，ADPKD）及常染色体隐性遗传多囊肾病（autosomal recessive polycystic kidney disease，ARPKD）。ADPKD 是一种最常见的单基因遗传性肾病，发病率 100~200/10 万（1/1000~1/500），发病年龄多在 30~50 岁。ARPKD 发病率为 2.5~5/10 万（1/2000~1/4000），多数早年夭折，病死率很高。

421. 为什么多囊肾有多重遗传模式

答：由于导致多囊肾的致病基因不同，多囊肾主要有 2 种遗传模式：

（1）常染色体显性遗传性多囊肾病（ADPKD）：目前已知的 ADPKD 的致病基因有 3 个，按照发现先后分别命名为 *PKD1*（OMIM 601313）、*PKD2*（OMIM 173910）、*PKD3*（OMIM 263200）。*PKD1* 占致病基因的 85%~90%，*PDK2* 占致病基因的 10%~15%，*PKD3* 约占致病基因的 1%。

（2）常染色体隐性遗传多囊肾（ARPKD）：*PKHD1* 是目前所知 ARPKD 的唯一致病基因，其编码产物为纤囊素。

422. 为什么要对多囊肾患者进行基因检测

答：目前对 PKD 的诊断主要依据双肾的超声、CT 等影像学手段进行检查。虽然 ADPKD 大多伴有典型的家族史而较容易通过影像学明确诊断，但基因层面的确诊对明确多囊肾病类型、预后及产前诊断预防该病的发生起着更为关键的作用。对多囊肾病的致病基因研究发现，ADPKD 和 ARPKD 均以基因点突变类型为主，大片段缺失、重复或重排只占致病原因的极少数（3%~4%）。因此，对 PKD 的诊断通常通过测序技术进行基因诊断。

423. 什么是肾病综合征

答：肾病综合征（nephrotic syndrome，NS）是一种慢性肾脏疾病（chronic kidney disease，CKD），主要表现为大量蛋白尿（每日 > 3.5g/1.73m² 体表面积）、低白蛋白血症（血浆白蛋白 < 30g/L）、水肿伴或不伴有高脂血症。根据患者对糖皮质激素的治疗反应，NS 又可分为三类：①激素敏感型（SSNS，用药 8~12 周内 NS 缓解）；②激素依赖型（SDNS，激素减药到一定程度即复发）；③激素抵抗型（SRNS，激素治疗无效）。

424. 为什么要对肾病综合征患者进行基因检测

答：近年来，随着分子生物学技术的飞速发展，目前至少有 15 个与遗传性肾病综合征有关的基因已被克隆、定位，这些基因的编码蛋白大多为肾小球裂孔隔膜蛋白分子（如 *NPHS1*、*NPHS2*）或者足细胞分子骨架蛋白（如 *ACTN4*、*CD2AP*、*TRCP6*）；另一些致病基因的编码蛋白为肾小球基底膜结构分子（如 *LAMB2*）；还有一些基因是与正常足细胞功能和发育所必需的转录因子或酶（如 *WT1*、*LMX1B*、*PLCE1*）。其中一些基因突变可以导致先天性肾病综合征，如 *NPHS1*、*NPHS2*、*WT1*、*LAMB2*、*PLCE1* 等。对 NS 患者进行相关基因检测，明确这些不同基因突变，将有助于根据不同致病基因作出原发性先天性肾病综合征的诊断以及进一步的分子分型，并制订针对性的治疗方案。

425. 为什么要对激素抵抗型肾病综合征患者进行基因检测

答：激素抵抗型肾病综合征（SRNS）有相当大的遗传异质性。在家族性 SRNS 和 2 岁前出现的 SRNS 中，可鉴别的突变约占 95%；在 5 岁以下的儿童中，比例降至 40%~60%；在具有散发性疾病的年龄较大的儿童中，基因突变的发生率估计为 20%。基因突变导致的 SRNS 比自发性疾病进展更迅速，而且对激素或其他免疫治疗的有效性由 40%~50% 降至 8%。因此，建议为所有在 25 岁之前表现为 SRNS 的个体提供基因突变分析，原因如下：①它将为患者和家族提供明确的病因诊断；②它可以发现一种适于治疗的 SRNS 类型（例如辅酶 Q10）；③可允许避免肾活检程序；④将进一步阐明 SRNS 的致病途径；⑤将用于 SRNS 的个体化治疗选择，即基于遗传因果关系的"精准医疗"。

426. 为什么会发生 Alport 综合征

答：Alport 综合征（Alport syndrome，AS）是常见的遗传性肾小球疾病，主要临床表现为反复镜下或肉眼血尿、高频感音神经性耳聋、晶状体及眼底改变及进行性肾衰竭。目前认为，Alport 综合征有 3 种遗传方式，最常见的是 X 连锁显性遗传 AS，约占病例数的 85%，是由编码IV型胶原 α5 链的位于 X 染色体 Xq21-q22 的 *COL4A5* 基因突变引起；其次是常染色体隐性遗传 AS（ARAS），约占病例数的 15%，其致病基因是 *COL4A3* 或 *COL4A4*，这些基因定位于常染色体 2q35-q37；罕见的有常染色体显性遗传，致病基因亦是 *COL4A3* 或 *COL4A4* 基因。

427. 为什么要对 Alport 综合征患者进行基因检测

答：AS 患儿临床表现多样，且具有不完全外显率，肾脏病理表现常不典型，在临床检查中易漏诊或误诊。对于 AS 而言，临床表型及肾、皮肤的IV型胶原染色、电镜检查等仅能为 AS 诊断提供辅助信息，确诊该病最可靠的标准是基因诊断，因此，临床怀疑 AS 时，应进行基因检测。

428. 什么是 Alport 综合征的基因诊断和产前诊断流程

答：对于临床高度怀疑 AS 的患者，应先抽取其外周血基因组 DNA 靶向检测 COL4A5 基因，若未检测出致病变异，则应高通量测序检测 COL4A5、COL4A4 与 COL4A3 基因所有外显子及剪切位点。若发现可疑致病变异，经 Sanger 测序验证后分析家系中基因变异与疾病共分离，证实致病变异，明确病因诊断；若未发现致病变异，分离患者皮肤、发根等终末期细胞培养进行 PCR 与测序分析，若阳性则同前所述；若阴性需进一步进行 MLPA 检测致病基因大的缺失与重复，若仍为阴性，定为病因诊断不明，不能进行产前诊断。对于明确病因诊断的家系，需进行高风险胎儿染色体检查或（和）产前直接基因诊断或同时结合产前致病基因连锁分析的间接诊断，确定胎儿性别，确定胎儿的家系突变变异基因型。

429. 为什么会发生 Lowe 综合征

答：眼脑肾综合征（oculo-cerebro-renal syndrome）又称 Lowe 综合征（OMIM 309000），是一种罕见的性连锁隐性遗传性疾病。临床上以先天性白内障、智力低下以及肾小管酸中毒为特点，男性多见，出生时缺陷即存在，但症状多出现在婴儿期或更晚。眼、脑、肾病变也可分别出现在不同年龄，导致诊断困难。目前发现 *OCRL* 是其致病基因，诊断主要依据临床症状、体征和相关实验室检查，通过对 *OCRL* 基因进行检测可以确诊。

430. 什么是指甲髌骨综合征

答：指甲髌骨综合征（nail-patella syndrome，NPS）（OMIM 616200），亦称遗传性骨软骨发育不良，是以指甲和髌骨发育异常或缺如为特征的综合征，由 *LMX1B* 基因突变导致的常染色体显性遗传性疾病，可伴有肾脏疾病甚至肾功能不全。基因型和表现型无明显相关性，同一家系不同患者及不同家系患者之间的临床表型可有明显差异。该病比较少见，发病率约为 1/50 000，但由于临床症状较轻的患者尚未获得诊断，故实际发病率可能更高。

431. 为什么要对指甲髌骨综合征患者进行基因检测

答：甲髌综合征（NPS）先证者的临床表现如不具典型特征，则可进行 *LMX1B* 基因分析以明确诊断。通常 85% 的患者的 *LMX1B* 基因突变位点定位于 2~6 外显子及其侧翼序列；另外 15% 的患者突变位点存在于 *LMX1B* 基因的其他位置。约 5% 的患者可检测到 *LMX1B* 基因的缺失/重复。通过对绒毛膜或羊水标本进行连锁分析或已知家系基因突变分析可以对 NPS 进行产前诊断。

432. 为什么会发生肾性尿崩症

答：肾性或肾源性尿崩症（nephrogenic diabetes insipidus，NDI）是指血浆垂体后叶加压素（又称抗利尿激素）、精氨酸升压素正常或增高的情况下，肾脏不能浓缩尿液而持续排出大量稀释性尿液的病理状态，是一种罕见的肾小管功能异常性疾病。遗传性肾性尿崩症（HNDI）由 *AVPR2* 基因和（或）*AQP2* 基因突变引起。约 90% *AVPR2* 基因失活突变可引起 X-连锁隐性 HNDI（XNDI）；10% *AQP2* 基因突变引起常染色体隐性遗传 HNDI（ARNDI），另有不足 1% 的 *AQP2* 基因突变导致常染色体显性遗传 HNDI（ADNDI）。

433. 什么是肾性尿崩症主要的临床表现

答：肾性尿崩症临床主要表现为烦渴、多饮、多尿、持续性低渗尿，血、尿抗利尿激素（ADH）浓度正常或增高。①伴性显性遗传：男性出现症状，女性携带者一般无症状，或有不同程度尿浓缩功能障碍；②烦渴、多饮、多尿为本病突出的临床表现，出生时即可出现，在出生前可表现为羊水过多；③持续性低渗尿，通常尿比重 < 1.005，渗透压 < 200mmol/L［mOsm/(kg·H$_2$O)］；④新生儿发病特点：容易发生高渗性脱水及血容量不足，严重脱水时出现发热、恶心、呕吐、抽搐等症状，甚至出现脑损害，高热、脱水等反复发作，可导致患儿智力发育障碍、生长发育迟缓；⑤其他如脑组织钙化，部分患儿由于多尿可出现巨大膀胱和输尿管积水等。

434. 什么是肾性尿崩症的诊断标准

答：肾性尿崩症的诊断标准为：根据典型的临床表现，如烦渴、多饮、多尿、低渗尿，血 ADH 水平正常或升高，对 ADH 无反应，结合家族史和实验室检查结果，一般可诊断。*AVPR2* 和 *AQP2* 基因分析可以确诊。继发者，常有原发病的临床表现，尿崩症症状较轻，可根据病史进行诊断。

（孙 昱 余永国）

第六节 遗传代谢病

435. 为什么会发生遗传代谢病

答：遗传代谢病（inherited metabolic diseases，IMD）是指由于基因突变引起酶缺陷、细胞膜功能异常或受体缺陷，从而导致机体生化代谢紊乱，造成中间或旁路代谢产物蓄积或终末代谢产物缺乏而引起一系列临床症状的一组疾病，迄今发现的 IMD 已经超过 1000 种。虽然 IMD 单一病种发病率较低，每种疾病均属少见病或罕见病，但因病种繁多，总体患病率并不低。

436. 为什么遗传代谢病具有危害性

答：国内常见的遗传代谢病疾病谱为甲基丙二酸尿症、苯丙酮尿症、戊二酸血症、乙基丙二酸尿症、多种辅酶 A 羧化酶缺乏症、枫糖尿症、酪氨酸血症、异戊酸血症、延胡索酸尿症等。遗传代谢病病种多，临床表现复杂，同一种疾患常有不同的表现型，个体差异很大；随年龄、性别不同也有差异，危害极大。有些疾病在新生儿早期，例如出生后数小时或几天内即会发病；部分疾病却可能在幼儿期、儿童期、青少年期甚至成年期发病。有些病种起病危重，如有机酸血症、高氨血症等新生儿期即可出现惊厥、呕吐、酸中毒等异常。苯丙酮尿症、枫糖尿症、半乳糖血症、戈谢病等则多自婴儿期起病，进行性加重，逐渐出现发育落后、惊厥、肝功能损害等症状。异染性脑白质营养不良、肝豆状核变性等病种可于学龄前后起病，进展较为缓慢。极少数患者可能终身不发病。

437. 为什么遗传代谢病会引发多系统受损

答：遗传代谢病（IMD）是一类以功能障碍为主要表现的遗传性缺陷疾病，它涉及氨基酸、有机酸、脂肪酸、尿素循环、碳水化合物、类固醇、维生素等多种物质的代谢异常，可导致多个系统受损。①神经系统损害：几乎所有的遗传代谢病都有不同程度的神经系统症状，其中以智力发育落后、惊厥最为常见，部分患者伴有小脑、椎体外系、脊髓或外周神经损害。②代谢紊乱：每类疾患均有其特异的代谢改变，部分还伴随水、电解质异常和糖代谢紊乱，在新生儿或婴幼儿早期即出现症状，表现危重。如先天性肾上腺皮质增生症失盐型患儿生后数日即出现严重脱水、高钾低钠血症、低血糖，甚至猝死。糖原贮积症Ⅰ型患儿常表现为顽固性低血糖。③功能损害或其他脏器受累：如半乳糖血症、肝豆状核变性、黏多糖病等患儿多有肝功能损害及肝脾肿大。另外，同型半胱氨酸尿症常伴随晶状体脱位、骨骼发育异常和血管损害；黏多糖病患儿表现为骨骼畸形；先天性肾上腺皮质增生症患儿多有外生殖器畸形等。

438. 为什么要对新生儿进行遗传代谢病筛查

答：新生儿遗传代谢病筛查是疾病三级预防的有效措施，是指医疗保健机构在新生儿群体中，用快速、简便、敏感的检验方法，对一些危及儿童生命、危害儿童生长发育、导致儿童智力障碍的先天性、遗传性疾病进行群体筛检，从而使患儿在临床尚未出现疾病表现，而其体内代谢或者功能已有变化时就作出诊断，早期而有效地对因治疗，避免患儿重要脏器出现不可逆性的损害，保障儿童正常的体格发育和智力发育，避免家庭和社会的不幸，减轻家庭和社会沉重的经济负担。新生儿遗传代谢病筛查对预防小儿智力障碍，提高人口素质，促进国民经济的发展具有重要意义。根据美国医学遗传学与基因组学学会（ACMG）颁布的新生儿遗传代谢病筛查指南，在54种需要筛查的IMD疾病中，有38种可以采用串联质谱方法分析，其中18种属于首要筛查项目，20种属于次级筛查项目。所涉及的IMD疾病种类包括氨基酸代谢紊乱、有机酸症、脂肪酸氧化缺陷（酰基肉碱缺乏）和尿素循环缺陷等。

439. 为什么串联质谱技术可用于遗传代谢病的筛查

答：串联质谱（MS/MS）是由两个质谱仪经一个碰撞室串联而成，即用质谱仪做混合物标本的分离器，避免了耗时的标本色谱分离过程；尤其是与电喷雾离子化的结合，降低了对标本纯度的要求，使标本分析自动化，进一步满足了新生儿遗传代谢病筛查高通量的需求。MS/MS的扫描方式有子离子扫描、中性丢失扫描和选择反应检测等。几种不同的扫描方式可包含在1次MS/MS分析中，所获得的多代谢物综合图谱，能提供同时筛查多种遗传代谢病的能力。MS/MS结果处理的一个重要方面是将代谢物质谱转换成有意义的临床结果，根据质谱峰的质荷比（m/z）进行定性。质谱峰的强度与它代表的分析物的浓度成正比，通过测定离子峰的强度进行定量，这一过程主要通过计算分析物离子丰度而得，即未知分析物的丰度与其相应的内标物丰度之比，由内标物的已知浓度计算出分析物的含量。

440. 为什么串联质谱技术广泛用于新生儿遗传代谢病筛查

答：遗传代谢病（IMD）的传统筛查方法（如Guthrie细菌抑制法、放射免疫分析法、酶联免疫吸附试验等）都属于"一种实验检测一种疾病"，费用高、周期长，不适用于多种疾病的群体筛查。虽然GS/MS、HPLC等方法的应用在一定程度上解决了这一技术难题，但仍无法满足大规模IMD疾病筛查的要求。1990年，Millington等首次将串联质谱应用于新生儿筛查，使新生儿筛查的诊断准确度和特异性大幅度提高。此项技术具有快速、灵敏、高通量和选择性强等特点，在新生儿疾病筛查应用中扩展了筛查疾病谱，提高了筛查效率及筛查特异性、敏感性，为疾病筛查开辟了新的领域。该技术能够在无症状或症状前期尽早诊断，与传统的筛查方法相比，具有分析速度快、灵敏度高、特异性强的优点，因此适合于新生儿疾病尤其是遗传代谢病的大范围临床筛查。

441. 为什么串联质谱检测结果异常并不一定是遗传代谢病

答：串联质谱技术主要作为遗传代谢病的筛查工具而不是诊断工具。如果患者串联质谱检测结果异常，也不一定意味着患遗传代谢病。对有机酸代谢病及部分脂肪酸、氨基酸代谢病的确诊还需要进一步做尿液或尿滤纸片（5cm×5cm）及气相色谱质谱（GC-MS）检测。对部分氨基酸代谢病，如枫糖尿症、精氨酸琥珀酸血症等还需要氨基酸分析仪或

HPLC 分析辅助诊断。更进一步的确诊需依靠酶学及基因突变分析。

442. 为什么串联质谱在新生儿遗传代谢病筛查中具有局限性

答：串联质谱（MS/MS）技术虽然是一项较为强大的分析技术，但是由于其仪器成本，特别是用于氨基酸以及酰基肉碱分析的串联质谱仪比较昂贵，且该技术要求使用者必须具备丰富的经验以及高水平的实验技能，能够解释复杂的代谢途径，因此，一定程度上限制了其在新生儿遗传代谢病筛查及临床实验室的应用。同时，MS/MS 不能区分同分异构体的化合物。例如，在枫糖尿症的筛查中，质荷比为 188 峰度既可以是亮氨酸、异亮氨酸，也可以是别构异亮氨酸，还存在羟脯氨酸、乙酰甘氨酸的干扰，对于经验不丰富的操作者来说更加难以区分，因此，对于有些疾病准确的诊断需要进一步进行 GC-MS、基因突变、酶等分析来确定。另外，MS/MS 筛查敏感性很大程度依赖于切割值的选择。早产、低出生体重儿常存在肠道外营养，影响氨基酸及酰基肉碱浓度，因此，低出生体重儿出现假阳性率明显高于正常出生体重儿。此外，生后年龄也是影响标记物变化的另一因素。

443. 为什么串联质谱检测结果异常时需要基因检测确诊

答：对串联质谱检测结果异常的个人应基于"临床诊断-生化诊断-酶学诊断-基因诊断"的原则，对于临床疑似患者，特别是筛查有异常的新生儿，应及时进行有关基因检测，争取为早期诊断、早期治疗提供诊断依据，可能改变个人的疾病管理方式。对于已生育过单基因遗传性疾病患儿的家庭，在女方准备再次怀孕前可对患儿父母进行相关基因突变检测，明确是否为相关致病基因突变的携带者。对于治疗困难、预后不良的疾患应争取对胎儿进行产前诊断，确诊后及时中止妊娠。

444. 什么是糖原贮积病

答：糖原贮积病（glycogen storage disease，GSD）是一类遗传性糖代谢障碍性疾病，主要为常染色体隐性遗传。已证实至少有 8 种酶参与糖原合成和分解代谢过程，根据酶缺陷不同及发现的年代顺序可将糖原累积病分为 13 型，其中以 I 型最多见。此病还可以根据受累器官和临床表现分为肝糖原贮积病（I、III、IV、VI、IX型）和肌糖原累积病（II、V、VII型）。

445. 为什么 I 型糖原贮积病会引起肝功能损害

答：I 型糖原贮积病因缺乏葡萄糖-6-磷酸酶而致病。葡萄糖-6-磷酸酶在糖原分解及糖异生中均为关键酶。由于该酶缺陷，6-磷酸葡萄糖不能进一步水解成葡萄糖。因此由低血糖刺激分泌的胰高血糖素不仅不能提高血糖浓度，反而使大量糖原分解产生的部分 6-磷酸葡萄糖进入糖酵解途径。同时由于 6-磷酸葡萄糖的堆积和低血糖刺激蛋白质分解，为肝糖原合成提供充足原料。亢进的糖异生和糖酵解过程引起丙酮酸堆积，产生大量乳酸和乙酰辅酶 A，后者为脂肪酸和胆固醇合成提供原料。此外，低血糖还使胰岛素水平降低，促进外周脂肪组织分解，使游离脂肪酸水平提高。这些代谢紊乱最终导致高甘油三酯血症和高胆固醇血症，进而引起肝脏脂肪变性。

446. 什么是黏多糖贮积症

答：黏多糖贮积症（mucopolysaccharidosis，MPS）是一类由于溶酶体中一些酶的缺陷使酸性黏多糖在体内不能完全降解而贮积在各种组织中引起的疾病，以骨骼改变为主，还可累及中枢神经系统、心血管系统、肝、脾、肌腱和皮肤等，造成骨骼发育障碍、肝脾肿大、智力迟钝和尿中黏多糖类排出增多。

447. 为什么会发生 Ⅱ 型黏多糖贮积症

答：黏多糖（GAGs）是骨基质和结缔组织细胞的主要成分。黏多糖主要包括：硫酸皮肤素（DS）、硫酸类肝素（HS）、硫酸软骨素（CS）和透明质酸（HA）等，这些多糖在溶酶体中降解。Ⅱ 型黏多糖贮积症是一种严重致残、致死性的 X 连锁隐性遗传性疾病，是由于 *IDS* 基因突变导致艾杜糖醛酸-2-硫酸酯酶缺乏或活性降低，导致 DS、HS 不能降解，从而在溶酶体内积聚，致使肝、脾、软骨、骨、心肌及神经组织发生营养障碍和功能异常。

448. 为什么黏多糖贮积症的诊断需要基因检测

答：虽然酶活性检测可以确诊黏多糖贮积症（MPS），但有其局限性：首先，正常人之间溶酶体酶活性的差异很大，携带者与有些正常人的酶活性十分接近，可为正常人的56%，甚至可与正常人重叠，仅根据酶活性很难作出诊断；其次，对于某一型 MPS 患者，临床表现可能有很大差别，但是酶活性差异可能并不大，因此无法客观评价骨髓移植等治疗方法的效果。因此，MPS 诊断中需要进行基因检测，除了可以检测已知的致病基因，还能发现新的突变序列，有助于 MPS 的诊断及治疗。

449. 为什么会发生戈谢病

答：戈谢病（gaucher disease，GD）是一种常染色体隐性遗传性溶酶体贮积病。正常情况下，β 葡糖脑苷脂酶把葡糖脑苷脂分解成葡萄糖和神经酰胺。戈谢病是因葡糖脑苷脂酶 *GBA* 基因突变，导致葡糖脑苷脂酶活性降低或丧失，使葡萄糖脑苷脂不能分解成半乳糖脑苷脂或葡萄糖和 N 酰苷鞘氨醇，因而葡萄糖脑苷脂在单核巨噬细胞系统各器官中大量沉积，引起组织细胞大量增殖，导致多器官受损，临床上以肝脾肿大、贫血、血小板减少、骨骼破坏、生长发育落后、反复癫痫发作和共济失调表现为主。

450. 什么是戈谢病的实验室检测方法

答：①骨髓组织学检查：骨髓穿刺涂片后进行瑞氏染色找到戈谢细胞是重要的诊断依据；②酶学检测：测定离体白细胞或培育的成纤维细胞证实酸性 β 葡萄糖苷酶活力缺乏可以确诊；③血液学检查：贫血，晚期出现三系细胞降低、凝血因子减少，尤以Ⅸ因子缺乏较多见，血清铁蛋白增高；④生化检查：常可见血清酸性磷酸酶活性增高；⑤基因检测：可做特异性酸性 β 葡萄糖苷酶基因突变测定。

451. 为什么基因检测结果可作为戈谢病的重要诊断依据

答：由于戈谢病酶缺乏的程度不同，症状可有较大差异；另外，因杂合子携带者的酶活性降低程度较轻，而正常人的酶活性又有较大的个体差异，导致戈谢病杂合子携带者的酶学诊断有一定困难。通过基因检测可明确无症状的基因突变携带者，也可证实临床诊断，因此基因检测可用作戈谢病的重要诊断依据。

452. 为什么父母表现正常孩子也会发生戈谢病

答：戈谢病的染色体定位在 1q21，本病为常染色体隐性遗传性疾病。所以当父母双方都为戈谢病致病基因的携带者（即父母双方为杂合变异）时，父母的临床表现正常，但他们的下一代有 25% 的概率为戈谢病患者（即纯合变异），这是由于隐性遗传性疾病的遗传原因所引起的。

453. 为什么要对戈谢病进行遗传咨询

答：戈谢病的遗传咨询主要作用有：①再生风险评估：本病呈常染色体隐性遗传；②携带者检查：戈谢病杂合子携带者的酶学诊断有一定困难，因杂合子携带者的酶活性降低程度较轻，而正常人的酶活性又有较大的个体差异；可做特异性酸性 β 葡萄糖苷酶基因突变检测，所有家庭成员都需要检测，可发现无症状携带者；③产前诊断：可用羊膜穿刺法检查胎儿细胞培养提取物的葡萄糖苷酯酶活性，以鉴定胎儿是否为戈谢病杂合子或纯合子型。

454. 为什么会发生尼曼-皮克病

答：尼曼-皮克病（Niemann-Pick disease，NPD）是由于溶酶体神经鞘磷脂水解酶的先天缺乏，导致神经鞘磷脂在肝、脾、肺、淋巴结、骨髓和脑组织等器官中广泛沉积，使得全身单核巨噬细胞和神经节细胞中出现大量含有神经鞘磷脂的泡沫细胞。根据临床表现可分为 5 型：A 型（急性神经型或婴儿型）、B 型（慢性非神经型或内脏型）、C 型（慢性神经型或幼年型）、D 型（NoVa-Scotia 型）、E 型（成人非神经型）。

455. 为什么骨髓组织学检查是尼曼-皮克病的重要诊断指标

答：尼曼-皮克病患者骨髓涂片中可发现特异性的尼曼-皮克细胞，主要特点为：胞体巨大，多数呈泡沫或蜂窝状；胞核小，多为 1 个；胞质丰富，充满大小不等的脂肪颗粒。脂质染色呈阳性，PAS 及酸性磷酸酶染色呈阴性或弱阳性。因此，骨髓组织学检查是常规诊断本病的主要方法。

456. 为什么父母正常孩子也会发生尼曼-皮克病

答：尼曼-皮克病为常染色体隐性遗传性疾病。所以当父母双方都为尼曼-皮克病基因携带者（即父母双方为杂合变异）时，父母的临床表现正常，但他们的下一代有 25% 的概率为尼曼-皮克病患者（即纯合变异），这是由于隐性遗传性疾病的遗传原因所引起的。

457. 什么是苯丙氨酸的代谢途径

答：苯丙氨酸是人体必需氨基酸，人体内的苯丙氨酸一部分用于蛋白质的合成，一部分通过苯丙氨酸羟化酶及其辅酶四氢生物蝶呤 BH4 转变成酪氨酸，用于合成甲状腺激素、黑色素、多巴、肾上腺素以及多种神经递质，仅有少量的苯丙氨酸经过次要的代谢途径在转氨酶的作用下转变成苯丙酮酸。

458. 为什么苯丙酮尿症患者会出现神经系统症状

答：苯丙氨酸羟化酶（phenylalanine hydroxylase，PAH）编码基因 *PAH* 突变导致 PAH 活性降低或缺乏，苯丙氨酸不能转化为酪氨酸，酪氨酸及正常代谢产物合成减少，血苯丙氨酸含量在体内积聚增加。苯丙氨酸水平增高影响中枢神经系统发育，导致智力发育落后，出现小头畸形、抽搐等神经系统症状。

459. 什么是苯丙酮尿症的典型临床表现

答：典型的苯丙酮尿症（PKU）的临床表现为：①患儿出生时大多表现正常，新生儿期无明显特殊的临床症状，部分患儿可能出现喂养困难、呕吐、易激惹等。②未经治疗的患儿 3~4 个月后逐渐出现 PKU 的典型临床特征，表现为智力、运动发育落后，头发由黑变黄，皮肤白，由于尿和汗液中排出苯乙酸，故呈特殊的鼠尿臭味。③随着年龄增长，患儿智力低下越来越明显，年长儿约 60% 有严重的智力障碍。2/3 患儿有轻微的神经系统体征，如肌张力增高、膝反射亢进、小头畸形等，严重者可有脑性瘫痪。约 1/4 患儿有癫痫发作，常在 18 个月以前出现，可表现为婴儿痉挛性发作、点头样发作或其他形式。约 80% 患儿有脑电图异常。BH4 缺乏型患儿的神经系统症状出现得较早且较严重，主要表现为躯干肌张力低下，四肢肌张力增高，由此导致抬头困难、吸吮力低下、吞咽困难、软弱无力、眼睑下垂、嗜睡、反应极差、激惹、口水增多、难以控制的抽搐、严重小头畸形等。

460. 什么是苯丙酮尿症患者的临床管理措施

答：苯丙酮尿症的临床干预措施主要有：①新生儿筛查：做到早期发现、早期治疗。②遗传咨询：生育有苯丙酮尿症患儿的夫妇或夫妇中有一方是苯丙酮尿症患者的亦或父母双方直系家属中有苯丙酮尿症的需及早进行遗传咨询。③低苯丙氨酸饮食：主要适用于 PKU 患者并且其血苯丙氨酸浓度持续高于 360μmol/L（6mg/dl）的患者。由于苯丙氨酸是合成蛋白质的必需氨基酸，完全缺乏时亦可导致神经系统损害，因此可喂给婴儿特制的低苯丙氨酸奶粉，到幼儿期添加辅食时应以淀粉类、蔬菜、水果等低蛋白质食物为主。苯丙氨酸需要量：3 个月龄以内为 50~70mg/（kg·d），3~6 个月龄为 40~60mg/（kg·d），6~12 个月龄为 30~50mg/（kg·d），1~2 岁为 20~40mg/（kg·d），2~3 岁为 20~35mg/（kg·d），3 岁以上为 15~35mg/（kg·d），但需要根据疾病轻重及对苯丙氨酸耐受性调整，以能维持血中苯丙氨酸浓度在适当的范围，提倡终身治疗。④药物治疗：BH4、5-羟色氨酸和 L-DOPA 主要用于 BH4 合成酶缺乏症。⑤定期复查，监测患儿体格、智力、营养和各种生化指标。

461. 为什么会发生枫糖尿症

答：枫糖尿症（maple syrup urine disease，MSUD）为常染色体隐性遗传性疾病，由于支链酮酸脱氢酶复合体 BCKAD 缺陷导致支链氨基酸（亮氨酸、异亮氨酸、缬氨酸）代谢受阻，其相应酮酸衍生物在体内蓄积，对脑组织产生神经毒性作用。BCKAD 复合体由支

链 α-酮酸脱羧酶（E1）（包括 E1α、E1β）、双氢脂酰转环酶（E2）、脱氢酶（E3）及两个特异性调节蛋白（激酶及磷酸酶）等不同蛋白组成，任何一种蛋白异常可导致 BCKAD 复合体功能障碍。

462. 什么是枫糖尿症的实验室检查方法

答：枫糖尿症的实验室检查方法有：①血浆氨基酸检测：采用氨基酸分析仪可检测血中亮氨酸、异亮氨酸、别异亮氨酸及缬氨酸浓度；②尿支链 α-酮酸测定：采用气相色谱-质谱测定发现枫糖尿症患者尿中亮氨酸、异亮氨酸和缬氨酸的代谢产物；③生化检测：血糖可降低或正常，尿酮体阳性，血氨可增高，代谢性酸中毒，阴离子间隙增加；④BCKAD 复合体酶活性及基因突变分析：采集外周白细胞、皮肤成纤维细胞、淋巴母细胞、肝组织、羊水细胞、绒毛膜细胞等测定 BCKDH 复合体酶活性；外周血白细胞提取 DNA 进行相关基因分析，以从分子生物学水平明确诊断。

463. 为什么枫糖尿症患者要进行遗传咨询

答：为了减少出生缺陷和生出健康的下一代，有枫糖尿症家族史的夫妻双方需进行产前遗传咨询。枫糖尿症的遗传方式是常染色体隐性遗传，先证者的父母通常是携带者（即杂合子），携带者本身不发病，但他们的子女有 25% 的概率是患者，50% 的概率是无症状的携带者，25% 的概率是正常个体。如果先证者的父母还需生育下一代需进行产前遗传咨询，通过基因诊断确认下一代的基因型。如果先证者需生育下一代需对先证者的配偶进行遗传咨询，通过基因诊断确认其基因型，如果先证者的配偶为枫糖尿症携带者则需对他们的下一代进行产前基因检测，确认下一代基因型。

464. 什么是枫糖尿症的临床管理措施

答：枫糖尿症的临床管理措施有：①新生儿筛查：做到早期发现、早期治疗。②遗传咨询：生育有枫糖尿症患儿的夫妇或夫妇中有一方是枫糖尿症患者的亦或父母双方直系家属中有患枫糖尿症的需及早进行遗传咨询。③临床治疗：入院 24 小时内血浆异亮氨酸浓度降低大于 750μmol/L；给予充足的异亮氨酸、缬氨酸，急性期发作期其浓度保持在400~600μmol/L；尽量减少低渗液体的摄入，保持血清钠离子浓度 138~145mmol/L；保持尿量 2~4ml/（kg·h），尿渗透压 300~400mmol/L；对症治疗：去除应激因素，如感染、脱水、疼痛等。

465. 为什么会发生家族性高胆固醇血症

答：家族性高胆固醇血症是人类最常见的单基因遗传性疾病之一，以低密度脂蛋白受体（low density lipoprotein receptor，LDLR）基因突变为最主要病因，低密度脂蛋白是人体内运输外源性胆固醇的主要载体，将外源性胆固醇摄入细胞内，用于细胞增殖和固醇类激素及胆汁酸盐的合成，从而调节体内胆固醇的平衡。当 LDLR 基因变异引起 LDLR 功能缺陷时导致脂代谢严重紊乱，引起血浆总胆固醇、低密度脂蛋白明显升高，皮肤及跟腱黄色瘤，早发冠心病。

466. 为什么要进行家族性高胆固醇血症的基因检测

答：对一个家系中有多人患有高胆固醇血症的需及早进行遗传咨询并基因检测，通过基因检测确定是否为 *LDLR* 基因突变引起的家族性高胆固醇血症。对于家系中有 *LDLR* 基因变异的人员，尤其是儿童青少年，及早进行临床干预，减少冠心病的患病率；并对于家系中高胆固醇血症患者进行优生优育指导。

467. 什么是低磷酸血症佝偻病

答：低磷酸血症佝偻病（hypophosphatemic rickets），又称抗维生素 D 佝偻病或 X 连锁低磷血症，是一种罕见的肾小管遗传缺陷性骨病，发病率约为 1/25 000。1937 年 Albright 首例报道并命名为低血磷性抗维生素 D 佝偻病。1958 年 Winters 证实本病为 X 染色体连锁显性遗传性疾病，缺陷基因定位于 X 染色体短臂（Xp22.2-p22.1）上。男女均可发病，女性较多。

468. 为什么会发生低磷酸血症佝偻病

答：由于遗传性或获得性的原因致使肾小管对磷酸盐的重吸收障碍，大量磷从尿中丢失，导致血磷降低和骨矿化障碍所致的一组骨骼疾病。各种低磷酸血症佝偻病的病因不同，但具有相同的临床特征及生化改变，表现为典型的佝偻病的骨骼异常、低磷血症、高碱性磷酸酶血症。低磷酸血症佝偻病主要与遗传有关，包括 X 连锁低磷性佝偻病（XLH），致病基因为 *PHEX*；常染色体显性遗传低磷酸性佝偻病（ADHR），致病基因为 *FGF-2*；遗传性低磷酸血症佝偻病合并高尿钙症（HHRH），致病基因为 *SLC34A3*；常染色体隐性遗传低磷酸血症佝偻病，致病基因有 *DMP1*、*ENPP1*、*FAM20C*。

469. 什么是低磷酸血症佝偻病常见的临床表现

答：低磷酸血症佝偻病患者出生后均正常，本病大多至 1 岁后出现症状，2~3 岁后渐明显，骨关节疼痛随年龄增长逐渐加重。当站立行走，双下肢负重后常出现骨骼弯曲畸形，形成"O"形、"X"形或"L"形腿。无特殊面容，视力正常。年长儿仍有活动性佝偻病，骨骼畸形多较严重。家族性发病是其特征，常规维生素 D 治疗无效。

470. 什么是甲基丙二酸尿症

答：甲基丙二酸尿症（methylmalonic acidemia，MMA），是先天性有机酸代谢障碍中最常见的疾患，为常染色体隐性遗传性疾病。甲基丙二酸尿症是由于体内甲基丙二酸代谢异常所致。甲基丙二酸代谢过程中，除需甲基丙二酰辅酶 A 变位酶（methylmalonyl-coa mutase，MCM）外，还必须有钴胺素（维生素 B$_{12}$）作为辅酶参与。当编码 MCM 或维生素 B$_{12}$ 合成过程中的任意酶的基因发生缺陷时，均可导致甲基丙二酸代谢受阻，致使甲基丙二酸发生异常堆积。

471. 为什么要对甲基丙二酸尿症进行基因检测

答：甲基丙二酸尿症根据酶缺陷的类型分为 MCM 缺陷及其辅酶钴胺素代谢障碍两大类。MCM 又分为无活性者为 mut0 型，有残余活性者为 mut-型。MCM 编码基因 *MUT* 定位于 6p12.3。辅酶钴胺素代谢障碍包括：腺苷钴胺素合成缺陷，即线粒体钴胺素还原酶缺乏（cblA）和钴胺素腺苷转移酶缺乏（cblB），编码基因分别为 *MMAA*（4q31.21）和 *MMAB*（12q24.11）以及 3 种由于胞浆和溶酶体钴胺素代谢异常引起的腺苷钴胺素（adenosylcobalamin，AdoCbl）和甲基钴胺素（methylcobalamine，MeCbl）合成缺陷（cblC、cblD 和 cblF）），编码基因分别为 *MMACHC*（1p34.1）、*MMADHC*（2q23.2）和 *LMBRD1*（6q13）。这 3 种类型患者除有甲基丙二酸尿症外，还伴有同型半胱氨酸血症，是我国甲基丙二酸尿症患者中的常见类型。基因检测基因突变分析是 MMA 分型最可靠的依据。

（孙　昱　余永国）

第七节　染色体综合征

472. 什么是唐氏综合征

答：唐氏综合征亦称 21 三体综合征或先天愚型，是人类最为常见的由染色体非整倍体所导致的中至重度智力障碍的出生缺陷性疾病，也是第一个被发现的人类染色体疾病。该病由英国 Langdom Down 于 1886 年首先作了临床描述，在 1959 年由 Lejeune 证明该病是由于多出一条 21 号染色体所致。在我国其发生率占出生人数的 1/600～1/800，占受孕人数的 1/150。目前，唐氏综合征尚无有效的治疗手段，只能通过患儿的产前筛查和诊断，杜绝该类患儿的出生。

473. 为什么要进行唐氏综合征产前筛查

答：唐氏综合征是最常见的常染色体病之一，其发生率约占活产新生儿的 1/600～1/800。每年我国约有数十万唐氏综合征患儿出生，为其提供的康复费用每年高达 20 亿，因此唐氏综合征不仅是一个严重的公共卫生问题，也已成为影响经济发展和人民正常生活的社会问题。鉴于本病患儿出生后目前没有有效治疗方法，且会增加社会和家庭负担，因此开展对唐氏综合征的产前筛查和产前诊断，并采取相应措施，防止患儿出生，是降低人口出生缺陷，提高人口素质的重要措施。

474. 什么是唐氏综合征的实验室检查手段

答：目前唐氏综合征的实验室检查方法包括：①传统的染色体核型分析：分析整个染色体组的染色体结构及数目，该技术对于其他技术而言最大的优势在于检测费用低、能检测罗伯逊易位型唐氏综合征、能较准确地检测出嵌合型唐氏综合征；②染色体微阵列分析技术（CMA）：在全基因组范围内同时检测染色体拷贝数变异，该技术的优势在于：通量大、分辨率高、不需要细胞培养；③荧光原位杂交（FISH）技术：将特定基因组序列用荧光标记作为探针与待检测标本的染色体进行杂交，即可对特定染色体的数目异常和结构异常进行检测；④多重连接探针扩增技术（MLPA）：针对待测核酸中靶序列进行定性和相对定量分析。

475. 为什么有些唐氏综合征患者存活率低而有些患者存活率高

答：唐氏综合征患者的存活率主要取决于有无并发严重的先天性心脏病，该并发症是导致唐氏综合征患儿死亡的主要原因，经超声心动图检查发现，约 1/2 以上的患者有先天性心脏病，主要是室间隔缺损、房室道联通、房间隔缺损和动脉导管未闭，先天性心脏病最严重的类型是肺血管阻塞，这一并发症能导致充血性心力衰竭。另外，消化管畸形也是唐氏综合征患儿能否存活的原因，消化道畸形的发病率大约为 5%，主要表现在新生儿期出现喂养困难、呕吐、吸入性肺炎。这类畸形包括十二指肠狭窄或闭锁、肛门闭锁、先天性巨结肠、食管气管瘘或食管闭锁、幽门狭窄。还有其他一些并发症也是患儿能否长期存活的原因：如：血液病、内分泌疾病、免疫系统疾病等。

476. 什么是唐氏综合征的高危群体

答：①高龄孕妇（年龄大于 35 岁）：35 岁以上孕妇所生胎儿染色体异常的机会比正常人大很多，如 25～35 岁孕妇生育唐氏综合征患儿的概率为 0.15%，35 岁以上孕妇为 1%～2%，40 岁以上可达 3%～4%；②不良生育史孕妇：生育过先天畸形、无脑儿、先天愚型及其他染色体异常患儿等的孕妇；③有反复流产、难孕、不能解释的围生期死亡史的孕妇；④夫妇一方是染色体平衡易位携带者；⑤有家族性遗传性疾病史或夫妇一方患有遗传性疾病的孕妇；⑥孕期使用有致畸作用的药物如抗肿瘤药物、孕激素等的孕妇；⑦孕早期有有害物质接触史，如大剂量放射性、有害物质等；⑧患有慢性疾病的孕妇，如胰岛素依赖型糖尿病、癫痫、甲状腺功能亢进、自身免疫性疾病、慢性心脏病、肾脏病等；⑨母血筛查高危者，如先天愚型或 NTD 筛查高危孕妇。

477. 为什么高龄产妇生出唐氏综合征患儿的概率高于非高龄产妇

答：35 岁以上的高龄初产妇会增加婴儿患有唐氏综合征的风险，原因是随着女性年龄增长，卵巢逐渐衰老退变，产生的卵子自然老化，发生染色体畸形的机会就会增多，此外，卵子形成过程中也会引起染色体不分离现象的增加。因此，35 岁以上女性生孩子的风险比较大，胎儿出现畸形、智力障碍的风险增高。女性现在的生育年龄正越来越大，一般生育头胎时已经在 25～29 岁，算上二胎之间的间隔期，很多产妇生二胎时的年龄都会超过 30 岁，甚至 35 岁。"二胎"政策全面放开之后，高龄产妇预计将有所增加，夫妻双方在怀孕前要做好各项优生检查及产前筛查。

478. 什么是 13 三体综合征

答：13 三体综合征又称 Patau 综合征，由 Patau 在 1960 年首先发现该综合征患者的 D 组染色体多出一条，1966 年 Yunis 证实多出的是 13 号染色体，因此定名为 13 三体综合征。Patau 综合征是活产儿常染色体三体患儿中最少见和最严重的三体综合征，平均存活时间不到 3 天。13 三体核型 75% 的病例为三体型，核型为 47，XX（XY），+13；20% 为 D/D 易位型，大多数是第 13 号染色体易位至第 14 号染色体，大约 5% 的易位病例是家族性的。在原发三体和易位型病例中，表型是相同的；另 5% 病例为嵌合体，症状稍轻，存活时间也较久。国内 13 三体综合征在活产儿中的发生率为 1/8000～1/12 000。

479. 什么是 13 三体综合征的临床表现

答：13 三体综合征的临床表现差异性很大，最明显的特征是严重的智力障碍。13 三体综合征的新生儿出生时往往 Apgar 评分低下，伴有下列畸形：多指畸形（轴后型）、小头畸形、摇篮足、头皮缺损、脐膨出、疝、神经管畸形；80%的病例伴有心脏畸形，包括动脉导管未闭、室间隔缺损、房间隔缺损、右位心；前脑无裂畸形也是常见的，常伴有面中线缺陷；眼距短、小眼畸形、无眼畸形、鼻或鼻梁缺失或畸形、严重的唇和（或）腭裂；毛细血管瘤和多囊肾或其他肾畸形也常见报道。死产和胎儿宫内死亡是常见的妊娠结局。

480. 什么是 13 三体综合征的实验室检查指标

答：①产前母血筛查：孕中期母血筛查（AFP、HCG、uE3、抑制蛋白）对 13 三体综合征不敏感，孕早期筛查有一定意义（超声颈项透明带测量、PAPPA 和 β-HCG）。产前超声：产前超声提示 13 三体综合征的异常包括颈项透明带增宽、心脏畸形、脐膨出、肾脏畸形、幽门狭窄、神经管畸形和睑裂畸形。②对疑似 13 三体综合征的新生儿或婴儿应做外周血染色体核型检查或染色体微阵列分析（CMA）。③对于确诊为 13 三体综合征的父母进一步检查其父母的染色体核型，因为平衡易位携带者的父母再生育子代发病风险明显增加。

481. 什么是 18 三体综合征

答：18 三体综合征也称为 Edward 综合征，是由 Edward 在 1960 年首先发现患者 F 组染色体多出一条，但当时未能确定是哪一条。1961 年 Palau 证实多出的一条染色体为 18 号，由此定名为 18 三体综合征。18 三体综合征患者中约 4/5 的核型为 47，XX（XY），+18，症状较重；1/5 的核型为嵌合型（46/47，+18），症状较轻。女婴多于男婴（3∶1），出生体重低（平均<2300g），30%死于出生后第一个月，50%死于生后第 2 个月，存活 1 年以上少于 10%，平均寿命 70 天，幸存者生长发育迟缓。

482. 什么是 18 三体综合征的临床表现

答：18 三体综合征的临床表现主要有：①精神、神经系统疾病：智力低下、肌张力亢进；②面部畸形：小眼、眼距宽、内眦赘皮，耳位低、小口、小颌、腭弓窄、唇裂、腭裂；③心、胸疾病：胸骨短，99%以上有先天性心脏病，主要为室间隔缺损、动脉导管未闭；④腹部疾病：肠息肉、腹股沟疝或脐疝；⑤泌尿、生殖系统疾病：肾畸形、隐睾；⑥四肢畸形：握拳时中指和无名指紧贴掌心，示指和小指重叠其上；足内翻，足底呈摇篮状。

483. 什么是 18 三体综合征的实验室检查指标

答：①产前母血筛查：孕中期（孕 15~20 周）母血清 hAFP+β-HCG 常规二联筛查（酶联免疫法）估算风险率，以 18 三体风险率≥1/370 为高风险截断值；②产前超声：产前超声提示胎儿心脏结构异常、胎儿宫内发育迟缓、双侧的脉络膜囊肿、上消化道狭窄、马蹄肾、双肾上腺缺如、双侧胸腔积液、眼距宽，左手特殊握拳等均为 18 三体综合征风险；③对疑似 18 三体综合征的新生儿或婴儿应做外周血染色体核型检查或染色体微阵列分析（CMA）；④对于确诊为 18 三体综合征的患儿进一步检查其父母的染色体核型，因为平衡易位携带者的父母再生育子代发病风险明显增加。

484. 为什么 5q 综合征被称为猫叫综合征

答：猫叫综合征（cat cry syndrome）又名猫叫症（cri du chat syndrome），是常染色体异常综合征，Lejeune 等于 1963 年首次报道，发病率为 1/50 000，占小儿染色体病的 1.3%，患者女多于男，性别比例女：男为 6：5。该病是由于第 5 号染色体短臂部分缺失引起的染色体缺失综合征，因患儿有猫叫样啼哭而得名。临床诊断猫叫综合征的主要标准是似猫叫的哭声、体态异常（尤其是具有典型的面部特征）以及智力低下（即 Lejeune 症状）。不是所有 5p 缺失的病例都具有 Lejeune 症状，猫叫综合征只是 5p 缺失综合征的一种。

485. 什么是 Turner 综合征

答：特纳综合征（Turner syndrome, TS）是女性 X 染色体全部或部分缺失导致的一种常见遗传性疾病。1938 年，Henry H. Turner 首次对这种疾病进行了描述，因此而命名 Turner 综合征。本病在活产女婴中发生率约为 1/2500，但在流产和死胎中发生率显著增高。Turner 综合征患者临床表型多样，出生时常有手足水肿，6 岁左右出现身材矮小、性腺发育不良、蹼状颈、发际低、盾状胸、乳距宽、前臂外翻、先天性心脏病（如主动脉狭窄）、马蹄肾等异常。未经治疗的患者青春期无第二性征发育，通常为原发性闭经、不孕。患者智力一般正常，但空间感觉可能缺乏，社会适应能力较低。患者成年后发生骨折、糖尿病、高血压、中风等风险增加，平均寿命缩短。

486. 为什么多数特纳综合征患者生育能力低下

答：目前认为两条完全正常的 X 染色体是卵巢发挥正常功能的前提，而特纳综合征女性患者缺少一条 X 染色体或 X 染色体的一部分，此部分缺失的遗传物质对患者的发育造成严重影响，包括卵巢功能低下或卵巢早衰。在宫内发育早期，特纳综合征患者卵巢可正常发育，但在发育后期至胎儿娩出这一阶段中，患者卵细胞即发生死亡、卵巢组织出现不可逆退化，卵巢正常功能丧失。特纳综合征患者除非接受激素治疗，否则大多数患者无青春期发育，成年后多表现为不具有生育能力。

487. 为什么特纳综合征患者多表现为身材矮小

答：Turner 综合征患者的典型症状是身材矮小和性腺发育不良。研究表明，SHOX 基因对儿童期纵向生长和骨骼发育起作用，SHOX 基因的单倍体剂量不足可导致身材矮小及骨骼的特殊异常，如肘外翻、膝外翻、第 4 掌骨短小等。由于 SHOX 基因定位于 X 染色体和 Y 染色体短臂末端，因此大多数特纳综合征患儿具有不同程度的 SHOX 基因单倍体剂量不足，导致患者表现为身材矮小。

488. 为什么要对疑似 Turner 综合征患者进行染色体核型分析

答：对疑似 Turner 综合征患者，常规做染色体核型分析，目的有两个：①明确诊断；②了解有无 Y 染色体以指导治疗。另外，Turner 综合征的临床表现取决于遗传物质的丢失量，染色体核型代表了遗传物质的丢失量，因此 Turner 综合征的临床表现与其染色体核型相关。

489. 为什么要对 Turner 综合征患者进行性激素治疗和生长激素治疗

答：性激素治疗可促进第二性征的发育，促进骨骺愈合，改善身高，可建立规律月经，防止骨质疏松症发生。Turner 综合征患者的身材矮小不是缺乏生长激素引起的，但在骨骺愈合前及时给予生长激素治疗对改善身高还是有益的。一般来说生长激素治疗可以使患者最终身高增加 5~10cm。

490. 为什么 Turner 综合征在新生儿中发病率很低

答：Turner 综合征是女性 X 染色体全部或部分缺失导致的一种遗传疾病。本病在活产女婴发病率约为 40/10 万，但在临床妊娠中的发生率很高。由于 X 染色体上有与体格发育、智力发育、性腺发育、淋巴系统发育等有关的基因，其全部或部分缺失可能导致胎儿发育异常，最终导致约 99% 的患病胎儿流产，出生患病儿数量少。

491. 什么是 21q 缺失综合征

答：21 号染色体长臂的缺失（21q 缺失综合征）是一种少见的遗传性疾病，长臂的缺失增加了患儿出生缺陷、生长发育迟缓以及学习障碍的发生风险，疾病的严重程度取决于缺失片段的部位和程度。长臂的成分缺失尤其是 21q22 的缺失可造成遗传表达的异常，但是在长臂顶端 21q22.3 的缺失却并不引起遗传表达的异常。

492. 什么是 21q 缺失综合征的临床表现

答：21q 缺失综合征的临床表现主要有：①面容特征：变形面容往往是 21 长臂缺失的一种特征。患儿小头、枕骨后凸、小眼、眼角上斜或下倾、宽鼻梁、鼻唇沟长；有些患儿嘴宽大，嘴角往下弯曲；有些患儿面颊小、下颌低、低耳位、大耳朵。②其他临床表现：患儿易患呼吸道感染尤其是下呼吸道感染，常有抽搐、关节强直、血小板减少，可伴有先天性心脏病如房间隔缺损、室间隔缺损、肺动脉狭窄、三尖瓣闭锁、法洛四联症等。

493. 为什么应用比较基因组杂交技术可以确诊 Wolf-Hirschhorn 综合征

答：Wolf-Hirschhorn 综合征（WHS）是由于 4 号染色体短臂末端 p16.3 缺失所引起的一种较为罕见的染色体病，因此也称为 4p 综合征。该病是一种相邻基因综合征，具有一致而复杂的表型，涉及两个或更多相邻基因座的小片段缺失。该病的主要临床表现是：具有特殊面容、生长发育障碍、智力低下、肌张力减退、癫痫、先天性心脏病、骨骼畸形等各种异常。比较基因组杂交（CGH）技术可以快速全面地分析大于 25kb 的 DNA 拷贝数的变化。由于 WHS 相关区域包含很多基因，临床症状也会随着缺失片段大小而有所不同，而 CGH 技术比传统的染色体检查或荧光原位杂交的方法可以更精确地定位出缺失的区域，因此应用比较基因组杂交技术可以确诊 Wolf-Hirschhorn 综合征。

494. 什么是克氏综合征

答：克氏综合征即克兰费尔特综合征为 Harry Klinefelter 于 1942 年首先报告，后来发现这些患者的染色体核型为 47，XXY。20 世纪 70 年代大规模的新生儿细胞遗传学研究确定 47，XXY 核型的发病率为 1/500 新生儿。典型的克氏综合征的表现为：身材高大，体征女性化，胡须及阴毛稀少，小而硬的睾丸，小阴茎，睾酮低，不育，轻到中度智力障碍等。智力障碍一般很少见，主要表现为语言能力低下，然而这部分患者经常被误诊为认知功能障碍。精子及睾酮生成障碍是克氏综合征的主要临床表现。通常，青春期男性主要表现为生殖器及青春期发育障碍。青春期男性睾丸体积小且质地较硬，应进一步评估阴茎大小、雄激素、促卵泡激素和黄体生成素水平，必要时进行染色体检查。成年男性表现为不育：无精子症或严重少精子症，睾酮低以及由此引起的症状如勃起功能障碍及性欲低下。此外，克氏综合征患者更容易患睾丸外生殖细胞源性肿瘤。

495. 为什么会发生克氏综合征

答：克氏综合征的染色体核型为 47，XXY，其产生的原因是配子在减数分裂或合子在有丝分裂时发生了错误，出现性染色体不分离的 XY 或 XX 配子，它们与正常的 X 或 Y 配子结合即产生非整倍体合子。在 47，XXY 核型患者中，精子第一次减数分裂性染色体不分离的概率为 53%，卵子不分离的概率为 34%，卵子在第二次减数分裂不分离占 9%，合子有丝分裂错误占 3%。早年的研究已证明，卵子分裂错误与母亲年龄有关，卵子第一次减数分裂错误母亲的平均年龄为 32 岁，第二次减数分裂错误母亲的平均年龄为 27 岁。近年来的研究发现精子分裂错误与父亲年龄有关。年龄 33~54 岁，XY 二体型精子的百分率与父亲年龄直线相关

496. 为什么会发生 DiGeorge 综合征

答：DiGeorge 综合征即迪格奥尔格综合征（DiGeorge syndrome，DGS）又称先天性胸腺发育不良，于 1965 年由 Angelo DiGeorge 医生首例报道后，全球各地均有散在病例报道。该病是一种以 T 细胞缺陷为主的先天性免疫缺陷病，研究发现 DGS 患者存在染色体 22q11.2 的缺失，揭示其发病机制可能是由于染色体 22q11.2 缺失导致了胚胎发育时期的第 3、4 咽囊颈神经嵴细胞移行和分布异常，常伴第 3、第 4 和第 6 弓动脉的异常发育，导致多器官（包括胸腺、甲状腺、甲状旁腺、上下颌骨、主动脉弓、心室流出道、外/中耳）发育不良。此病又称为 22q11.2 缺失综合征或腭心面综合征。

497. 什么是 DiGeorge 综合征主要的临床表现

答：DiGeorge 综合征典型临床表现为：①出生后即可出现：特殊面貌（如眼距过宽、下颌过小、耳廓低位等畸形）、顽固的低血钙搐搦症（单纯补钙不能纠正）、主动脉弓异常（如右位主动脉、法洛四联症等）；②新生儿期以后，反复发生病毒、真菌或卡氏肺孢菌感染，或感染呈慢性过程；对各种减毒活疫苗，如水痘、卡介苗和麻疹疫苗等的接种往往发生严重不良反应，甚至致死；重症患者且易发生细菌感染。

（孙　昱　余永国）

第八节　皮肤系统遗传性疾病

498. 什么是常见的皮肤系统遗传性疾病

答：常见的皮肤系统遗传性疾病有：遗传性鱼鳞病、银屑病、疣状肢端角化病、弥漫

性掌跖角化、残毁性掌跖角化、遗传性毛发红糠疹、单纯型大疱性表皮松解症、营养不良型大疱性表皮松解症、交界型大疱性表皮松解症、无汗性外胚层发育不良、有汗性外胚层发育不良、色素失禁症、先天性皮肤异色症、着色性干皮病、先天性全身多毛症、皮肤松弛症等。

499. 为什么会发生鱼鳞病

答：鱼鳞病（ichthyosis）是一组遗传性角化障碍性皮肤疾病，主要表现为皮肤干燥，伴有鱼鳞状脱屑。本病多在儿童时发病，主要表现为四肢伸侧或躯干部皮肤干燥、粗糙，伴有菱形或多角形鳞屑，外观如鱼鳞状或蛇皮状，寒冷干燥季节加重，温暖潮湿季节缓解，易复发，多是由于遗传因素致表皮细胞增殖和分化异常，导致细胞增殖增加和（或）细胞脱落减少。

500. 为什么遗传性鱼鳞病有多种遗传方式

答：常见的遗传性鱼鳞病可分为：寻常性鱼鳞病（ichthyosis vulgaris，IV）、非大疱性先天性鱼鳞病样红皮病（nonbullouscongenital ichthyosiformerythroderma，NCIE）、大疱性先天性鱼鳞病样红皮病（bullouscongenital ichthyosiformerythrodema，BCIE）和先天性层板状鱼鳞病（lamellar ichthyosis，LI）。其中IV为常染色体隐性遗传，*FLG* 基因是目前唯一被克隆的IV致病基因；NCIE 为常染色体隐性遗传，*TGMI*、*ALOX12B*、*ALOXE3*、*ABCA12*、*NIPAL4*、*CYP4F22* 是 NCIE 已知致病基因；BCIE 为常染色体显性遗传，主要致病基因包括 *KRT1* 和 *KRT10*；LI 主要呈常染色体隐性遗传，主要致病基因包括 *TGMI*、*ABCA12*、*CYP4F22*。

501. 什么是单纯型大疱性表皮松解症

答：单纯型大疱性表皮松解症（epidermolysis bullosa simplex，EBS）是一种严重的遗传性皮肤病，患者皮肤或黏膜上皮脆性增加，受轻微摩擦或碰撞就会出现水疱，多发于指（趾）、踝部、腕部、关节伸侧等易摩擦部位，愈后会留下栗丘疹和皮肤萎缩性瘢痕。按照皮肤病学和组织病理学分为局部型 EBS、显性疱疹样 EBS、色素斑驳型 EBS、广泛型 EBS 等亚型。①局部型 EBS 患者水疱在婴儿期即开始出现，最初是膝盖受累，在 12~18 个月龄会走路时，足受累。水疱最常出现在手足，是 EBS 中症状最轻的一个亚型。②显性疱疹样 EBS，一般出生时即发病，严重情况下，水疱会导致新生儿或婴儿死亡。典型的症状是全身严重多发大水疱或成簇小水疱，经常会有血疱，黏膜也会受累，是 EBS 中症状最重的一个亚型。③色素斑驳型 EBS 患儿在出生时皮肤脆性明显增加，幼童时期会出现小的色斑，随着年龄增加，幼儿期色斑逐渐融合成网状或散开，从躯干到四肢，色斑不出现在水疱处。④广泛型 EBS 患者水疱在婴儿期出现，可遍布全身。

502. 为什么会发生单纯型大疱性表皮松解症

答：遗传因素是 EBS 发生的主要因素，有常染色体显性遗传和常染色体隐性遗传方式。*KRT5* 基因和 *KRT14* 基因是本病的主要致病基因，*KRT5* 基因和 *KRT14* 基因发生致病性变异，导致机体不能合成正常的角蛋白 5 和角蛋白 14，阻碍角蛋白形成张力丝，导致轻微的摩擦或碰撞都可能诱发皮肤或黏膜水疱发生 EBS。此外，*PLEC* 基因的致病性变异也与 EBS 的发生有关。

503. 什么是着色性干皮病

答：着色性干皮病（xeroderma pigmentosum，XP）是一组罕见的常染色体隐性遗传性皮肤病，具有较高的遗传异质性。XP 主要临床特征是患者皮肤对日光，特别是紫外线高度敏感，皮肤干燥脱屑，雀斑样色素沉着等。XP 患者发生皮肤癌的风险显著增高，约半数 XP 患者在 10 岁前即发生皮肤癌；大多数 XP 患者在其一生中均会发生多次皮肤癌。XP 患者患其他类型肿瘤（如脑肿瘤）的风险也升高；此外，XP 患者吸烟显著增加罹患肺癌的风险。XP 患者眼睛对太阳光中的紫外线异常敏感，如不用墨镜进行保护的话，易对角膜产生损伤，影响视力。大约 30% 的 XP 患者还会发生进行性神经系统异常，主要包括：听力下降、身体协调性下降、行走困难、智力下降、吞咽困难、说话困难及惊厥等。

504. 为什么要对着色性干皮病进行基因检测

答：着色性干皮病（XP）共分为 8 种亚型，其中每种亚型的致病基因各不相同：XPA 型的致病基因为 *XPA*；XPB 型的致病基因为 *ERCC3*；XPC 型的致病基因为 *XPC*；XPD 型的致病基因为 *ERCC2*；XPE 型的致病基因为 *DDB2*；XPF 型的致病基因为 *ERCC4*；XPG 型的致病基因为 *ERCC5*；XPV 型的致病基因为 *POLH*。上述各亚型 XP 的致病基因中，除了 *POLH* 之外的其他基因的编码产物均是机体核苷酸剪切修复（nucleotide excision repair，NER）通路的关键蛋白，与 DNA 损伤修复密切相关。*POLH* 基因与 NER 无关，但其编码产物与防止细胞发生紫外线诱导 DNA 损伤有关。由此可见，XP 遗传异质性较高，且各亚型 XP 致病基因与 DNA 损伤修复等重要生理过程密切相关。通过基因检测明确 XP 患者携带的致病性变异，一方面可以帮助临床进行病因学诊断，另一方面对肿瘤易感风险评估、开展有效的遗传咨询、指导二胎生育等具有重要意义。

505. 为什么会发生遗传性毛发红糠疹

答：遗传性毛发红糠疹（hereditary pityriasis rubra pilaris，HPRP）是一种以局限性的毛囊角化、橙黄色鳞屑斑块、掌跖过度角化等为特征的罕见遗传性皮肤病，多呈常染色体显性遗传。多数 HPRP 患者病因尚不清楚，但在几个 HPRP 家系中发现与 *CARD14* 突变有关。CARD14 在多种组织中均有表达，但在皮肤组织中表达尤为丰富。*CARD14* 基因变异导致 NF-κB 通路过度活化，后者激活皮肤组织的异常炎症反应最终导致患者表现出各种 HPRP 典型症状和体征。

506. 什么是银屑病

答：银屑病（psoriasis）又称牛皮癣，是一种常见的慢性、炎症性、增生性皮肤病，以皮肤发红、发痒、以及脱屑等临床表现为特征，发生率约为 2%~4%，男性患者略多于女性患者，但总体上患病率并无明显性别差异。银屑病患者罹患银屑病性关节炎、淋巴癌、心血管疾病、克罗恩病以及忧郁症的机会都较高，约有 30% 的银屑病患者患有银屑病性关节炎。银屑病可以分为五种类型：斑块状、点滴状、皮褶性、脓疱状与红皮状，约

90%的银屑病患者属于斑块状银屑病（又称寻常型银屑病）。

507. 为什么会发生银屑病

答：银屑病的发病与遗传因素、环境因素及两者间的相互作用等有关，同卵双胞胎都发生银屑病的机会比异卵双胞胎高3倍。通常，银屑病的症状在冬季与使用特定药物（如乙型交感神经节受体阻断剂或非类固醇消炎止痛药）情形下会更严重，感染与心理压力也可能有影响。遗传因素中研究较多的是银屑病遗传易感基因，通过GWAS等研究已发现13个银屑病相关遗传易感基因位点。其中，定位于染色体6p21.3区域的人类主要组织相容性复合体（MHC-Ⅰ类）的银屑病易感位点-1（psoriasis susceptibility 1，PSORS1）以及位于染色体4q31区域的PSORS9，被认为是中国汉族人群寻常型银屑病的主要易感基因位点。

508. 什么是银屑病的临床干预措施

答：银屑病尚无特效治疗方法，目前应用的治疗方案仅能获得短期缓解，不能防止复发。银屑病的临床干预措施主要有：①心理干预：银屑病患者自卑、焦虑、抑郁、自杀倾向等心理问题的发生率高，抑郁的发生率高达60%。对抑郁的患者进行疏导，必要时给予5-羟色胺再摄取抑制剂。②饮食治疗：避免食物过敏原，可进行治疗性禁食；检测患者组织型转谷氨酰胺酶和麦角蛋白抗体，抗体水平高者可行无麸质饮食；避免食用饱和脂肪和反式脂肪。③光疗：补骨脂素长波紫外线疗法（PUVA）对大多数患者有效，能诱导长期缓解。但长期接受PUVA皮肤发生鳞状细胞癌和恶性黑色素瘤的风险增加，此外补骨脂素会引起呕吐，孕妇忌用。窄波段UVB比全波段UVB更有效，虽疗效比PUVA稍差，但不良反应较少，是安全、有效、成本-效益高的治疗方法。④系统性治疗：维A酸治疗中重症银屑病疗效好，不良反应相对较轻，且减量时不易出现病情反跳，是治疗脓疱型和红皮病型银屑病的首选药物。⑤避免诱发因素，培养良好生活习惯，戒烟戒酒，积极参加体育锻炼，保持体重指数在正常范围内，提高生活质量。如有感染，应及时治疗。

509. 为什么会发生疣状肢端角化病

答：疣状肢端角化病（acrokeratosis verruciformis，AKV）是一种常染色体显性遗传性皮肤病，以四肢皮肤局限性角质化异常，导致表皮明显角化过度，颗粒层和棘层增厚，乳头瘤样增生，表皮局限性隆起等为主要病理特征。AKV致病基因为ATP2A2，该基因编码产物SERCA2为肌质网/内质网钙离子-ATP酶蛋白（sarcoplasmic/endoplasmic reticulum Ca^{2+}-ATPase，SERCA）家族成员，在全身各种组织中均有表达，定位于肌细胞肌质网或内质网。SERCA2通过调控细胞内钙离子水平从而发挥其功能。ATP2A2基因突变可导致SERCA2表达量减少或功能异常，但目前尚不清楚为何ATP2A2基因突变仅仅表现为皮肤异常。

510. 为什么会发生掌跖角化病

答：掌跖角化病（palmoplantar keratoderma，PPK）是一种遗传性皮肤病，以手掌或脚掌表面过度角化为特征。临床上根据手掌或脚掌表面过度角化的类型，将PPK分为弥漫性、局灶性及点状三种临床亚型。根据组织学表现可以分为表皮松解性PPK （epidermolytic，EPPK）和非表皮松解性 PPK（nonepidermolytic，NEPPK）。*KRT9* 基因和 *KRT1* 基因杂合性致病变异是 EPPK 的发病原因；NEPPK 呈现较高的遗传异质性，与 *KRT1*、*KRT16*、*AQP5*、*SERPINB7*、*KRT6C* 等基因的致病变异密切相关。

511. 为什么会发生营养不良型大疱性表皮松解症

答：遗传因素是营养不良型表皮松解症（dystrophic epidermolysis bullosa，DEB）的主要病因，DEB 有常染色体显性遗传、常染色体隐性遗传两种遗传方式。研究已经证实 *COL7A1* 基因是 DEB 的致病基因。*COL7A1* 基因定位于 3p21.3，编码胶原蛋白 α-Ⅰ（Ⅶ）链，*COL7A1* 基因发生突变导致皮肤基底膜带中的Ⅶ型胶原缺失，锚丝结构发生改变，从而在临床上表现为皮肤松解。

512. 什么是无汗性外胚层发育不良

答：无汗性外胚层发育不良（hypohidrotic/anhidrotic ectodermal dysplasia，EDA）是一种临床少见的遗传性皮肤病，以汗腺、毛发及牙齿等外胚层起源的组织发育缺陷为主要特征。患病率约为 1/10 万，无种族差异，男性多于女性。90% 患者是 X 染色体连锁隐性遗传，少部分患者是常染色体显性或隐性遗传。EDA 患者大多数为男性，出生体重轻，皮肤呈水果皮样，似早产儿，毛发稀少，其临床表现为：①汗腺和皮脂腺、毛囊缺乏，故患者皮肤苍白而又粗糙，无汗或少汗，怕热；不明原因的发热，尤其是在炎热的季节，易发生惊厥、肺部感染、败血症及湿疹性皮炎等；②牙齿发育异常，乳牙及恒牙部分或全部缺失；中切牙和尖牙呈圆锥状，下颌骨发育正常但牙龈可能萎缩；③唾液腺发育不全，口较干燥；④泪腺受影响时，角膜和晶状体会发生混浊；⑤秃发或毛发稀少、细短、柔软、干燥、生长缓慢；眉毛少，外 1/3 缺如，睫毛、毳毛、阴毛及男性的胡须常无生长；⑥典型病例有特征性面容改变，表现为前额凸起，颧骨高而宽，鼻根低平，鼻孔大，口唇厚；⑦约半数患者有指（趾）甲营养不良（甲板变薄、甲质脆弱等）；⑧轻微智力低下，语言障碍；⑨部分患儿可因感染、发热而夭折。

513. 为什么无汗性外胚层发育不良患者男性多于女性

答：无汗性外胚层发育不良 90% 患者是 X 染色体连锁隐性遗传，少部分患者是常染色体显性或隐性遗传。X 染色体隐性遗传时，女性突变基因携带者所生育的子代中，50% 的男性会罹患本病，而 50% 的女性则为突变基因携带者。男性患者所生育的子代中，所有的女性皆为突变基因携带者。因此，无汗性外胚层发育不良患者男性多于女性。

（王　瑜　余永国）

第九节　神经发育性遗传性疾病

514. 为什么会发生神经发育性疾病

答：神经发育性疾病（neurodevelopmental disorders，NDD）是一组以神经系统功能发育障碍/不完善，从而出现一系列临床症状和体征的临床综合征。NDD 涵盖的疾病种类较多，如：发育落后/智力障碍（development delay/intellectual disorder，DD/ID）、学习障碍、自闭症或自闭症谱系障碍（autism spectrum disorders，ASD）、注意力缺失/多动症（attention deficit hyperactivity disorder，ADHD）等。NDD人群发病率较高，以ASD为例，全球人口发病率为1%，其中约70%的ASD患者同时有其他发育异常。NDD发病机制复杂，与环境、遗传等因素关系密切。迄今，人类孟德尔遗传在线数据库中已收录156种明确遗传缺陷病因的NDD。研究表明，染色体异常、拷贝数变异、动态突变及基因变异等均与NDD密切相关。

515. 什么是自闭症谱系障碍

答：自闭症谱系障碍（ASD），是一组高度异质性的神经发育性疾病。ASD患者临床表现复杂多样，以不同程度的行为异常、社交异常及沟通异常等为特征。ASD涵盖多种临床疾病，包括：自闭症、阿斯伯格综合征（Asperger syndrome）及非特定类型的广泛性发育迟缓（pervasive developmental delay-not otherwise specified，PDD-NOS）。ASD可以单独发生（即非综合征型ASD），也可以与其他临床疾病合并发生，如：脆性X综合征、Rett综合征、结节性硬化症等。

516. 为什么自闭症谱系障碍与遗传因素密切相关

答：大样本自闭症谱系障碍（ASD）分子流行病学研究发现，遗传因素对ASD的贡献度高达60%~90%。临床研究表明，ASD患者常可检出多种遗传学异常，包括：染色体异常、微缺失/微重复、动态突变及单核苷酸变异等。随着染色体芯片分析（CMA）技术在临床的广泛应用，发现ASD患者中存在多个重现性的CNV，包括：16p11.2微缺失、1q21微缺失/微重复、15q11-13微缺失/微重复、22q13.3微缺失等。应用下一代测序技术（NGS）进行靶向测序（target sequencing）、全外显子组测序（whole exome sequencing，WES）及全基因组测序（whole genome sequencing，WGS）等发现，许多ASD相关基因发生致病性/可能致病性变异。此外，全基因组关联分析（GWAS）研究发现了多个ASD遗传易感性位点。综上所述，ASD与遗传因素密切相关。

517. 为什么应综合利用多种分子诊断技术对自闭症谱系障碍进行病因检测

答：ASD与遗传缺陷密切相关。传统上主要利用核型分析对ASD患者进行遗传诊断。随着分子生物学技术的快速发展，许多先进的分子诊断技术已逐渐应用于ASD的临床诊疗工作中。2010年，美国医学遗传学与基因组学学会（ACMG）、国际细胞基因组芯片标准化联合会（ISCA）等权威机构建议将CMA作为ASD的一线诊断实验方法。由于导致ASD的遗传缺陷类型复杂多样，因此综合利用多种分子诊断技术对ASD患者开展综合检测显得更为重要。在ASD的分子诊断工作中，应依据实际需求采用以下分子诊断技术进行检测：①CMA及*FMR1*基因重复数及甲基化分析；②ASD相关基因靶向测序分析；③全外显子组测序分析；④全基因组测序分析。

518. 为什么染色体芯片分析技术是自闭症谱系障碍的首选诊断试验

答：染色体芯片分析（CMA）技术是一种高分辨率、高灵敏度、全基因组范围检测拷贝数变异的高通量基因组分析技术。CMA的分析灵敏度和分辨率远高于传统核型分析技术，不仅可检测微缺失、微重复，还可以检测单亲二倍体（UPD）、染色体异倍体及杂合性丢失（LOH）等多种类型的遗传变异。与传统的核型分析相比较，CMA 还具有检测周期短、不需要细胞培养、软件自动分析等优势，继 2010 年美国医学遗传与基因组学学会发布 CMA 应用指南后，加拿大、澳大利亚、法国、比利时等国相继发表 CMA 临床应用指南，建议将 CMA 作为 ASD、发育迟缓、智力低下等的首选诊断试验。2016 年 6 月份，CMA 临床应用中国专家共识发布，明确指出 CMA 是 ASD、发育迟缓、智力低下等的首选诊断方法。

519. 为什么在检测自闭症谱系障碍相关基因变异时首选高通量测序技术

答：自闭症谱系障碍（ASD）具有很高的遗传异质性。ACMG 等权威机构认可的已知 ASD 致病基因包括 *CHD7*、*DHCR7*、*HDAC8*、*FMR1*、*MECP2*、*MED12*、*NIPBL*、*NSD1*、*PTEN*、*RAD21*、*RAI1*、*SMC1A*、*SMC3*、*TSC1*、*TSC2* 及 *UBE3A* 共 16 个。其他与综合征型和非综合征型 ASD 有关的基因包括 *ADNP*、*ANKRD11*、*ARID1B*、*CACNA1C*、*CDKL5*、*CHD2*、*CHD7*、*CHD8*、*CNTNAP2*、*CREBBP*、*DHCR7*、*DYRK1A*、*FMR1*、*FOXG1*、*FOXP1*、*GRIA3*、*GRIN2B*、*HDAC8*、*KATNAL2*、*MECP2*、*MED12*、*MEF2C*、*NIPBL*、*NLGN3*、*NLGN4X*、*NRXN1*、*NSD1*、*PCDH19*、*POGZ*、*PTCHD1*、*PTEN*、*RAB39B*、*RAD21*、*RAI1*、*SCN2A*、*SHANK3*、*SLC6A8*、*SLC9A6*、*SMC1A*、*SMC3*、*SYNGAP1*、*TBR1*、*TCF4*、*TSC1*、*TSC2*、*UBE3A*、*UPF3B* 及 *ZEB2* 等。针对上述多种基因，应用传统的 Sanger 测序技术无法满足高通量检测的需求，而必须求助于目前蓬勃发展的高通量测序技术。应用高通量测序技术，针对 ASD 分子诊断可以灵活选择靶向测序、WES 或者 WGS 以满足临床诊断和科学研究的多样化需求。因此，在检测自闭症谱系障碍相关基因变异时首选高通量测序技术。

520. 为什么会发生癫痫

答：癫痫（epilepsy）是由脑部神经元过度兴奋放电所致的发作性运动、感觉、意识、精神、自主神经功能异常性疾病，具有突发性、反复发作性的特点，临床表现为反复发作的短暂意识丧失、肢体痉挛及抽搐，同时伴有脑电图的改变。发生癫痫的原因很多，主要分为原发性、继发性两大类。原发性癫痫是一组特定的癫痫综合征，多在 5 岁左右或青春期发病，患者脑部无明显病理或代谢改变；体内外环境在生理范围内的各种改变可导致其发病；继发性癫痫具有明确的病因和脑器质性改变，一般是由脑内外各种疾病或代谢障碍引起。最近的研究表明，无论是原发性癫痫还是继发性癫痫，都是由环境因素和遗传因素共同作用的结果，遗传因素决定了一个人发生惊厥的"惊厥阈值"的高低，该阈值越低越容易导致癫痫的发生，当环境因素的强度超过了个体的惊厥阈值时，便会诱发癫痫。

521. 为什么在对癫痫进行基因检测时首选高通量测序技术

答：随着相关研究的快速进展，目前已发现 100 多个基因与癫痫发生密切相关，包括 *ALDH7A1*、*ARHGEF9*、*ARX* 等。同时，这些基因在癫痫中也显示出较高的等位基因异质性，因此为了提高分子诊断效率须对癫痫相关基因进行综合性分析。高通量测序技术一方面可以依据不同的检测需求灵活选择靶向测序、WES 及 WGS 等对癫痫相关基因进行检测；

另一方面，随着生物信息学分析技术的快速发展，根据高通量测序数据不仅可以进行 SNV 的检测，还可以进行 CNV 分析，满足临床诊疗实际需求。因此，对于癫痫这种与多基因密切相关的疾病，首选高通量测序技术。

522. 什么是天使综合征

答：天使综合征（angelman syndrome，AS）是一种以严重发育迟缓、智力低下、重度语言发育障碍、共济失调等为特征的神经系统遗传性疾病，发病率约为 1/12 000~1/20 000。AS 患儿寿命与正常人相仿，常有癫痫反复发作和小头畸形等异常，典型 AS 患儿常表现出欢快、激动、大笑及拍手等表现。此外，多动、注意力持续时间短、对水着迷等也是 AS 患儿的常见表现。大多数 AS 患儿均有睡眠问题，比正常儿童所需睡眠时间短。随着时间的推移，AS 患儿的一些症状如睡眠障碍等可有一定程度的改善，但其他症状如智力低下、语言功能障碍及癫痫发作等均没有变化。一般而言，发育迟缓在 6~12 月龄时即明显可见，其他 AS 症状和体征则在儿童早期逐渐显现。

523. 为什么会发生天使综合征

答：天使综合征（AS）是由位于母源染色体 15q11.2-q13 区域上编码泛素蛋白连接酶 E3 的 *UBE3A* 基因缺失或表达异常所致。*UBE3A* 基因在印记基因调控下，在人体不同组织中的表达具有差异性，正常脑组织内母源 *UBE3A* 基因表达活跃，父源 UBE3A 基因不表达。由于 AS 患儿母源染色体 15q11-q13 上的 *UBE3A* 基因缺失或表达异常，导致患儿脑组织泛素蛋白连接酶 E3 功能异常，因此 AS 患者黑质、纹状体、海马及小脑浦肯野细胞蛋白泛素化异常，从而导致 AS 患者出现一系列临床症状。

524. 为什么在对天使综合征进行基因检测时首选微缺失/微重复分析

答：天使综合征（AS）患儿表现出的许多症状和体征均是由于 *UBE3A* 基因功能缺失所致，约 70% 的 AS 患儿 *UBE3A* 基因功能缺失源于 15q11.2-q13 微缺失。典型 15q11.2-q13 微缺失大小约为 5Mb 左右，传统染色体核型分析不能满足检测需求，而 CMA 技术和甲基化特异 MLPA（MS-MLPA）均能进行可靠检测。需注意的是，利用 CMA 技术进行检测时，最好采用 SNP 芯片同时对患儿父母进行检测以明确缺失来源。如采用 aCGH 芯片进行检测，则后续需要对患儿及其父母进行 MS-MLPA 以明确诊断。因此，对 AS 患儿进行分子诊断时首选微缺失/微重复分析。

525. 为什么要对天使综合征患儿家庭进行遗传咨询

答：不同基因缺陷导致的天使综合征（AS）患儿的父母再次生育 AS 患儿的风险不同。缺失型患儿父母再次生育 AS 患儿的风险为 1%；单亲二倍体（uniparental disomy，UPD）型患儿父母的再发风险低至 1/200；父源 UPD 患儿父亲 15 号染色体发生罗伯逊易位者再次生育 AS 患儿风险可高达 100%；对于印记中心（imprinting centre，IC）缺陷者需判断患儿母亲 15 号染色体是否存在缺失，若不存在缺失 AS 再发风险为 1%，若患儿母亲存在 IC 缺失则再次生育 AS 患儿的风险高达 50%。对于 *UBE3A* 基因突变者，若证实母亲存在该基因突变，则再次生育 AS 患儿的风险为 50%，若此次患儿 *UBE3A* 基因突变为新生变异，则再次生育 AS 的风险几乎为 0%。因此，在对 AS 患儿进行完善的分子诊断基础上，积极开展临床遗传咨询，对阻断 AS 患儿出生、提高生育质量等均具有重要意义。

526. 为什么遗传因素是精神分裂症的重要原因

答：精神分裂症是一种常见的神经精神性疾病，人群发病率约为 1%。精神分裂症病因复杂，大量研究表明遗传因素是精神分裂症的重要原因：①患者亲属患精神分裂症的风险高于一般人群；②精神分裂症家系中可检测到多种染色体异常；③复杂性状连锁分析、基于连锁分析和关联研究的遗传易感位点作图、基因组范围连锁分析或关联研究等已发现大量与精神分裂症相关遗传位点；④基于大规模精神分裂症患者高通量测序数据分析发现，患者在多个基因，如 *LAMA2*、*DPYD*、*TRRAP*、*VPS39* 等，发生了较多影响编码蛋白质功能的罕见新生变异。综上所述，虽然确切致病机制尚不明确，但遗传因素在精神分裂症发生发展中发挥重要作用。

527. 什么是 Smith-Magenis 综合征

答：Smith-Magenis 综合征（Smith-Magenis syndrome，SMS）是一种涉及多器官发育异常的发育性疾病，全球发病率约为 1/15 000。SMS 最常见的临床表现包括轻、中度智力障碍，生长发育迟缓；颅面部畸形包括方形宽脸、深眼窝、下颌突出、塌鼻梁等；行为异常包括冲动易怒、多动和自残行为等；睡眠问题包括入睡难、睡眠周期短、白天过度睡眠等。此外，身材矮小、脊柱侧弯、对疼痛和温度敏感性降低、声音沙哑等也是 SMS 的表现。部分 SMS 患儿还会出现耳聋、视力障碍、先天性心脏病、肾脏发育畸形等。

528. 为什么会发生 Smith-Magenis 综合征

答：大多数 Smith-Magenis 综合征（SMS）病例是由于 17p11.2 微缺失所引起，典型病例该缺失片段大小为 3.7Mb 左右，包含 100 多个基因，其中，该区域包含的 *RAI1* 基因的缺失是导致 SMS 患者出现各种发育异常的主要原因；一小部分 SMS 病例是由于 *RAI1* 基因位点突变所导致的，与发生 17p11.2 微缺失的 SMS 病例不同，*RAI1* 基因位点突变导致的 SMS 病例中较少出现身材矮小、听力障碍、先天性心脏病及肾脏发育畸形等表现。

529. 为什么要对 Smith-Magenis 综合征患儿父母进行遗传学检测

答：Smith-Magenis 综合征（SMS）是由 17p11.2 微缺失所引起的。当先证者被检测出 17p11.2 微缺失时，需要进一步对先证者父母基因组进行遗传学检测，以判断在先证者中检出的 17p11.2 微缺失的遗传性质，即是新生变异（de Novo）亦或是遗传变异（inherited）。对先证者父母的遗传学检测有利于正确判断检测结果的致病性以及评估先证者父母再生育时的再发风险。若先证者父母染色体或基因正常，则再发风险小于 1%，但在后续妊娠中，仍需进行产前诊断。

530. 为什么在对 Smith-Magenis 综合征疑似患者进行基因检测时首选微缺失/微重复分析

答：约 95% 左右 Smith-Magenis 综合征（SMS）患者的致病原因是 17p11.2 微缺失，而基因序列分析（如 Sanger 测序）等仅能检测点突变及小的插入/缺失变异，因此在对 SMS 疑似患者进行基因检测时首选微缺失/微重复分析。目前，用于染色体微缺失/微重复分析的分子诊断技术主要包括定量 PCR、长距离 PCR、MLPA、FISH 和 CMA 等。

（王　瑜　叶　军）

第十节　内分泌系统遗传性疾病

531. 什么是常见的内分泌系统遗传性疾病

答：常见的内分泌系统遗传性疾病有：糖尿病、多发性内分泌腺瘤综合征、Carney 综合征、特发性促性腺激素功能低下型性腺功能减退症、垂体性侏儒症、尿崩症、散发性克汀病、先天性肾上腺皮质增生症等。

532. 为什么会发生青少年的成人起病型糖尿病

答：青少年的成人起病型糖尿病（maturity-onset diabetes of the young，MODY）是一种特殊类型糖尿病，符合孟德尔遗传方式且部分临床特点与 2 型糖尿病相似，患病率占糖尿病患者的 1%~2%。MODY 呈常染色体显性遗传，典型表现为 25 岁前发病，由原发性胰岛素分泌缺陷所致。在遗传、代谢、临床表现及治疗上，MODY 型糖尿病呈现出高度异质性，根据致病基因不同可分为多型，迄今已发现 11 种 MODY 致病基因，分别编码 8 种胰腺/胰岛细胞转录因子、2 种酶和 1 种激素即胰岛素。多数 MODY 易被漏诊、误诊或尚未被诊断。

533. 什么是多发性内分泌腺瘤综合征

答：多发性内分泌腺瘤综合征（multiple endocrine neoplasia，MEN）是指在同一患者先后或同时发生两种或以上的内分泌腺瘤（或增生），多呈常染色体显性遗传，有家族性发病倾向，男女患病率无明显区别。根据病因及受累腺体不同主要分为三种类型：多发性内分泌腺瘤 1 型（MEN1）、多发性内分泌腺瘤 2 型（MEN2）和多发性内分泌腺瘤 4 型（MEN4）。MEN1 又名 Wermer 综合征，主要累及甲状旁腺、胃肠、胰腺和垂体前叶，致病基因为 *MEN1*；MEN2 按其表型又可分为 3 种亚型：MEN2A、MEN2B、家族性甲状腺髓样癌（familial medullary thyroid carcinoma，FMTC），以及两种变异型：先天性巨结肠症（Hirschsprung disease）和苔藓样皮肤淀粉样沉着症，致病基因为 *RET*；MEN4 临床表型多样，主要有支气管肿瘤、内分泌系统腺瘤等，致病基因为 *CDKN1B*。

534. 为什么会发生多发性内分泌腺瘤综合征

答：*MEN1* 基因变异是 MEN1 发病原因。虽然目前 *MEN1* 基因的编码产物 menin 蛋白的确切作用机制尚不明确，但有研究报道其与 DNA 复制和损伤修复及调控其他基因功能有关。*MEN1* 基因变异导致不能产生正常功能的 menin 蛋白，细胞生长、分裂失去控制最终形成肿瘤。MEN2 发病机制系 *RET* 基因发生突变所致，RET 蛋白与细胞增殖调控有关。MEN2A 患者 *RET* 基因发生致病性变异，多为导致位于细胞外近膜处的半胱氨酸发生替换，密码子 609、611、618、620、630 和 634 为常见的 MEN2 患者变异位点，这些位点均编码胞外区半胱氨酸残基。MEN4 系 *CDKN1B* 基因变异所致，*CDKN1B* 是细胞周期蛋白依赖的激酶抑制物，可在 G0/G1 期阻断细胞周期，也可调节细胞迁移和凋亡。*CDKN1B* 基因变异造成细胞无限制生长繁殖，进而导致 MEN4。

535. 为什么会发生先天性肾上腺皮质增生症

答：先天性肾上腺皮质增生症（congenital adrenal hyperplasia, CAH）是一种常染色体隐性遗传性疾病，是由于编码肾上腺皮质激素合成过程中相关酶蛋白编码基因突变而导致糖/盐皮质激素合成减少所导致的一系列临床疾病或综合征。按照发病机制的不同，CAH 分为多种亚型。其中，最常见的为 21-羟化酶缺陷症（21-hydroxylase deficiency, 21-OHD），占 CAH 病例总数的 90% 以上；其余为 11β-羟化酶缺陷症（11β-hydroxylase deficiency, 11β-OHD）、3β-羟基类固醇脱氢酶（3β-hydroxysteroid dehydrogenase, 3β-HSD）缺陷症等。以最常见的 21-OHD 为例，21-羟化酶参与 17 羟基孕酮转化为 11-脱氧可的松的过程，亦为醛固酮生物合成所必需。由于 *CYP21A$_2$* 基因突变导致 21-羟化酶的活性减低或缺失，将阻碍皮质激素的合成，17-羟基孕酮的堆积可以导致雄烯二酮的升高，后者在肝内转化为睾酮，引起一系列水、电解质及物质代谢紊乱和雄性激素过多等相关临床表现。

536. 为什么要对先天性肾上腺皮质增生症进行基因检测

答：先天性肾上腺皮质增生症（CAH）是一种常染色体隐性遗传性疾病，迄今已鉴定了多个 CAH 致病基因，包括 *CYP21A2*、*CYP11B1*、*CYP11B2*、*HSD3B2* 等。各亚型 CAH 的发生主要是由于各相关致病基因突变导致其编码蛋白活性减低或缺失从而出现一系列 CAH 相关临床症状和体征。因此，对 CAH 疑似患者开展基因检测一方面可以帮助临床进行病因学诊断及鉴别诊断；另一方面，明确患者的遗传缺陷也有助于开展相应的临床干预、预后评估及遗传咨询。

537. 为什么对先天性肾上腺皮质增生症患者进行基因检测时要注意假基因的干扰

答：*CYP21A2* 基因发生致病性变异是先天性肾上腺皮质增生症（CAH）最常见的遗传缺陷。*CYP21A2* 基因在基因组中存在一个高度同源的假基因 *CYP21P*。与 *CYP21A2* 相比，*CYP21P* 仅在 3 号外显子存在 8bp 的缺失、7 号外显子发生碱基 T 的插入及在 8 号外显子引入一个终止密码子三个主要的不同。因此，在对 CYP21A2 基因进行检测时，PCR 扩增需要设计特异性引物以避免 *CYP21P* 对目的片段正常扩增产生干扰。

538. 什么是生长激素缺乏症

答：生长激素缺乏症（growth hormone deficiency, GHD），也称垂体性侏儒症（pituitary dwarfism），是因在青春期前发生的垂体病变致生长激素（growth hormone, GH）分泌不足或缺乏而导致的生长缓慢或停滞，表现为身材严重矮小，部分患者可能伴有其他垂体激素分泌不足。临床表现主要有：①躯体生长迟缓；②骨成熟发育延迟和骨代谢异常；③青春发育期延迟；④代谢紊乱，其中包括糖代谢紊乱、脂代谢紊乱、蛋白质代谢紊乱及基础代谢率降低；⑤心血管功能紊乱等。临床上可分为先天性和获得性 GHD 两种类型。

539. 为什么生长激素缺乏症患者会表现出身材矮小

答：生长激素（GH）是由腺垂体细胞分泌的含 191 个氨基酸的非糖基化蛋白质激素，其分泌受下丘脑分泌的生长激素释放激素（growth hormone releasing hormone，GHRH）和生长抑素（somatostatin）的调节，主要作用于肝脏的 GH 受体后刺激肝脏分泌胰岛素样生长因子-Ⅰ（insulin-like growth factor-I，IGF-I）而发挥促生长作用。因为各种原因引起的下丘脑异常致 GHRH 分泌减少、垂体发育异常致 GHRH 受体缺陷使 GHRH 作用缺乏，或 GH 基因突变使 GH 分泌减少或生物活性降低、GH 受体缺陷导致 GH 不能正常发挥作用等，均可引起生长激素分泌或作用不足，从而导致患者表现出身材矮小。

540. 为什么要对生长激素缺乏症进行基因检测

答：生长激素缺乏症（GHD）是由于生长激素分泌不足或缺乏而引起的，迄今已报道十几种基因与 GHD 的发病有关，如 *GH1*、*GHRHR*、*BTK* 等。不同基因缺陷其致病机制不同，遗传模式也不相同。因此，通过对疑似 GHD 患者进行基因检测，一方面可以明确致病原因、辅助临床诊断；另一方面通过对这些相关基因的检测，可根据各类型基因的遗传方式开展遗传咨询、指导家庭优生优育。

（王丽丽　叶 军）

第十一节　血液系统遗传性疾病

541. 什么是红细胞异常相关的遗传性疾病

答：红细胞异常相关的遗传性疾病主要包括以下几类：先天性红细胞生成异常性贫血（congenital dyserythropoietic anemia，CDA）、遗传性球形红细胞增多症（hereditary spherocytosis，HS）、遗传性椭圆形红细胞增多症（hereditary elliptocytosis，HE）、镰状细胞病（sickle cell disease，SCD）、地中海贫血（thalassemia）、葡萄糖-6-磷酸脱氢酶缺乏症（glucose-6-phosphate dehydrogenase deficiency，G6PD）等。

542. 什么是先天性红细胞生成异常性贫血

答：先天性红细胞生成异常性贫血（CDA）是一组罕见的以贫血为特征的遗传性红细胞生成紊乱性疾病，其特征表现为骨髓中出现多核的红系前体细胞，无效的红细胞生成和铁负荷过度。患者通常存在不同程度的贫血、黄疸、肝脾肿大及继发血色病。根据骨髓幼稚红细胞形态学改变及实验室检查特点，可将 CDA 分为Ⅰ型、Ⅱ型、Ⅲ型和变异型（Ⅳ~Ⅶ）。

543. 什么是先天性红细胞生成异常性贫血的主要特征

答：先天性红细胞生成异常性贫血（CDA）患者循环红细胞的寿命正常或中度缩短，大量红细胞髓内死亡导致无效造血是其主要特征。无效造血增加导致血浆铁蛋白周转率增加，进入循环的红细胞减少，间接胆红素轻度升高。粪胆原水平升高，体内一氧化碳产物增多，骨髓红细胞增生明显活跃，网织红细胞计数正常或略升高。脾肿大、贫血严重程度不等，血清间接胆红素轻度增高。

544. 为什么先天性红细胞生成异常性贫血患者临床表现差异大

答：由于先天性红细胞生成异常性贫血（CDA）致病基因及遗传方式的差异，患者临床表现存在较大差异，可根据骨髓和血清学表现分为Ⅰ、Ⅱ、Ⅲ及变异型。Ⅰ型是常染色体隐性遗传性疾病，致病基因为 *CDAN1*，一般好发于幼儿、儿童或青少年，特征为轻度高胆红素血症、中度贫血和轻度脾肿大；血清结合珠蛋白水平较低，血清铁水平正常或较高；与Ⅱ型 CDA 不同，本型通常不存在血清学异常。Ⅱ型 CDA 是本病中最常见和研究最多的一型，即伴有酸化血清试验阳性的遗传性幼红细胞多核症（hereditary erythroblastic multinuclearity with a positive acidified-serum test，HEMPAS），是常染色体隐性遗传性疾病，致病基因为 *SEC23B*。Ⅲ型 CDA 是常染色体显性遗传性疾病，但致病基因尚未明确，患者一般无明显症状，不伴有或仅有轻度的贫血，网织红细胞计数低于 3%。

545. 为什么会发生Ⅱ型先天性红细胞生成异常性贫血

答：Ⅱ型先天性红细胞生成异常性贫血（CDA）是常染色体隐性遗传性疾病，*SEC23B* 是其致病基因。目前已报道的 *SEC23B* 基因致病性变异位点已超过 60 种。SEC23B 蛋白是衣壳蛋白复合物Ⅱ（COPⅡ）的重要结构域，COPⅡ介导分泌蛋白的积聚、膜泡形成及从内质网转运至高尔基体的全过程。*SEC23B* 基因突变会影响 COPⅡ功能，导致细胞分泌途径受损。此外，另有研究结果表明 *SEC23B* 基因突变很可能影响糖基化途径，继而发生红细胞生化改变。*SEC23B* 基因突变类型决定着患者临床表现型：错义突变和无义突变的复合杂合子较之错义突变纯合子患者临床表现更为严重。目前还未见 *SEC23B* 基因无义突变纯合子患者的报道，提示完全缺乏 COPⅡ蛋白的胚胎可能不能成活。

546. 什么是Ⅱ型先天性红细胞生成异常性贫血的诊断标准

答：Ⅱ型先天性红细胞生成异常性贫血的诊断标准为：①先天性贫血或黄疸的证据，无效红细胞生成的证据，骨髓象中典型的晚幼红细胞形态学异常的证据，至少 10% 的晚幼红细胞出现双核；②至少 20% 正常血清酸溶血试验阳性，SDS-PAGE 条带 3 或条带 4.5 呈现典型异常，电镜显示红细胞双层膜结构。按照 Heimpel 的诊断标准，只有符合①的各项及②中的至少一项方能作出Ⅱ型 CDA 的诊断。

547. 为什么Ⅱ型先天性红细胞生成异常性贫血患者会出现不同程度的贫血

答：贫血是Ⅱ型 CDA 的临床表现之一，但Ⅱ型 CDA 患者自身贫血的程度可有很大差异，大多数患者一生中只表现为血红蛋白的轻度或中度降低。贫血这一症状的显著差异可能是由基因缺陷的异质性造成的。贫血症状多出现在儿童或青少年时期，多为轻到中度贫血。少数患者在出生后第一年血红蛋白即低于 60g/L，而需要输血治疗。之后随着年龄的增长，对输血的依赖性逐渐降低。一些学者认为Ⅱ型 CDA 患者在婴幼儿时期易出现较明显的贫血，可能与此时期骨髓对促红细胞生成素反应低下有关。

548. 为什么骨髓形态学及红细胞电镜检查有助于先天性红细胞生成异常性贫血诊断

答：先天性红细胞生成异常性贫血（CDA）患者的骨髓涂片主要表现为红细胞系增生活跃，粒红比降低。骨髓形态学检查：CDA-Ⅰ型可见少量双核幼稚红细胞（0%~10%）

及核间桥；CDA-Ⅱ型可见大量双核幼稚红细胞（10%~35%）及部分多核幼稚红细胞；CDA-Ⅲ型易见巨大多核幼稚红细胞。电镜下红细胞超微结构的改变是目前 CDA 诊断的"金标准"。电镜检查：CDA-Ⅰ型的特征性表现是大量幼稚红细胞异染色质海绵状改变（瑞士干酪样核）；CDA-Ⅱ型表现为细胞膜外周池的存在，形成典型"双层膜"结构；CDA-Ⅲ型表现为非特异核裂隙、核破裂、核膜异常及自体吞噬泡。因此，当患者高度怀疑 CDA 时，可行骨髓形态学及红细胞电镜检查予以明确诊断。

549. 为什么血液学检查是Ⅱ型先天性红细胞生成异常性贫血的诊断标准之一

答：除典型骨髓幼稚红细胞形态改变外，CDA-Ⅱ成熟红细胞还表现一些特殊生化异常：①细胞膜异常，某些蛋白低糖基化，带 3 蛋白（阴离子交换蛋白 1）和带 4.5 蛋白（葡萄糖转运蛋白 1）在十二烷基硫酸钠-聚丙烯酰胺（SDS-PAGE）凝胶电泳图上条带缩窄、移动加快；②红细胞表达 HEMPAS 抗原，该抗原能与冷反应性 IgM 抗体（此抗体存在于 40%~60% 健康正常人）结合，因而以自身血清进行酸溶血试验（Ham 试验）结果阴性，而以健康正常人血清进行则可能阳性；③与正常人红细胞随年龄增加 i 抗原逐渐减少不同，CDA-Ⅱ患者红细胞终生保持高密度 i 抗原，可被抗 i 血清凝集，故冷凝集素试验高效价阳性；④红细胞多聚乳糖胺明显截短、分支缺乏，导致番茄植物血凝素不能与 SDS-PAGE 胶分离的膜蛋白结合，western blot 杂交阴性。

550. 什么是Ⅱ型先天性红细胞生成异常性贫血的治疗方法

答：先天性红细胞生成异常性贫血Ⅱ型无有效的治疗方法。对于轻到中度贫血患者可进行一般的支持治疗，不需要输血；对于重度贫血患者则需要进行反复输血。有报道脾切除对于严重反复贫血的患者有一定的疗效，可减少脾脏对红细胞的破坏，延长输血间隔。对于铁负荷过度的患者，应限制铁的摄取，并通过放血治疗和铁螯合剂的应用清除体内过量的铁。重度依赖输血的患者，可考虑造血干细胞移植，目前已有成功的病例报道。

551. 为什么会发生遗传性球形红细胞增多症

答：遗传性球形红细胞增多症（HS）是一种较为常见的血液系统遗传性疾病，主要影响红细胞的正常生理功能，导致出现贫血、黄疸、脾肿大及胆结石等一系列临床表现。HS 发生的根本原因是编码红细胞膜蛋白的基因发生致病性变异。完整的红细胞膜是由脂质双层及多种膜蛋白和膜骨架蛋白构成，后者主要包括血影蛋白、锚蛋白、带 3 蛋白、4.2 蛋白等。研究发现，约 50% 的 HS 患者存在锚蛋白编码基因 ANK1 的致病性变异。ANK1 基因致病性变异导致锚蛋白合成减少，继发血影蛋白缺乏，HS 红细胞在血液循环中逐渐丢失红细胞膜脂质、细胞膜表面积减小，最后形成球形。变形性差的 HS 红细胞易被脾脏捕获并进行处理破坏，造成 HS 患者发生溶血。

552. 什么是遗传性球形红细胞增多症的诊断标准

答：遗传性球形红细胞增多症（HS）没有特异的临床表现和实验室检查。因此，诊断 HS 要结合病史、临床表现和实验室检查进行综合分析。大多数 HS 根据慢性溶血的症状和体征、血象中网织红细胞和红细胞平均血红蛋白浓度（MCHC）增高、外周血中多量的小球形红细胞、红细胞渗透脆性增高及阳性家族史，可作出明确诊断。少数 HS 需要详细的家族调查或脾切除后有效才能确定诊断。极少数 HS 的诊断需借助红细胞膜蛋白或基因分析。

553. 什么是遗传性球形红细胞增多症的临床表现

答：贫血、黄疸、肝脾肿大是遗传性球形红细胞增多症患者最常见的临床表现，三者可同时存在，也可单一发生。遗传性球形红细胞增多症在任何年龄均可发病，临床表现轻重不一，从无临床症状到危及生命的贫血，25% 的患者症状轻微，虽然有溶血，但由于骨髓红系代偿性增生，可无贫血，黄疸和肝脾肿大轻或无。最常见的遗传性球形红细胞增多症具有轻、中度贫血，中度肝脾肿大和间歇性黄疸。

554. 什么是遗传性球形红细胞增多症最主要的治疗方法

答：遗传性球形红细胞增多症最主要的治疗方法是脾切除，能使大多数患者的贫血减轻，网织红细胞计数接近正常。对于多数重型患者虽然不能达到完全缓解，但能显著改善症状。一般切脾后数天，黄疸消退，血红蛋白增高；红细胞寿命延长，但不能完全恢复正常；外周血小球形红细胞形态和数量无变化，MCV 可降低，MCHC 仍然增高；白细胞和血小板增多。

555. 什么是遗传性椭圆形红细胞增多症

答：遗传性椭圆形红细胞增多症（HE）是一种异质性家族遗传性疾病，特点是外周血中存在大量的椭圆形或卵圆形成熟红细胞。HE 主要为常染色体显性遗传，少数为隐性遗传。HE 由 Dresbach 于 1904 年首先报道，同年，Hunter 描述了 HE 的临床特征并确定其为一种遗传性疾病。经过近 100 年的研究，目前认为 HE 是一组由红细胞膜蛋白分子异常引起的遗传性溶血性疾病。

556. 为什么会发生遗传性椭圆形红细胞增多症

答：遗传性椭圆形红细胞增多症（HE）发病机制在于红细胞膜骨架蛋白编码基因缺陷，导致红细胞膜骨架蛋白异常，使红细胞膜机械稳定性降低，最终导致椭圆形红细胞的形成。红细胞膜骨架水平连接方向的蛋白异常主要包括：①收缩蛋白（α、β 链）异常，其中 65%HE 为 α 链异常，多为编码基因错义突变，影响收缩蛋白四聚体的形成；30%HE 为 β 链异常，多为编码基因点突变；②5%HE 为 4.1 蛋白缺失或功能异常，改变收缩蛋白-肌动蛋白复合体的亲和力，降低膜的机械稳定性；③血型糖蛋白 C 异常，甚为少见，可伴 P55 缺乏及 4.1 蛋白水平减低，杂合子患者红细胞形态正常，仅纯合子患者有轻微临床症状；④带 3 蛋白异常，迄今为止仅见于东南亚 1 个家系，带 3 蛋白基因编码区存在 27 个碱基缺失；⑤部分患者因缺陷基因与 Rh 血型基因位于 1 号染色体短臂，从而与 Rh 血型基因形成连锁关系。

557. 什么是遗传性椭圆形红细胞增多症的实验室检查指标特点

答：遗传性椭圆形红细胞增多症实验室检查指标具有如下特点：①血红蛋白水平可正

常，或有不同程度的正色素正细胞性贫血；②外周血涂片椭圆形红细胞占 25% 以上、棒状红细胞占 10% 以上；③多数患者红细胞渗透脆性试验（erythrocyte osmotic fragility test，EOFT）正常，伴球形红细胞增多者 EOFT 增高和自身溶血试验（autohemolysis test，AHT）阳性，酸化甘油溶血试验（acidified glycerol lysis test，AGLT）异常；④红细胞膜蛋白（包括 α 收缩蛋白、β 收缩蛋白、4.1 蛋白、带 3 蛋白）异常具有特异性诊断价值；⑤多数病例可检测到 *SPTAl*、*SPTB*、*EPB41*、*SLC4A1* 等基因的致病性变异。

558. 为什么会发生镰状细胞病

答：镰状细胞病（SCD）又称镰状细胞贫血或镰刀型贫血，是一种常染色体隐性遗传的血红蛋白病。*HBB* 基因编码 β 珠蛋白，*HBB* 基因发生 c.20A>C 变异，导致 β 珠蛋白链第 6 位氨基酸谷氨酸（Glu）被缬氨酸（Val）所代替，形成了异常的血红蛋白 S（hemoglobin S，HbS）。HbS 中，由于带负电的极性亲水性氨基酸谷氨酸被不带电的非极性疏水性氨基酸缬氨酸所代替，致使血红蛋白的溶解度下降。在氧张力低的毛细血管区，HbS 形成管状凝胶结构（如棒状结构），导致红细胞扭曲成镰刀状（即镰变）。这种僵硬的镰状红细胞不能通过毛细血管，加上 HbS 的凝胶化使血液的黏滞度增大，阻塞毛细血管，引起局部组织器官缺血缺氧，产生脾肿大、胸腹疼痛等临床表现。临床上根据 *HBB* 基因变异状态，SCD 有 3 种主要形式：①纯合子状态即镰状细胞贫血；②杂合子状态，即镰状细胞性状；③血红蛋白 S 与其他异常血红蛋白的双杂合子状态，包括血红蛋白 S-β 珠蛋白生成障碍性贫血、血红蛋白 C 病、血红蛋白 D 病等。

559. 什么是镰状细胞病的诊断标准

答：镰状细胞病的诊断标准如下：①临床表现为黄疸、贫血、肝脾肿大、骨关节及胸腹疼痛等；②红细胞镰变试验阳性；③遗传史；④种族地区发病；⑤血红蛋白电泳显示主要成分为 HbS。在流行区或高发人群中有下列情况之一时，应考虑本病的可能：①儿童生长迟缓伴贫血；②贫血伴有家族史；③小儿反复出现手足肿痛，抗风湿治疗效果欠佳；④不明原因的肺部感染与肝脾肿大。诊断方法包括红细胞镰变试验和 Hb 电泳、珠蛋白指纹分析及氨基酸分析等。

560. 为什么镰状细胞病患者生育时需进行产前诊断

答：镰状细胞病（SCD）是一种较为常见的遗传性疾病，呈常染色体隐性遗传方式传递。SCD 病因明确，可以通过产前诊断进行有效的遗传阻断，因此在 SCD 患者生育时进行产前诊断显得尤为必要。SCD 患者生育时，可在怀孕 3 个月时采集绒毛膜组织（CVS）或 16~18 周时通过羊膜穿刺术采集羊水进行 SCD 产前诊断。

561. 为什么会发生地中海贫血

答：地中海贫血主要是遗传性 α 珠蛋白基因缺陷或遗传性 β 珠蛋白基因缺陷，导致 α 珠蛋白链或 β 珠蛋白链缺如或合成不足所引起的溶血性贫血。因为其基因缺陷的复杂多样性，珠蛋白缺乏类型、数量和临床症状也表现不一，所以珠蛋白生成障碍性贫血实际上包括一组疾病。根据生成减少的珠蛋白链种类可对地中海贫血进行分类，α 链合成减少者为

α-地中海贫血，β链生成减少者为β-地中海贫血，此外还有δβ型及δ型地中海贫血等类型。α-地中海贫血和β-地中海贫血较为常见，东南亚是此病高发地区之一，我国广西、广东、四川等省发病率较高。

562. 为什么要进行地中海贫血的产前筛查

答：地中海贫血临床上以慢性进行性溶血性贫血为主要表现，轻型可无或仅有轻度贫血，重者有严重贫血、肝脾肿大、生长发育落后及骨骼改变等，目前除干细胞移植外尚无其他有效的根治方法。重症地中海贫血患儿需输血以维持生命，大部分患儿因输血并发症或严重贫血死于成年之前，严重影响家庭和儿童生活质量。由于目前对地中海贫血尚无有效根治方法，因此，要加强遗传咨询、婚姻指导、婚前及产前筛查，在妊娠早期进行产前基因诊断，防止重型地中海贫血患儿出生，减少杂合子胎儿出生，这是最有效的预防措施。

563. 为什么β珠蛋白基因缺陷会引发贫血

答：β珠蛋白基因缺陷导致α链的合成速度远远超过β链，红细胞中α链很不稳定，容易发生沉淀，形成包涵体，附着于红细胞膜，使红细胞变得僵硬，部分红细胞未达到成熟即在骨髓内破坏。部分含α链包涵体的红细胞虽能成熟并从骨髓中释放出来，但此种细胞僵硬且变形性差，经过微循环时易因机械损伤而破坏，形成泪滴形的破碎红细胞残片。α链包涵体的存在使钾离子的通透性增高，红细胞渗透脆性增加，红细胞ATP酶的再生能力降低，红细胞生存期短。因此，β珠蛋白基因缺陷易引起全身循环血液红细胞总量减少，最终导致贫血。

564. 为什么父母无明显病症孩子会患重型β珠蛋白生成障碍性贫血

答：重型β珠蛋白生成障碍性贫血是常染色体隐性遗传性疾病。正常人自父母双方各遗传一个正常β珠蛋白基因，合成正常量的β珠蛋白链。当父母一方或双方为异常的β珠蛋白基因携带者时，自父母一方只遗传一个异常的β珠蛋白基因，患者则为杂合子，即β+珠蛋白生成障碍性贫血，有约半量正常β链合成，病情较轻。若自父母双方各遗传一个异常β珠蛋白基因，则患者为纯合子或复合杂合子，即β0珠蛋白生成障碍性贫血，没有或极少正常β链生成，病情严重，即重型β珠蛋白生成障碍性贫血。

565. 什么是重型β珠蛋白生成障碍性贫血的临床特点

答：重型β珠蛋白生成障碍性贫血的临床特主要有：①患者初生时与正常婴儿无异，但4~13个月龄开始发病，且进行性加重，发病愈早病情愈重。早期可有反复发热、食欲缺乏、腹泻、黄疸、体重不增加，肝脾特别是脾脏进行性肿大，腹部逐渐膨大。②儿童期的表现取决于患儿是否有维持充分的输血。若能进行充分输血，患儿的生长发育正常，无异常体征，并发症很少；只是近10岁时由于无效造血及反复输血造成铁负荷过度时才出现问题。输血不足的患儿则出现Cooley贫血的典型特征：身材矮小，生长发育迟缓；骨髓造血代偿性增生使骨髓腔变宽骨皮质变薄，导致患儿额顶部隆起，头颅增大，面颊隆起，鼻梁塌陷，上颌及牙齿前突，形成特殊面容；长骨皮质变薄，髓腔增宽，但很少发生病理性骨折。巨脾可因脾功能亢进而引起粒细胞和血小板减少进而继发感染和出血。晚期下肢可发生慢性溃疡，长期多次输血引起继发性血色病。免疫力低下、反复感染、心肌损害常使多数患儿夭折。如能存活到 10 余岁则常伴性幼稚征，第二性征不发达，肾上腺功能不全等。

566. 什么是重型 β 珠蛋白生成障碍性贫血的诊断标准

答：重型 β 珠蛋白生成障碍性贫血的临床和血液学表现相当典型，诊断并不困难。临床若遇到进行性严重贫血的患儿，有脾脏肿大，其末梢血涂片显示红细胞大小不均，有异型细胞及靶形红细胞、半岛型红细胞，红细胞渗透脆性降低，抗碱试验 HbF 含量显著增高，即可临床诊断为重型 β 珠蛋白生成障碍性贫血。患儿家族史和籍贯等信息对诊断本病有重要参考价值。此外，颅骨 X 线检查及血红蛋白分析等也是重型 β 珠蛋白生成障碍性贫血常用的辅助检查项目。不过，近几年来随着分子诊断技术的快速发展和广泛应用，*HBB* 基因检测已成为重型 β 珠蛋白生成障碍性贫血诊断中的重要依据。

567. 什么是重型 β 珠蛋白生成障碍性贫血的治疗方法

答：可用于珠蛋白生成障碍性贫血儿童的治疗方法为：定期输血，为预防铁过度负荷进行的铁螯合剂治疗，并发脾功能亢进患者合理运用脾切除。这些治疗措施可以改善临床症状、提高生存质量、延长生命，但不能根治。对于难以接受输血治疗且有 HLA 相匹配骨髓供者的患者，也可以施行同种异基因骨髓移植。

568. 为什么重型 β 珠蛋白生成障碍性贫血可引发血色病

答：血色病是指铁代谢障碍，体内过多的铁在肝脏、胰腺、心脏、皮肤等器官、组织沉积，引起器官功能损害和结构破坏的疾病。重型 β 珠蛋白生成障碍性贫血患儿需维持充分输血，才能保证患儿的生长发育正常并无异常特征，并发症很少。但由于患者自身无效造血及长期反复输血导致体内铁负荷过度，过多的铁沉积于心肌、肝、胰、脑等器官，进而引起血色病。

569. 为什么重型 β 珠蛋白生成障碍性贫血会导致骨骼畸形

答：重型 β 珠蛋白生成障碍性贫血患者血红蛋白 F（HbF）增多，HbF 对氧亲和力较HbA 高，所以在组织中释放氧较少，造成组织缺氧。由于组织缺氧的刺激，促红细胞生成素分泌增加，刺激造血功能致红髓大量扩张，最终造成骨板障的增厚、骨皮质变薄等骨骼畸形表现。

570. 什么是葡萄糖-6-磷酸脱氢酶缺乏症

答：葡萄糖-6-磷酸脱氢酶（G6PD）缺乏症是指红细胞葡萄糖-6-磷酸脱氢酶活性降低和（或）酶性质改变，导致以溶血为主要表现的血液系统遗传性疾病，是遗传性红细胞酶缺乏引起溶血性贫血中最常见的一种类型。G6PD 缺乏症可因药物、蚕豆或其他因素而诱发溶血性贫血。临床可表现为先天性非球形红细胞溶血性贫血（CNSHA）、新生儿黄疸、蚕豆病、药物性溶血、感染诱发溶血等。若只有红细胞 G6PD 活性降低和（或）性质改变，而无溶血等临床表现，则称为红细胞 G6PD 缺乏或缺陷。

571. 为什么会发生葡萄糖-6-磷酸脱氢酶缺乏症

答：本病是由于葡萄糖-6-磷酸脱氢酶（G6PD）活性降低和（或）酶性质改变所引起。G6PD 是一种细胞内酶，也是红细胞磷酸戊糖途径中的第一个关键酶，其主要功能是产生还原性辅酶Ⅱ（NADPH），后者在抗氧化因子和还原性生物合成反应中起着关键作用。G6PD 基因突变是引起酶活性降低导致溶血的主要原因。红细胞 G6PD 基因突变可导致下列几种情况：①G6PD 合成量减少；②G6PD 合成量不减少，但酶的稳定性降低；③G6PD 对底物或 NAPD 的亲和性显著降低，因此酶功能不足；④G6PD 对 NADPH 的抑制作用敏感。

572. 什么是葡萄糖-6-磷酸脱氢酶缺乏症的诊断标准

答：葡萄糖-6-磷酸脱氢酶（G6PD）的诊断主要依靠检测红细胞 G6PD 活性的实验室检查，在有红细胞缺乏所致的临床表型的基础上，加上以下各条中的任何一条即可作出诊断：①1 项筛选试验活性属严重缺乏值；②1 项红细胞活性定量测定其活性较正常平均值降低 40% 以上；③2 项筛选试验活性均为中间缺乏值；④1 项筛选试验活性属中间缺乏值，伴有明确的家族史；⑤1 项筛选试验活性属中间缺乏值，伴有 Heinz 小体生成试验阳性，但要有 40% 的红细胞含 Heinz 小体，每个红细胞有 5 个或 5 个以上的 Heinz 小体，并排除血红蛋白病。

573. 为什么葡萄糖-6-磷酸脱氢酶缺乏症临床上有不同的表现

答：葡萄糖-6-磷酸脱氢酶（G6PD）为 X 性连锁不完全显性遗传性疾病。男性半合子（X 染色体上带有突变基因）和女性纯合子（两条 X 染色体上均带有突变基因）均表现为红细胞 G6PD 活性缺乏或显著降低，有临床症状；女性杂合子为隐性表现，红细胞活性有不同程度的降低。因此，G6PD 临床呈现不同的表现度。

574. 为什么葡萄糖-6-磷酸脱氢酶缺乏会引发溶血

答：G6PD 所致溶血的机制比较复杂，可能的因素包括：①由于 G6PD 缺乏，氧化型辅酶Ⅱ（NADP）不能转变为 NADPH，这是 G6PD 缺乏引起溶血的关键因素；②NADPH 不足，则体内的两个主要抗氧化损伤物质还原性谷胱甘肽（GSH）及过氧化氢酶（Cat）不足，因此血红蛋白和红细胞膜均易于发生氧化性损伤；③血红蛋白氧化损伤的结果，导致 Heinz 小体及高铁血红素生成，红细胞膜的过氧化损伤可表现为膜脂质和膜蛋白巯基的氧化。上述改变均可通过红细胞膜的损伤导致溶血。

575. 为什么葡萄糖-6-磷酸脱氢酶缺乏症患者吃蚕豆后容易引起溶血

答：葡萄糖-6-磷酸脱氢酶缺乏症患者由于红细胞 G6PD 活性降低导致还原性谷胱甘肽（CSH）缺乏，CSH 是细胞抗氧化的保护因子，能够清除细胞内过氧化氢，保护细胞免受氧化损伤。而蚕豆含有高浓度的两种葡萄糖苷成分：蚕豆嘧啶、共蚕豆嘧啶核苷，这两种物质能水解产生过氧化氢，诱发体内氧化反应。所以葡萄糖-6-磷酸脱氢酶缺乏症患者进食蚕豆后容易使红细胞受到氧化损伤，变形性降低，并产生溶血。

576. 为什么葡萄糖-6-磷酸脱氢酶缺乏症患者要进行基因诊断

答：葡萄糖-6-磷酸脱氢酶缺乏症为 X 连锁的不完全显性遗传性疾病，因基因突变导致红细胞 G6PD 合成减少或酶活性降低而发病。女性杂合子酶活性变异范围较大，无法通过酶活性检测来确诊，所以需要基因诊断来确诊；男性半合子和女性纯合子酶活性程度约为正常人的 50%，通常通过普通的酶活性检测即可被检出，但由于 G6PD 不稳定，酶活性测定受标本采集、递送时间、检测方法等因素的影响，因此基因诊断也常是男性半合子和女性纯合子 G6PD 缺乏症患者的首选诊断实验。

577. 为什么会发生遗传性出血性疾病

答：遗传性出血性疾病是由于遗传因素导致的机体止血、凝血活性的异常或抗凝血、纤溶活性的增强，引起自发性或外伤后出血难止的一类疾病。主要包括①凝血因子缺乏性疾病：血友病 A、血友病 B、纤维蛋白原、凝血酶原及 F Ⅴ、F Ⅶ、F Ⅹ、F Ⅺ、F Ⅻ、F ⅩⅢ 缺乏、血管性血友病等；②血小板疾病：Glanzmann 血小板无力症、Bernard-Soulier 综合征、血小板颗粒性疾病等；③纤溶疾病：α2-抗纤溶酶缺乏、纤溶酶原活化抑制物-1 缺乏；④血管病：出血性毛细血管扩张症；⑤结缔组织病：Ehlers-Danlos 综合征等。

578. 什么是血小板功能缺陷性疾病

答：当血管壁受损后，血小板在损伤部位与胶原、内皮下微纤维接触，以黏附、释放和聚集等一系列功能参与止血、凝血过程。如上述某一功能发生缺陷，则会导致出血，称为血小板功能缺陷性疾病。血小板功能缺陷性疾病包括两大类：一是遗传性功能缺陷病，如血小板黏附异常（巨血小板综合征、血管性假血友病）、血小板聚集异常（血小板无力症、纤维蛋白原缺乏血症）、血小板释放异常（贮存池病）、血小板第 3 因子异常（血小板病）；二是获得性血小板功能缺陷病，常继发于骨髓增殖性疾病、尿毒症、异常蛋白血症、药物及其他疾病。

579. 什么是巨血小板综合征

答：巨血小板综合征，又称 Bernard-Soulier 综合征（BSS），是一种罕见的常染色体隐性遗传性疾病，发病率不足 1/100 万。该病特点为血小板减少，巨大血小板，血小板 GP Ⅰb/Ⅸ复合物（CD42）异常导致 vWF 因子依赖的血小板选择性相互作用缺陷，同时也存在血小板和凝血酶之间相互作用的缺陷。

580. 为什么会发生巨血小板综合征

答：发生巨血小板综合征的分子基础是编码血小板膜糖蛋白 GP Ⅰb/Ⅸ-Ⅴ复合物的基因缺陷。GP Ⅰb/Ⅸ-Ⅴ复合物包含 4 个跨膜多肽亚单位：GP Ⅰbα、GP Ⅰbβ、GP Ⅸ 和 GP Ⅴ，作为 vWF 的受体与之结合，促使血小板黏附于血管破损处。研究表明血小板表面完整的 GP Ⅰb/Ⅸ复合物表达必须有 *GP Ⅰbα*、*GP Ⅰbβ* 和 *GPⅨ* 三种基因同时存在。其中任何一种基因异常都可能导致血小板表面 GP Ⅰb/Ⅸ-Ⅴ复合物减少，从而引起巨大血小板及出血倾向等。自 1975 年 Nurden 等首先证实了患者是由于 GP Ⅰ b/Ⅸ ~ Ⅴ复合物基因缺陷所致以来，已经在编码 GP Ⅰ bα、GP Ⅰ bβ、GPⅨ的结构基因上发现了 50 多种基因突变。部分患者 GP Ⅰ b/Ⅸ ~ Ⅴ表达可在正常水平，但血小板与 vWF 结合表现异常，这可能是由于 *GP Ⅰ bα* 基因的一些特殊突变所引起，如 p. Leu73Phe 和 p. Ala156Val 等。

581. 为什么巨血小板综合征患者的血小板黏附能力降低

答：巨血小板综合征患者存在血小板膜 GP Ⅰ b/Ⅸ复合物的缺陷。GP Ⅰ b/Ⅸ复合物是一种存在于血小板膜上的非共价异源二聚体，是血小板上主要的黏附受体。vWF 是连接血小板和内皮下基质的桥梁，血小板通过 GP Ⅰ b/Ⅸ 与 vWF 结合而黏附于内皮下基质，GP Ⅰ b/Ⅸ 与 vWF 的相互作用对于血小板在内皮表面的黏附，尤其是在高切变力状态下的黏附至关重要。由于血小板缺乏 GP Ⅰ b/Ⅸ复合物而存在黏附功能缺陷，导致患者血小板黏附能力降低。

582. 为什么巨血小板综合征患者的血小板对凝血酶的激活反应降低

答：巨血小板综合征患者血小板上有两种与凝血酶作用的蛋白质缺失，即与凝血酶结合的 GP Ⅰ bα 和作为凝血酶底物的 GP Ⅴ 的缺失。GP Ⅴ 与 GP Ⅰ b/Ⅸ 之间的连接通过 GP Ⅰ bα介导，参与凝血酶和血小板的相互作用。因此，本病中 GP Ⅴ 的减少可能引起凝血酶诱导的血小板异常及凝血酶原消耗缺陷，导致血小板对凝血酶的激活反应降低。

583. 什么是巨血小板综合征的实验室检查表现

答：本病的实验室检查表现为：血小板中到重度减少，少数患者可正常；外周血涂片血小板增大，30%以上的血小板直径超过 3.5μm，有的可达到 20~30μm，血小板膜变形性大；与血小板减少不平行的出血时间延长；利托菌素、妥布霉素及人或牛 vWF 不能使血小板聚集，加入正常血浆不能纠正；腺苷二磷酸、胶原和肾上腺素诱导的血小板聚集正常或增多；低浓度凝血酶诱导的血小板聚集降低或延迟相延长，但高浓度能纠正；凝血酶原消耗减少；血小板寿命缩短；血小板黏附功能降低；血小板膜 GP Ⅰ b、Ⅴ 或Ⅸ缺乏或减少。此外，血块回缩、血浆 vWF 及骨髓检查均正常。

584. 为什么会发生血小板无力症

答：血小板无力症（thrombocytasthenia）是一种常见的遗传性血小板功能障碍性疾病，由于血小板膜糖蛋白Ⅱb/Ⅲa 质或量的异常，血小板聚集功能障碍而引起出血，其特点为出血时间延长，血小板计数、大小、形态及寿命正常，血涂片见血小板散在不聚，血小板对多种诱聚剂聚集不良。其发病原因是由血小板膜糖蛋白Ⅱb/Ⅲa（GPⅡb/Ⅲa）存在质或量的先天性缺陷所引起，该缺陷可以为 GPⅡb/Ⅲa 减少、缺乏或结构异常。GPⅡb/Ⅲa 是血小板表面含量最丰富的整合蛋白，在血小板活化后其可以结合纤维蛋白原和血管性血友病因子（vWF），介导血小板的聚集，是正常止血机制的重要因素之一。GPⅡb/Ⅲa 异常导致血小板聚集功能障碍和血块退缩不良。

585. 为什么血小板无力症患者血小板纤维蛋白原含量降低

答：血小板 α 颗粒的纤维蛋白原是通过具有活性的 GPⅡb/Ⅲa 获得的，而血小板无力症患者 GPⅡb/Ⅲa 存在质或量的先天性缺陷，GPⅡb/Ⅲa 的减少或缺乏导致其结合的纤维蛋白原减少，GPⅡb/Ⅲa 结构异常导致其丧失受体活性，无法与纤维蛋白原结合。这两种情况最终均导致本病患者血小板纤维蛋白原含量降低。

586. 什么是血小板无力症的实验室检查表现

答：血小板无力症的实验室检查表现如下：①出血时间明显延长；②血小板计数、形态正常，血片中可见血小板散在分布，不聚集成堆；③血小板聚集功能异常，腺苷二磷酸、胶原、凝血酶及肾上腺素的诱导下血小板不聚集或聚集明显减低，利托菌素及 vWF 的作用下起始血小板聚集正常，而对 ADP、凝血酶、胶原等不产生聚集；④血小板玻璃珠滞留试验减低；⑤大多数患者血块退缩不良；⑥GPⅡb/Ⅲa 不减低的患者，有条件时行单链构型多态性检测，或对相关性片段进行选择性测序。

587. 什么是血小板颗粒缺陷性疾病

答：血小板颗粒缺陷性疾病，又称贮存池病（storage pool disease，SPD），是由于血小板胞质内 α 颗粒和（或）致密颗粒缺乏，使血小板释放功能障碍而引起出血。其特点是血小板对腺苷二磷酸（ADP）的第一聚集波正常，但第二聚集波消失或减弱，表明 ADP 的释放障碍。

588. 为什么会发生遗传性凝血因子异常所致的出血性疾病

答：相关基因变异导致凝血因子含量/质量异常，将导致出血性疾病。遗传性凝血因子异常所致出血性疾病主要包括：①血友病 A，由 *F8* 基因缺陷所致；②血友病 B，由 *F9* 基因缺陷所致；③纤维蛋白原疾病，包括低纤维蛋白原血症、纤维蛋白原缺乏症、异常纤维蛋白原血症等，主要由 *FGA*、*FGB* 或 *FGG* 基因缺陷所致；④凝血酶原疾病，凝血酶原缺乏症、低凝血酶原血症、异常凝血酶原血症，由 *F2* 基因缺陷所致；⑤凝血因子 V 缺乏症，由 *F5* 基因缺陷所致；⑥凝血因子Ⅶ缺乏症，由 *F7* 基因缺陷所致；⑦凝血因子 X 缺乏症，*F10* 基因缺陷所致；⑧凝血因子Ⅺ缺乏症，由 *F11* 基因缺陷所致；⑨凝血因子Ⅻ缺乏症，由 *F12* 基因缺陷所致；⑩激肽释放酶原缺乏症，由 *KLKB1* 基因缺陷所致；⑪高分子量激肽原缺乏症，由 *KNG1* 基因缺陷导致；⑫凝血因子ⅩⅢ缺乏症，由 *F13A1* 和 *F13B* 基因缺陷所致；⑬家族性复合性凝血因子缺乏症可分为 6 型：Ⅰ型，同时缺乏 FV、FⅧ；Ⅱ型，同时缺乏 FⅧ、FⅨ；Ⅲ型，同时缺乏 FⅡ、FⅦ、FⅨ、FX；Ⅳ型，同时缺乏 FⅦ、FⅧ；Ⅴ型，同时缺乏 FⅧ、FⅨ、FⅪ；Ⅵ型，同时缺乏 FⅨ、FⅪ。

589. 什么是遗传性出血性疾病的常见临床表现

答：遗传性出血性疾病的常见临床表现包括：

（1）皮肤黏膜出血：遗传性出血性疾病最常见、最易发现的症状和体征是皮肤、黏膜下出血，其表现因出血程度、范围及出血部位不同而呈现下列各种类型：①出血点：指皮肤上直径在 2mm 以内的出血，多如针头大小，通常不高出皮面，按压不褪色，出血点可散布于全身各部位，但以四肢较多见，躯干下部亦较常见；②紫癜：为直径 3~5mm 之皮下出血，不高出皮面，压之不褪色，其性质、特点、易见部位及临床意义和出血点基本相同；③瘀斑：为直径 5mm 以上的皮下片状出血，初期呈暗红色或紫色，以后逐渐变为黄褐色、黄色或黄绿色，一般经 1~2 周吸收而消失；④血疱：为大小不等的口腔及舌等部位的黏膜下出血，呈暗红色或紫红色圆形或类圆形水疱状，高出黏膜表现；⑤鼻出血；⑥牙龈出血。

（2）深部组织出血：深部组织出血常见于较深部皮下、肌肉、关节腔及浆膜腔等部位：①血肿：血肿为较深部的皮下、肌肉及其他软组织出血的表现，一般直径大于 5mm，常形成高出皮面的圆形、边缘不清的肿块或可触及的囊性结节，大小不等，轻度外伤或自发性血肿多见于凝血机制障碍，如血友病等；②关节积血：关节出血常见于各种负重关节如膝、踝、肘、腕及髋关节，多见于严重凝血障碍性疾病，尤其是血友病，偶见于外伤出血；③浆膜腔出血：浆膜腔出血主要见于腹膜、胸膜、心包及睾丸鞘膜等，原因不明或自发性浆膜腔积血多见于凝血障碍性疾病，如血友病等；④眼底出血：多见于重症血小板减少及严重血管壁病变之患者，其他出血性疾病较少见。

（3）内脏出血：内脏出血临床上可表现为咯血、呕血、便血、尿血、阴道出血（包括月经过多）及中枢神经系统出血（颅内出血）等，出血量较大。

590. 为什么遗传性出血性疾病患者要做遗传咨询

答：遗传性出血性疾病种类繁多，遗传方式多样，因此遗传咨询可有效地阻止遗传性出血性疾病患者的出生。常见的遗传性出血性疾病的遗传方式如下：

（1）常染色体显性遗传：如 vWD 1、2A、2B 型及血小板型、遗传性毛细血管扩张症、Ehlers-Danlos 综合征、巨血小板综合征、贮存池病、遗传性单纯性血小板减少症、May-Hegglin 异常、血小板病性血小板减少症、先天性异常纤维蛋白原血症等。

（2）常染色体不完全显性遗传：如先天性凝血因子Ⅺ缺陷症。

（3）常染色体隐性遗传：3 型 vWD、巨血小板综合征、血小板无力症、先天性凝血酶原缺陷症、先天性凝血因子Ⅴ缺陷症、先天性凝血因子Ⅻ缺陷症、先天性凝血因子ⅩⅢ缺陷症等。

（4）X 性连锁隐性遗传：Wiskott-Aldrich 综合征、伴 IgA 增多和肾脏病性血小板减少症、巨血小板综合征、血友病 A、血友病 B 等。

（5）遗传方式不明：家族性血小板减少症（伴血小板抗体存在）、某些复合型先天性出血疾病、Swiss-Cheese 综合征等。

591. 什么是凝血障碍所致出血性疾病的治疗原则

答：根据发病机制的不同，凝血因子缺乏性疾病可分别采取补充维生素 K（凝血酶原、FⅦ、FⅨ、FⅩ缺乏）及补充血浆及血液制品（先天性凝血因子缺乏症）等治疗方法。

（1）补充维生素 K：适合维生素 K 依赖性凝血因子（凝血酶原和 FⅦ、FⅨ、FⅩ）缺陷所致出血性疾病。

（2）血浆及凝血因子制品：①新鲜全血，随着成分输血的广泛应用，输全血或血浆的适应证已逐渐减少；②新鲜血浆，可补充所有凝血因子；③新鲜冰冻血浆（FFP），FFP富含凝血酶原、FⅤ、FⅦ、FⅨ、FⅩ、FⅪ及FⅧ等；④冷沉淀，富含纤维蛋白原、FⅧ、vWF、FⅩⅢ及纤维连接蛋白，其纤维蛋白原及纤维连接蛋白浓度高于FFP；⑤纤维蛋白原；⑥FⅧ浓缩物；⑦vWF浓缩物；⑧FⅨ浓缩物；⑨PCC，亦称FⅨ复合物浓缩剂，富含维生素K依赖性凝血因子；⑩其他凝血因子浓缩物，如FⅦ、FⅩ、FⅪ、FⅩⅢ等。

592. 为什么要对遗传性出血性疾病患者做一期止血缺陷的筛查试验

答：一期止血缺陷大多数为血管壁和血小板异常所致的出血性疾病，一般选用出血时间（BT）和血小板计数（PLT）为筛选试验，对其检查结果可做如下分析：

（1）BT延长，PLT正常：多数见于某些凝血因子缺乏症，如血管性血友病（vWD）、低（无）纤维蛋白原血症等；血小板功能异常症，如血小板无力症、血小板第3因子缺乏症、贮存池病等。

（2）BT延长，PLT减少：多数为血小板减少性紫癜症，常见于特发性或继发性。

（3）BT延长，PLT增多：多数为血小板增多症，常见于原发性或继发性。

（4）BT正常，PLT正常：多见于血管壁异常所致的出血性疾病，如过敏性紫癜、遗传性出血性毛细血管扩张症和其他血管性紫癜。

593. 为什么要对遗传性出血性疾病患者做二期止血缺陷的筛查试验

答：二期止血缺陷多数为凝血异常和抗凝物质所致的出血性疾病，一般选用活化部分凝血活酶时间（APTT）和凝血酶原时间（PT）为筛选试验，对其检查结果做如下分析：

（1）APTT延长，PT正常：多数见于内源性凝血途径中的一个或者几个凝血因子缺乏，常见于血友病A、血友病B和因子Ⅺ缺乏等。

（2）APTT正常，PT延长：多数见于外源性凝血途径中的因子Ⅶ缺乏，常见于遗传性因子Ⅶ缺乏症。

（3）APTT延长，PT延长：多数见于共同途径中一个或几个凝血因子缺乏，常见于遗传性或获得性因子Ⅹ、Ⅴ、Ⅱ、Ⅰ缺乏，以及肝脏病出血、循环抗凝物质和DIC等。

（4）APTT正常，PT正常：应考虑因子ⅩⅢ的遗传性或获得性缺乏。

594. 为什么选用纤维蛋白（原）降解产物和D-二聚体作为纤溶过度所致出血的筛选试验

答：选用纤维蛋白（原）降解产物（FDP）和D-二聚体（DD）测定作为纤溶过度所致出血的筛选试验，通过对其测定结果分析，可作出如下判断：①FDP正常，DD正常：多数为正常人，提示无纤溶过度现象；②FDP阳性，DD正常：多数为FDP假阳性或原发性纤溶症；③FDP正常，DD阳性：多数为FDP假阴性或继发性纤溶症；④FDP阳性，DD阳性：多数为继发性纤溶症，常见于DIC等。

595. 为什么会发生血友病A

答：血友病A，亦称凝血因子Ⅷ（FⅧ）缺乏症，是由F8基因缺陷而导致的凝血因子Ⅷ含量减少或功能缺陷，进而引起凝血功能障碍的一种临床最为常见的遗传性出血性疾病，呈 X 连锁隐性遗传方式，在男性的发病率约为 1/5000。*F8* 基因位于 X 染色体长臂末端（Xq28），长约 186kb，包含 26 个外显子和 25 个内含子。凝血功能检查是诊断血友病 A 的主要依据，目前常用的 FⅧ凝血活性（FⅧ：C）的检测方法有两种：检测纤维蛋白形成为终点的一期法（功能检测法）及检测 F Xa 生成量为终点的二期法（发色底物法）。根据 FⅧ：C 的高低，血友病 A 可以分为重型（FⅧ：C<1%）、中型（1%<FⅧ：C<5%）和轻型（FⅧ：C>5%）。*F8* 基因突变是引起血友病 A 的遗传性病因，内含子 22 倒位是其最主要的致病机制，大约占重型血友病 A 的 45%~50%；内含子 1 倒位约占重型血友病 A 的 2%~5%；大片段缺失约占血友病 A 的 3%~5%；此外，还有小缺失、错义突变、无义突变、插入突变、剪切位点突变、大片段重复及未知突变等。

596. 为什么血友病 A 患者男性多于女性

答：血友病 A 是一种 X 性连锁隐性遗传性疾病，其致病基因位于 X 染色体上（Xq28）。男性血友病 A 患者具有一条含突变基因的 X 染色体，不能控制 FⅧ的正常合成，所产生的 FⅧ分子结构缺陷或致 FⅧ含量减少，临床表现为不同严重程度的出血症状；女性如含有一条携带突变基因的 X 染色体，因其尚有另一条正常的 X 染色体，故其本身多无出血的临床表现，但其所携带的致病基因可以传给下一代，即为女性携带者。血友病 A 的遗传方式理论上有以下 4 种可能：①血友病 A 男性患者与完全正常女性结婚，其儿子中无血友病 A 患者，但其女儿 100% 为血友病 A 携带者；②正常男性与女性血友病 A 携带者结婚，其儿子发生血友病 A 的可能性为 50%，其女儿携带血友病 A 的可能性也为 50%；③血友病 A 患者与血友病 A 携带者的女性结婚，其子女中可能有血友病 A 的儿子、血友病 A 的女儿、携带血友病 A 的女儿及正常儿子；④血友病 A 男性患者与血友病 A 女患者结婚，其子女均为血友病 A 患者。一般说来，女性发生血友病 A 的概率极低。血友病 A 家系中近亲婚配，双亲中一方是血友病家系成员、另一方的生殖细胞发生突变，极端的 Lyon 化作用等，有可能使后代出现女性血友病 A 患者。

597. 为什么血友病 A 患者要做基因检测

答：随着分子生物学和分子遗传学的发展，对血友病 A 的发病机制有了更深入的了解。研究表明，血友病 A 的发病机制实质上是由于 *F8* 基因缺陷所致，其分子缺陷的类型主要为：内含子 22 倒位、内含子 1 倒位、无义突变、错义突变、剪切位点突变、*F8* 基因缺失、异常基因的插入、基因片段重排等。血友病 A 的基因诊断，根据所采用方法的不同，可分为直接基因诊断和间接基因诊断。直接诊断主要是检测导致疾病发生的 *F8* 基因缺陷，如 22 号内含子倒位及各种点突变等；间接诊断则是利用有缺陷的 *F8* 基因内或 *F8* 基因附近与其紧密连锁的多态性位点为标记，进行家系遗传连锁分析，如可变数目串联重复序列（VNTR）、短串联重复序列（STR）分析等。基因诊断不仅可以鉴定导致血友病 A 的基因突变，阐明疾病的发病机制，而且可对血友病 A 家系中相关女性进行致病基因携带者诊断，对确诊为携带者的女性，在其妊娠的早期进行产前诊断并早期干预，可以避免患儿的出生。

598. 为什么会发生血友病 B

答：血友病 B 于 1952 年由 Aggeler 等发现，他在检查一个"典型血友病"患者时，发现其与血友病 A 不同，缺少一种能被硫酸钡吸附的凝血因子，这种因子被称为"血浆凝血活酶成分"。同年，血友病 B 被命名并认为系凝血因子Ⅸ（factorⅨ，FⅨ）量的缺乏或质的缺陷所导致。根据 FⅨ活性（FⅨ：C）水平的高低，可将血友病 B 分为重型（<2%）、中型（2%~5%）、轻型（5%~25%）及亚临床型（25%~45%）。根据 FⅨ：C 和 FⅨ抗原（FⅨ：Ag）的检测结果可将血友病 B 分为交叉反应物质阳性（CRM+，即 FⅨ：C 降低和 FⅨ：Ag 正常）和阴性（CRM-，即 FⅨ：C 和 FⅨ：Ag 均降低）。CRM+型表明 FⅨ结构异常，CRM-型表示患者可能为 FⅨ合成量的减少所致。

599. 为什么血友病 B 患者男性多于女性

答：血友病 B 是一种 X 性连锁隐性遗传性疾病，其遗传基因位于 X 染色体上（Xq26.3-27.2）。男性患者具有一条含突变基因的 X 染色体，不能控制 FⅨ 的正常合成，所产生的 FⅨ分子结构缺陷或致 FⅨ含量减少，临床表现为不同严重程度的出血症状；女性如含有一条携带突变基因的 X 染色体，因其尚有另一条正常的 X 染色体，故其本身多无出血的临床表现，但其所携带的致病基因可以传给下一代，即为女性携带者。血友病 B 的遗传方式理论上有以下 4 种可能：①血友病 B 患者与正常女性结婚，其儿子中无血友病 B 患者，但其女儿 100%为血友病 B 携带者；②正常男性与女性血友病 B 携带者结婚，其儿子有发生血友病 B 的可能性为 50%，其女儿携带血友病 B 的可能性也为 50%；③血友病 B 患者与血友病 B 携带者的女性结婚，其子女中可能有血友病 B 的儿子、血友病 B 的女儿、携带血友病 B 的女儿及正常儿子；④血友病 B 男患者与血友病 B 女患者结婚，其子女均为血友病 B 患者，这种可能性非常少。

600. 为什么血友病 B 患者要做基因检测

答：血友病 B 的发病机制实质上是由于 *F9* 基因缺陷所致，导致血友病 B 的基因缺陷类型十分繁多，与血友病 A 类似，血友病 B 的基因诊断可以通过直接诊断或者间接诊断来进行。①直接基因诊断：在携带者或者产前诊断时可对突变类型进行直接检测；②间接基因诊断：由于血友病 B 的基因缺陷具有明显异质性，几乎每一个血友病 B 的家系都存在其独自的缺陷类型，且 2/3 患者有明确家族史，而临床只需进行携带者诊断，无需确定突变性质，因而利用基因连锁分析间接基因诊断仍是目前血友病 B 最行之有效的方法。随着分子生物学技术的发展，基因诊断不仅可以帮助确定血友病 B 的病因，阐明疾病的发病机制；另一方面可以利用基因缺陷的本质，对血友病 B 家系中相关女性进行致病基因携带者诊断，对确诊为携带者的女性，在其妊娠的早期进行产前诊断并干预，可以避免患儿的出生。因此，这项工作对优生优育、提高人口素质有着深远的意义。

601. 为什么会发生血管性血友病

答：血管性血友病（vWD）是由于编码血管性血友病因子（vWF）的基因缺陷而造成血浆中 vWF 数量减少或质量异常的一种较为常见的遗传性出血性疾病。vWF 的正常生理功能包括：①通过与血小板膜 GPⅠb 和 GPⅡb-Ⅲa 以及内皮细胞胶原蛋白的结合，在止血过程中起中间桥梁作用，协助血小板黏附并聚集于损伤血管处，这种功能需要由 vWF 多聚物的高分子结构存在；②作为 FⅧ 的载体，结合后能使 FⅧ 在血浆中保持稳定。临床以出血时间延长、血管性血友病因子含量降低与功能异常为特点。vWD 患者自幼即有出血倾向，一般以皮肤、黏膜出血多见，严重者可见胃肠道出血、血尿，外伤或手术后出血严重，且不易止血，但关节及肌肉出血甚少，随年龄增长病情减轻。女性经常有月经过多的表现，因此症状更为明显。

602. 什么是血管性血友病的主要分型原则

答：最初将血管性血友病（vWD）分为两型，1 型为量的缺陷，2 型为质的缺陷；2 型又按高分子多聚物的不同而分为近 10 种亚型。最新分型原则将 vWD 分为 Ⅰ 型、Ⅱ 型和 Ⅲ 型（表 4-1），Ⅱ 型又可分为 ⅡA、ⅡB、ⅡN 和 ⅡM 四种。ⅡM 型患者少见，vWF 多聚物结构基本正常，但由于 vWF 质的异常而与血小板 GP Ⅰb 的亲和力降低，RIPA 活性降低，患者有初期止血功能障碍。

表 4-1　血管性血友病最新分型

临床资料	Ⅰ型	ⅡA 型	ⅡB 型	ⅡN 型	Ⅲ型
出血时间	延长或正常	延长	延长	正常	延长
FⅧ	减低	低或正常	低或正常	明显减低	显著减低
vWF：Ag	低	低	低或正常	正常	缺如
vWF：Rcof	低	减低	减低	正常	缺如
RIPA	低或正常	显著减低	增高	正常	无
vWF 多聚物	正常	缺乏大、中多聚物	缺乏大多聚物	正常	缺如
发病率（%）	70~80	10~12	3~5	暂无统计	1~3
治疗	DDAVP	vWF 浓缩液	vWF 浓缩液	vWF 浓缩液	vWF 浓缩液

603. 为什么遗传性凝血因子X缺陷症患者会表现为出血

答：遗传性凝血因子 X 缺陷症是遗传性凝血障碍中很少见的一种病症，由 F10 基因缺陷所致。F10 基因缺陷影响了 FX 蛋白的合成、分泌以及代谢过程，导致 FX 活性减低和（或）含量减少，FX 是内源性凝血途径和外源性凝血途径共同的通路，经过内源性（FⅨ a-FⅧa）、外源性（FⅦa-TF）凝血途径的激活，FX 转变为活化的 FXa。FXa 在 Ca^{2+} 存在条件下，于磷脂膜表面与 FVa 形成凝血酶原酶复合物，进而激活凝血酶原使之转变为具有酶解活性的凝血酶。F10 基因缺陷造成 FX 蛋白异常，进而引起凝血功能障碍，造成出血。遗传性凝血因子 X 缺陷症患者症状的严重性与血浆 FX 的凝血活性水平相关，脐带出血为早期表现之一，其他可有黏膜出血、皮肤瘀点和瘀斑、鼻出血、胃肠道出血、血尿和血肿形成，偶有关节和肌肉出血，但颅内出血少见，一旦出血，常是致命性出血。妇女有月经过多及产后出血，孕妇在怀孕前 3 个月常有习惯性流产。

604. 为什么会发生遗传性凝血因子Ⅺ缺陷症

答：1953年，Rosenthal等在一个家系中发现2个女性及1个男性成员有类似于血友病的出血症状，本质为缺乏凝血因子Ⅺ（FⅪ），称为血友病C。由于目前血友病特指X性连锁遗传性出血性疾病，因此本病被称为遗传性凝血因子Ⅺ缺陷症。遗传性凝血因子Ⅺ缺陷症是由 *F11* 基因缺陷所引起凝血因子Ⅺ质或量的缺陷所致。本病为常染色体隐性遗传性疾病，男女均可发病或成为致病基因的携带者。FⅪ缺陷症的实验室检测特点是凝血活酶时间（APTT）延长，而凝血酶原时间（PT）正常，出血时间（BT）正常。

605. 为什么遗传性凝血因子Ⅻ缺陷症患者临床表现可为出血也可为血栓

答：遗传性凝血因子Ⅻ缺陷症是一种非常少见的遗传性出血性疾病，由 *F12* 基因缺陷所致，为常染色体隐性遗传，部分患者可能呈常染色体显性遗传。多数患者无自发性出血，但个别患者偶有月经过多、外伤后瘀斑或手术后出血等，但多不严重。FⅫ在凝血中的作用是参与内源性凝血途径的接触相，当血液与带负电荷异物表面（如玻璃、白陶土、胶原等）接触时，FⅫ即会在激肽释放酶原和高分子量激肽原参与下活化成为具有酶解活性的FⅫa。FⅫa的主要功能是激活FⅪ使其转为FⅪa，并由此启动内源性凝血途径。FⅫa还能使激肽释放酶原转变为激肽释放酶，从而形成接触激活的正反馈放大效应。近年来发现有的遗传性凝血因子Ⅻ缺陷症患者可发生血栓，可能是由于FⅫ缺乏后，内源性纤溶系统的激活受阻，纤溶活性降低所致。

606. 为什么遗传性凝血因子ⅩⅢ缺陷症患者会发生出血

答：遗传性凝血因子ⅩⅢ缺陷症为常染色体隐性遗传，由 *F13* 基因缺陷导致FⅩⅢ因子质或量的异常引起。FⅩⅢ又称纤维蛋白稳定因子，在凝血酶和 Ca^{2+} 的作用下，FⅩⅢ分子发生构象改变，精氨酸37-谷氨酸-38肽键裂解，暴露巯基活性中心，此时FⅩⅢ成为有活性的FⅩⅢa。FⅩⅢa使可溶性纤维蛋白单体变为不溶性的纤维蛋白，增加纤维蛋白凝块的稳定性。FⅩⅢ也能使纤维蛋白α链与α2-纤溶酶抑制剂、纤维连接蛋白、凝血酶敏感蛋白或vWF等分别交联；也可使胶原蛋白与纤维蛋白交联，进而使血小板-纤维蛋白-内皮细胞形成网状结构，有利于止血、伤口愈合及组织修复。FⅩⅢ缺陷，纤维蛋白凝块可以形成，但不稳定，而纤维蛋白α链则不能与α2-纤溶酶抑制剂、纤维连接蛋白、凝血酶敏感蛋白或vWF形成交联，同时血小板-纤维蛋白-内皮细胞网状结构也不能形成，故患者可表现为出血。80%以上的遗传性凝血因子ⅩⅢ缺陷症患者早期症状表现为脐带出血，常在出生后脐带残端或脐带瘢痕处出血，严重者可危及生命；其次为创伤后伤口血肿形成，颅内出血的发生率可高达25%。其他如皮肤瘀点和瘀斑、鼻出血、关节肌肉血肿等，血尿、腹膜后出血、关节出血、月经过多、黏膜出血均少见。

607. 为什么遗传性低（无）纤维蛋白原缺陷症患者表现为出血

答：遗传性低（无）纤维蛋白原缺陷症，即遗传性低（无）纤维蛋白原血症，通常由纤维蛋白原基因（*FGA*、*FGB*、*FGG* 等）缺陷导致纤维蛋白原含量减少甚至缺如，致使凝血功能发生障碍，临床上表现为出血症状。①遗传性无纤维蛋白原血症的患者均具有终身的创伤和术后出血过多的倾向，50%～60%的患者在出生时脐带出血不止，以后常有皮肤瘀斑、皮下血肿、鼻出血、牙龈出血、血尿和消化道出血等，约20%的病例有关节腔出血；颅内出血是致死的原因之一。在患者的成年期，其出血的严重程度和发作频率有随着年龄的增长而缓解的倾向。成年女性患者月经可以增多。②遗传性低纤维蛋白原血症患者通常无临床出血症状，有时也可见新生儿脐带出血、皮下紫癜或鼻出血等，但出血的严重程度和发作频率要轻的多；患者的严重出血多见于外伤和手术中。上述两种患者由于血浆中纤维蛋白原含量减少和缺失，故临床上常见伤口愈合延迟和不佳。

608. 为什么遗传性异常纤维蛋白原血症患者临床表现可为出血可为血栓

答：遗传性异常纤维蛋白原血症是由于编码纤维蛋白原的基因异常导致纤维蛋白原的分子结构及功能缺陷，而血浆纤维蛋白原的含量正常。少数患者可有出血倾向或血栓形成。

（1）遗传性异常纤维蛋白原血症出血的病理生理机制是由于编码纤维蛋白原的基因突变导致纤维蛋白凝块形成障碍：①纤维蛋白肽释放异常：由于纤维蛋白原的分子结构存在异常，凝血酶介导的纤维蛋白肽A（fibrinopeptide-A，FPA）和（或）纤维蛋白肽B（fibrinopeptide-B，FPB）从纤维蛋白原分子的释放过程出现障碍，表现为FPA和FPB不释放和释放延迟，导致纤维蛋白原分子向纤维蛋白单体转化障碍；②纤维蛋白单体（fibrin monomer，FM）聚合异常：由于聚合位点的结构异常导致FM聚合过程发生障碍，引起PT和APTT轻度延长；③纤维蛋白交联异常：借助于非共价键聚合的FM多聚体，其不同FM的D-D区之间可在FXIIIa和Ca^{2+}的作用下经脱氨基反应缩合形成较高强度的共价键，转化为成熟的、张力大为增强的纤维蛋白凝块。如果该过程发生异常，临床上可表现为出血倾向和伤口愈合不良。

（2）血栓形成的病理生理机制：遗传性异常纤维蛋白原血症患者由于纤维蛋白原分子结构存在异常，纤维蛋白原形成的纤维凝块的建筑学结构与正常凝块明显不同，其凝块中纤维纤细、孔性降低伴脆性增加。如此，凝块通透性的降低阻碍了抗凝因子作用的发挥和纤溶机制的激活，使纤溶酶原与纤维蛋白结合发生障碍，同时也引起纤维蛋白对纤溶酶的消化作用抵抗，导致病理性血栓形成、血栓栓塞和多聚化异常。

609. 为什么遗传性凝血酶原缺陷症患者会表现为出血

答：遗传性凝血酶原缺陷症为 F2 基因缺陷所致，为常染色体隐性遗传。凝血酶原又称凝血因子Ⅱ，是维生素K依赖性蛋白酶原，在凝血酶原酶的作用下，凝血酶原转化为凝血酶，在凝血过程中发挥重要作用。凝血酶原基因缺陷，影响了FⅡ肽链结构域的正常折叠，导致FⅡ分泌和代谢异常，造成遗传性凝血酶原缺陷症患者产生临床出血症状。遗传性凝血酶原缺陷症患者的临床表现轻重不一，纯合子者重，杂合子者轻。大多数纯合子患者有严重的出血倾向，如鼻出血、月经过多、产后出血过多、血尿、皮肤瘀斑、创伤或手术后持续出血等最常见，脐带出血和关节肌肉出血临床少见。

610. 为什么遗传性凝血因子Ⅴ缺陷症患者会表现为出血

答：遗传性凝血因子Ⅴ缺陷症是由 F5 基因缺陷所致，呈常染色体隐性遗传。在凝血过程中，FV被凝血酶激活，形成活化的FVa。FV是一种辅因子，FVa与FXa、Ca^{2+}于磷脂表面形成凝血酶原酶，从而激活凝血酶原，生成凝血酶。当 *F5* 基因缺陷时，致使 F V 水平减低或者功能异常，凝血过程发生障碍，患者可有出血症状。皮肤瘀斑、鼻出血、月经过多、产后出血过多、创伤、手术及拔牙后出血为其常见的临床表现。偶尔可并发内脏出血或者关节出血，颅内出血罕见。

611. 为什么遗传性凝血因子Ⅶ缺陷症患者会表现为出血

答：遗传性凝血因子Ⅶ缺陷症由 *F7* 基因缺陷所致，为常染色体隐性遗传，仅个别病例呈显性遗传。FⅦ为外源性激活途径中的凝血因子，能被 FⅨa、FⅩa、FⅫa 和凝血酶所激活。*F7* 基因异常导致基因在转录、mRNA 加工、翻译、蛋白质肽链加工、装配以及分泌等方面的异常，致使血浆中 FⅦ功能发生障碍和（或）含量减少，发生出血症状。遗传性凝血因子Ⅶ缺陷症最常见的出血症状为鼻出血、牙龈出血、皮肤瘀点、瘀斑和紫癜，黑便，呕血，创伤及手术后持续性出血。致命的颅内出血并不少见，估计可高达16%。

612. 为什么会发生静脉血栓

答：静脉血栓是多种因素综合作用的结果，形成的机制主要有：

（1）静脉管壁损伤和内皮细胞的损伤：各种化疗药、抗生素等药物可以损伤静脉内膜。反复静脉穿刺或塑料管的长期留置在静脉内，以及静脉瓣的异常，均可导致静脉血栓形成。内皮功能的紊乱可导致促凝活性的产生和抗凝机制的抑制，同时也暴露中性粒细胞受体的配体，伴随而至的炎症细胞既能促发血栓形成，又能对血栓形成的作用进一步放大。

（2）静脉血流的异常：无论何种病因，大多数静脉血栓均原发于血流缓慢的部位。

（3）血液成分的改变：①血液黏度能加，如红细胞数量增多、纤维蛋白原和球蛋白增多等都可导致血液黏度增高；②凝血活性增高，见于异常凝血酶原及纤维蛋白原增高、异常纤维蛋白原血症、FⅧ活性增高等；③抗凝活性降低，见于抗凝血酶、肝素辅因子Ⅱ、蛋白 C、蛋白 S 等质或量的缺陷。

（4）纤溶系统异常：见于异常纤溶酶原血症、纤溶酶原活化剂释放缺陷及纤溶酶原活化抑制物增多等。

上述几种因素中的每一因素都与血栓的发生密切相关，但任何单独一种因素并不足以引起血栓形成。

613. 什么是易栓症

答：易栓症（Thrombophilia）是指遗传性或先天性抗凝蛋白和纤溶成分缺陷，包括量的减少，或质的异常（结构或功能缺陷），临床上表现为易发生血栓栓塞性疾病，尤其是深静脉血栓形成（DVT）。现在已知的易栓症有遗传性或先天性抗凝血酶Ⅲ、蛋白 C、蛋白 S、肝素辅因子Ⅱ缺陷症、抗活化蛋白 C 症（抗 APC 症）、异常纤溶酶原血症、纤溶酶原活化抑制物过多症、富组氨酸糖蛋白增多症等。

614. 为什么遗传性抗凝血酶缺陷症患者会发生静脉血栓

答：遗传性抗凝血酶缺陷症主要是由于抗凝血酶基因（AT）缺陷所致，为常染色体显性遗传。AT 是血浆中主要的凝血酶抑制剂，分子量为 60 000，是由 424 个氨基酸组成的糖蛋白。AT 由肝细胞合成，是体内凝血酶的主要抑制剂，并对 FⅨa、FⅩa、FⅪa、FⅫa 及丝氨酸蛋白酶等也有抑制作用。遗传性抗凝血酶缺陷症患者的主要临床表现为静脉血栓形成。发病部位多在下肢深部静脉，其次为髂静脉、肠系膜静脉。约有半数患者发生肺栓塞，少数患者发生脑梗死。遗传性抗凝血酶缺陷患者主要通过下列试验将有助于确诊：①血浆肝素辅因子活性；②血浆 AT 活性；③血浆 AT 抗原；④基因检测：基因检测及家系分析等可确定遗传性抗凝血酶缺陷患者的基因缺陷。

615. 为什么遗传性蛋白 C 缺陷症患者会发生血栓

答：蛋白 C（PC）是维生素 K 依赖的血浆糖蛋白，由肝脏合成，在血浆中以双链无活性的酶原形式存在，在内皮细胞表面经凝血酶-凝血酶调节蛋白复合物激活，活化后变为活化蛋白 C（APC），对 FⅤa 和 FⅧa 产生有限的水解作用，并能降解血小板上的 FⅩa 受体与 FⅤa 结合，降低血小板的凝血酶原活性而发挥抗凝作用，同时通过对 PAI-1 的中和作用而增强纤溶作用。遗传性蛋白 C 缺陷症患者因其抗凝作用受损导致血栓形成，其发病原因主要是由于游离型 PC 含量和活性降低所致，以静脉血栓多见，如下肢深部静脉血栓形成、肺栓塞、浅表静脉血栓性静脉炎等，约有 20% 患者发生动脉血栓或者心肌梗死。手术、创伤、妊娠、分娩或口服避孕药可能诱发血栓形成。

616. 为什么会发生活化蛋白 C 抵抗

答：活化蛋白 C 抵抗（APCR）是指 APTT 试验中加入活化蛋白 C，与未活化蛋白 C（APC）相比，APTT 不延长或不明显延长的现象。导致这种现象的一个重要原因是由于 FⅤ 分子 506 位精氨酸突变为谷氨酰胺所致，由于发现这种基因突变的城市是在荷兰 Leiden，故命名为 FⅤ Leiden 突变。近年来研究也发现一些与非 FⅤ Leiden 突变导致 APCR 的原因：①纯合子型 FⅤ 缺陷症：可引起 APCR，其机制是此种 FⅤ 缺乏 APC 辅因子活性；②FⅤ HR2：其特征为 *F5* 基因 13 号外显子第 4070 位 A（R1 等位基因）突变为 G（R2 等位基因）的基因多态性，致使 F5 的 299 位组氨酸突变为精氨酸，并伴有 FⅤ 水平轻度降低，产生 APCR 机制可能与 FⅤ 基因中其他突变之间连锁负平衡有关；③FⅤ Cambridge（306 位精氨酸突变为苏氨酸）；④FⅤ Hong Kong（306 位精氨酸突变为甘氨酸）；⑤FⅤ A4070G 基因突变。

617. 为什么会发生遗传性蛋白 S 缺陷症

答：蛋白 S（PS）是维生素 K 依赖的抗凝因子，主要在肝脏、内皮细胞、巨核细胞合成。PS 的主要生理功能是 APC 灭活 FⅤa 和 FⅧa 的辅因子，促成 APC 在磷脂/血小板表面上形成酶-底物复合物。遗传性蛋白 S 缺陷症的发病原因主要是由于游离型 PS 含量和活性降低所致，在纯合子中测不到游离型 PS 含量。主要的临床表现以静脉血栓形成多见，如股静脉、腓静脉、肾静脉、脾静脉锁骨下静脉及肠系膜静脉。约有 30% 的患者会发生肺栓塞。动脉血栓形成并非少见（23.5%），主要见于年轻人，包括多发性动脉血栓形成（肠系膜）、心肌梗死、脑梗死等。发病年龄多在 30~40 岁，纯合型 PS 缺陷可以出生后即发病。

618. 为什么遗传性高同型半胱氨酸血症患者会发生血栓

答：遗传性高同型半胱氨酸血症为常染色体隐性遗传，致病机制为胱硫醚-β-合成酶和甲基四氢叶酸酯还原酶（MTHFR）基因突变，致使半胱氨酸不能转变成半胱硫醚或甲硫氨酸，造成血浆同型半胱氨酸浓度升高。血浆同型半胱氨酸水平升高是动脉血栓、静脉血栓的一个危险因子，约为血栓形成发病率的10%。高同型半胱氨酸诱发血栓形成的机制如下：

（1）激活血小板：在血浆同型半胱氨酸浓度增高时，花生四烯酸代谢高于正常值40%，且血小板对ADP和凝血酶反应增高。

（2）内皮中毒和动脉粥样斑块形成：在高同型半胱氨酸血症时，会有大量的一氧化氮（NO）与同型半胱氨酸结合而被消耗，影响血管的舒张作用和减少其对血小板聚集的抑制作用。此外，同型半胱氨酸在血浆中会发生自身氧化，产生许多超氧化物，并转化形成同型半胱氨酸-硫代内酯复合物，而被巨噬细胞吞噬进而刺激血管平滑肌细胞增生和促进胶原合成，促进动脉粥样斑块的形成。

（3）形成易栓微环境：在高同型半胱氨酸血症时：①血管内皮硫酸乙酰肝素表达降低；②抗凝血酶清除丝氨酸蛋白的能力减弱；抑制组织型纤溶酶原激活物（t-PA）活性；③降低凝血酶调节蛋白在内皮细胞上的表达及其活性，致使活化的蛋白C（PC）降解FV和FⅧ的能力下降；④刺激内皮细胞的组织因子活性，加速凝血过程；⑤增强脂蛋白（a）与纤维蛋白亲和性，降低纤溶作用。当血液中同型半胱氨酸浓度降低后，上述作用仍持续存在，表明同型半胱氨酸对血管内皮损害作用的持久性，从而导致血管腔内形成了一个易栓的微环境。

619. 为什么会发生慢性粒细胞性白血病

答：慢性粒细胞白血病（chronic myelocytic leukemia，CML）是一种起源于造血干细胞的恶性克隆性疾病。费城染色体（Ph）被认为是CML的重要诊断标志，该染色体由9号染色体易位至22号染色体而形成t（9；22）（q34；ql1），从而导致 *BCR-ABL* 融合基因形成。*BCR-ABL* 融合基因ABL激酶区的结构改变，可过度激活膜受体酪氨酸蛋白激酶信号通路、膜受体磷脂酰肌醇3-激酶信号通路以及膜受体JAK激酶与信号转导及转录激活蛋白信号通路，上调白血病细胞的增殖和存活数量，成为CML患者骨髓增生难以控制的主要原因。

620. 什么是费城染色体

答：费城染色体（Ph）最早在1960年由Nowell和Hungerford在CML患者中发现。1973年Rowley发现Ph染色体是由第9号染色体及第22号染色体相互易位形成的。直到1982年Grosveld等证实第9号染色体及第22号染色体易位即t（9；22）（q34；q11），是由第9号染色体长臂远端的急性淋巴细胞白血病原癌基因易位至第22号染色体的 *BCR* 基因断裂点而成的，这种易位的基因可以表达并翻译成BCR-ABL融合蛋白。

621. 为什么要对慢性粒细胞性白血病进行染色体核型分析

答：Ph染色体是CML的特征性细胞遗传学异常，90%以上的CML患者可出现Ph染色体，约有5%的CML可出现变异的Ph染色体或复杂的染色体核型变化，尤其是在加速和急变期。细胞遗传学和分子水平上的染色体核型分析对CML的诊断、准确分型、疾病分期、治疗及预后的判断具有重要的临床意义。

622. 为什么要对慢性粒细胞白血病进行基因检测

答：慢性粒细胞白血病具有稳定的特征性的细胞遗传学改变（Ph染色体）和分子生物学标志（*BCR-ABL*融合基因），但约有5%的CML为隐匿型易位。初发的CML患者白细胞很高，绝大多数细胞处于静止期，分裂象少，染色体短，影响染色体结果的观察；尤其是有微小的染色体改变，核型分析有可能观察不到。对于隐匿型Ph染色体有*BCR-ABL*融合基因形成的CML患者，基因检测是对其染色体核型分析的重要补充。通过对CML临床各个时期的细胞该融合基因的检测，有助于CML的诊断、疗效的观察及微小残留病灶的评估。

623. 什么是遗传性出血性毛细血管扩张症

答：遗传性出血性毛细血管扩张症（hereditary hemorrhagic telangiectasia，HHT）是一种常染色体显性遗传性血管发育异常疾病，具有遗传性、血管畸形和出血倾向三联征的临床特点。同一部位反复出血是本病的一大特点，且经常并发具有临床意义的动静脉畸形，多见于脑、肺、胃肠道和肝脏，会引起儿童和成人患者发生脑卒中和危及生命的出血，导致严重的致残率和致死率。

624. 为什么会发生遗传性出血性毛细血管扩张症

答：遗传性出血性毛细血管扩张症主要是由于*ENG*基因和*ALK1*基因突变导致。*ENG*基因和*ALK1*基因突变使细胞表面的转化生长因子β受体Ⅲ和活化素受体激酶1表达水平和功能发生改变，有缺陷的endoglin蛋白或ALK1与TGF-β相互作用，引起弥漫性的血管发育异常，从而导致遗传性出血性毛细血管扩张症。

625. 什么是Chediak-Higashi综合征

答：Chediak-Higashi综合征（CHS）即白细胞异常色素减退综合征是一种常染色体隐性遗传性疾病，主要表现为眼、皮肤白化症状、严重的免疫缺陷、出血倾向及外周神经病变等。在中性粒细胞内发现特征性异常的粗大溶酶体颗粒为其确诊依据。该病早期病情稳定，多在十年内迅速发展，出现弥散性淋巴细胞和组织细胞浸润，病情恶化，患者常因严重感染或出血而死亡。少数患者病情稳定，可存活至成年。

626. 为什么会发生Chediak-Higashi综合征

答：CHS是一种较为罕见的常染色体隐性遗传性疾病，其致病基因为溶酶体运输调节因子（lysosomal trafficking regulator，*LYST*）基因，定位于常染色体1q42.1-42.2。*LYST*基因的突变常导致异常LYST蛋白的生成。异常的LYST蛋白使囊泡转运调节异常，细胞内生成粗大溶酶体，异常溶酶体不能被转运到正常作用位点，从而引发各系统的临床症状。近期又发现CHS患者都有细胞膜修复缺陷，这可能是促进疾病恶化的一个重要因素。

627. 什么是再生障碍性贫血

答：再生障碍性贫血（aplastic anemia，AA），简称再障，是一种多能干细胞疾病，是由多种病因引起的骨髓造血功能衰竭，以全血细胞减少为主要表现的一组综合征。其特征为造血细胞缺乏，骨髓造血组织被脂肪组织替换，外周血中全血细胞减少，临床上常出现较重的贫血、感染和出血。骨髓中无恶性细胞，无网状纤维增生。

628. 什么是先天性再生障碍性贫血

答：先天性再生障碍性贫血，也称范科尼贫血（Fanconi anemia，FA），是一种罕见的常染色体隐性遗传性血液系统疾病，其发病率约为 1/200 000～1/400 000，FA 男女发病比例近 1：1，平均诊断年龄为 8 岁（2～15 岁），平均寿命为 24.7 岁（0～50 岁）。FA 的临床特征性表现为缓慢的、进行性的骨髓衰竭，多发性的先天畸形（皮肤棕色色素沉着、骨骼畸形、性发育不全等）及恶性肿瘤的易患性。FA 是染色体不稳定综合征中的主要类型，并且也是先天性骨髓衰竭综合征的主要类型之一。遗传因素是 FA 的主要致病性因素，迄今为止已报道至少 19 个基因变异可导致 FA，分别为 *FANCA*、*FANCB*、*FANCC*、*FANCD2*、*FANCE*、*FANCF*、*FANCG*、*FANCI*、*BRIP1*、*FANCL*、*FAMCM*、*PALB2*、*RAD51C*、*SLX4*、*ERCC4*、*RAD51*、*UBE2T*、*BRCA1*、*BRCA2* 等。在已鉴定的 FA 相关基因中，以 *FANCA*（约 65%）、*FANCC*（约 15%）和 *FANCG*（约 10%）在各种族人群中突变发生比例最高。

（游国岭　王丽丽　余永国）

第十二节　生殖系统遗传性疾病

629. 什么是假两性畸形

答：假两性畸形属于性发育异常中的一种类型，又称双性人（Intersex）或间性人，俗称"阴阳人"，是指生殖器官发生变异，出现与正常的男女生殖器官不同的人。假两性畸形又可分为"男性假两性畸形"和"女性假两性畸形"两种。"男性假两性畸形"，是在同一个人的体内，其生殖腺是睾丸，但外生殖器却像女性的外阴；"女性假两性畸形"是在同一个人的体内，其生殖腺是女性卵巢，但外生殖器却像是有着男性的性征。

630. 什么是 21-羟化酶缺乏症

答：21-羟化酶缺乏症（21-OHD）是最常见的女性假两性畸形，也是最常见的先天性肾上腺皮质增生症（CAH），约占 CAH 总数的 90%～95%。21-OHD 由 21-羟化酶细胞色素 P450（cytochrome P450 21-hydroxylase，CYP21）缺乏所引起，CYP21 既影响皮质醇的合成，也影响醛固酮的合成。由于 21-OHD 患者的肾上腺皮质会分泌大量的雄激素，因此女性患者可出现性发育异常。根据患者临床表现的不同，21-OHD 包括经典型即失盐型（salt wasting，SW）、单纯男性化型（simple virilizing，SV），及非经典型（non-classical CAH，NC）三种亚型。

631. 为什么会发生 21-羟化酶缺乏症

答：21-羟化酶缺乏症是人类最常见的单基因遗传性疾病之一，其遗传模式为常染色体隐性遗传。其中，经典型 21-OHD 在新生儿中的发生率约为 1/15 000，非经典型 21-OHD 的发病率约为 1/1000 左右。21-OHD 的致病基因为 *CYP21*，位于人类 6 号染色体的短臂上（6p21.3），由无活性的 *CYP21P*（假基因）和有活性的 *CYP21A2*（真基因）组成，均由 10 个外显子组成，真、假基因的外显子和内含子的同源性分别达 98% 和 95%。*CYP21A2* 基因发生致病性变异导致 21-羟化酶缺乏或活性减低是 21-OHD 发生的根本原因。目前已报道的 *CYP21A2* 基因致病性变异有 297 种（数据源自 HGMD 数据库），其中 95% 遗传自携带者父母，约 5% 为新生变异。患者表型与基因型高度相关，杂合子的表型往往较轻。

632. 为什么 21-羟化酶缺乏症患者表现为女性假两性畸形

答：21-羟化酶（CYP21）的作用是将 17-羟孕酮和孕酮分别转化成脱氧皮质醇和脱氧皮质酮。CYP21 缺乏时，皮质醇和皮质酮生成受阻。由于皮质醇对下丘脑-垂体-肾上腺皮质轴的负反馈抑制作用减弱，垂体前叶会分泌大量的促肾上腺皮质激素（Adrenocorticotropic hormone，ACTH）。在过多 ACTH 的作用下，肾上腺皮质增生并分泌大量的 17-羟孕酮和雄激素。由于女性外阴的分化发生在孕 20 周前，因此如果在孕 20 周前发病，患者会出现严重的外阴男性化表现；如果在孕 20 周后发病，患者仅出现轻度外阴男性化表现。

633. 为什么正常的父母会生出 21-羟化酶缺乏症患儿

答：21-羟化酶缺乏症为单基因遗传性疾病，其遗传模式为常染色体隐性遗传，致病基因为 *CYP21A2*。当父母双方均为 *CYP21A2* 基因变异携带者时，父母临床表型正常，而胎儿同时遗传自父母双方 *CYP21A2* 基因变异的等位基因的概率为 25%（即胎儿为 *CYP21A2* 基因变异纯合子或复合杂合子），胎儿患病并表现出一系列 21-OHD 的临床表现。当然，在极少数情况下，父母双方正常，均不是 *CYP21A2* 基因变异的携带者，但胎儿在发育过程中 *CYP21A2* 基因发生新生变异从而表现出疾病表型。

634. 为什么 21-羟化酶缺乏症患者要补充糖皮质激素和盐皮质激素

答：糖皮质激素是治疗 21-羟化酶缺乏症的特效药。补充糖皮质激素可以负反馈抑制促肾上腺皮质激素的分泌，从而降低血 17-羟孕酮、硫酸脱氢表雄酮和睾酮水平；失盐型患者体内严重缺乏糖皮质激素和盐皮质激素，会出现脱水现象，因此需同时补充盐皮质激素。

635. 为什么 21-羟化酶缺乏症患者会有不同的临床表现

答：21-羟化酶缺乏症（21-OHD）为常染色体隐性遗传，患者的表型与基因型高度相关，杂合子的临床表型较轻。在临床上根据患者疾病严重程度、临床表现，可分为失盐型、单纯男性化型及非典型 21-OHD。①失盐型：患者酶缺乏非常严重，体内严重缺少糖皮质激素和盐皮质激素，出生时已外阴男性化，表现为尿道下裂；患儿出生后不久会出现脱水、体重下降、血钠降低和血钾升高，需要抢救治疗；②单纯男性化型：21-OHD 较轻的患者，若在胎儿期发病，表现为性发育异常；③迟发型：在青春期启动后发病，临床表现不典型，患者在青春期启动后出现多毛、痤疮、肥胖、月经稀发、继发闭经和多囊卵巢等表现。

636. 为什么 11β-羟化酶缺陷症会引起高血压

答：11β-羟化酶的生理作用是将 11-脱氧皮质醇转化成皮质醇，将 11-脱氧皮质酮转化成皮质酮。当 11β-羟化酶存在缺陷时，皮质酮合成受阻，导致 11-脱氧皮质酮在体内积聚，易引起高血压。

637. 为什么内分泌学指标测定可用于鉴别 11β-羟化酶缺陷症

答：11β-羟化酶缺陷症（11β-hydroxylase deficiency，11β-OHD）患者血清促性腺激素水平在正常范围内，孕酮、睾酮、硫酸脱氢表雄酮（DHEAS）和 17-羟孕酮水平均升高；但与 21-OHD 不同的是，11β-OHD 患者的血 11-脱氧皮质醇和脱氧皮质酮的水平显著升高。因此，对疑似患者进行内分泌学相关指标进行检测可以辅助 11β-羟化酶缺陷症的鉴别诊断。

638. 为什么会发生雄激素不敏感综合征

答：雄激素不敏感综合征（androgen insensitivity syndrome，AIS）发生的根本原因是雄激素受体（androgen receptor，AR）基因发生了突变。AR 基因突变可导致 3 个后果：①激素与受体无法结合，临床上表现为完全性雄激素不敏感综合征（CAIS）；②激素与受体可以结合，但结合力下降，主要原因是激素结合区的氨基酸改变导致受体与激素的亲和力下降；③激素与受体可以结合，但是激素-受体复合物的转录活性降低，最常见的原因是受体的 DNA 结合区发生了点突变，从而导致激活转录活性下降。

639. 为什么雄激素不敏感综合征患者常现男性假两性畸形

答：由于雄激素不敏感综合征由 AR 基因异常所致，AR 基因异常导致胚胎组织对雄激素不敏感；又由于中肾管和尿生殖窦的分化需要雄激素的作用，因此，AR 基因异常会导致中肾管和外阴发育异常，出现男性假两性畸形的相关表型特征。如完全性雄激素不敏感综合征（CAIS）的中肾管基本不发育，尿生殖窦向女性外阴分化，因此外阴与正常女性一样。部分性雄激素不敏感综合征（PAIS）的外阴分化非常复杂，非正常男性，也非正常女性，一般描述为外阴两性模糊。

640. 为什么雄激素受体基因突变会引起少精或无精症

答：正常男性性征的分化、睾丸的发育和精子的产生都需要雄激素和具有功能性的雄激素受体（AR）的存在。AR 基因突变导致的雄激素不敏感综合征是引起男性不育的一个重要原因。AR 基因位于 X 染色体长臂（Xq11-12），含 8 个外显子，编码 4 个功能性区域：N-末端转录区（外显子 1），DNA 结合区（外显子 2 和 3），铰链区和配体结合区（外显子 4~8）。AR 作为配体依赖性转录因子在精子细胞分化过程中调控雄激素反应性基因的表达。研究发现雄激素受体基因突变干扰了受体结合域之间以及结构域和辅助激活因子间的作用，产生辅助激活因子结合缺陷，从而导致轻微的雄激素不敏感和生精功能低下。据估计，约 2%~3% 的无精子或严重少精子患者是由 AR 基因突变引起，与男性不育相关的 AR 基因单核苷酸突变有 15 个之多。

641. 为什么会用不同的分子技术平台来检测 AR 基因的突变

答：目前已知的的 AR 基因致病性变异数量已有 800 多种，其中最常见的是编码序列单核苷酸变异（SNV），其次是插入缺失变异（Indel）、内含子区变异和基因微缺失变异。根据变异汇总来看，基因编码区 SNV 无固定位置，主要集中于 2 号、3 号、7 号及 8 号外显子。研究表明，AR 基因功能缺失性（Loss of Function，LoF）变异导致 AR 活性降低或丢失是 PAIS 最常见的病因，对于此类变异而言 Sanger 测序是首选分子诊断技术。不过，5%~10% 的 AIS 患者的病因是 AR 基因微缺失变异，可以选用 MLPA 技术或 qPCR 技术进行分子诊断检测。因此，针对 AR 基因变异开展分子诊断需要联合多种技术进行完善的检测。

642. 为什么 5α-还原酶缺陷缺乏症会引起外阴两性模糊

答：5α-还原酶（5-alpha reductase）的主要生理作用是催化类固醇激素 △^{4,5}-双键的加氢还原反应。睾酮（T）在 5α-还原酶的作用下转化成双氢睾酮（DHT），双氢睾酮是人体内活性最强的雄激素。在胚胎期，尿生殖窦在双氢睾酮的作用下发育成男性外生殖器。对男性胎儿来说，如果 5α-还原酶有缺陷，双氢睾酮生成不足，那么就会出现两性畸形，临床上主要表现为外阴两性模糊。

643. 为什么内分泌学指标测定有助于诊断 5α-还原酶缺乏症

答：5α-还原酶缺乏症患者血清促性腺激素水平和睾酮（T）水平与正常男性相似，但是双氢睾酮（DHT）水平明显下降，因此 T/DHT 比值升高。在青春期后，正常男性的 T/DHT 比值约为 10 左右，而 5α-还原酶缺乏症患者可高达 30 以上。人绒毛膜促性腺激素（HCG）刺激后，睾酮明显升高，但双氢睾酮无改变，T/DHT 比值将进一步升高。因此，对疑似 5α-还原酶缺乏症患者进行内分泌学相关指标检测有助于 5α-还原酶缺乏症的诊断和鉴别诊断。

644. 为什么睾丸间质细胞发育不全会导致男性两性畸形

答：睾丸间质细胞发育不全主要是由 LH/CG 受体基因发生突变造成的。男性雄激素主要来自睾丸间质细胞，在促黄体素（LH）的作用下，间质细胞合成并释放睾酮。如果胎儿期间质细胞上的 LH/CG 受体有缺陷，睾丸合成雄激素的能力就会下降，间质细胞也会退化。睾酮水平下降导致双氢睾酮生成不足，因此会出现外阴发育异常，导致男性假两性畸形。

645. 为什么会发生单纯性性腺发育障碍症

答：单纯性性腺发育障碍症（pure gonadal dysgenesis）有两种染色体核型：46，XX 和 46，XY，染色体核型为 46，XY 的单纯性性腺发育障碍症又被称为 Swyer 综合征。目前认为 46，XY 单纯性性腺发育障碍症的发病原因包括：①未被探测到的 Y 染色体短臂缺失；

②*SRY* 基因突变；③其他与性别决定有关的基因突变。Y 染色体的基因突变或缺失导致原始性腺未分化成睾丸，而分化成条索状性腺；条索状性腺不能分泌抗缪勒氏管激素（anti-Mullerian hormone，AMH）和睾酮，因此中肾管退化，副中肾管分化成输卵管、子宫和阴道的上 1/3；没有雄激素的作用，尿生殖窦也分化成女性外阴。46，XX 单纯性性腺发育障碍症的发病原因有：①胚胎期生殖细胞未移行到原始性腺内；②相关基因突变。虽然卵巢为条索状性腺，但副中肾管和尿生殖窦的分化不受影响，因此内生殖器和外阴均为女性表型。

646. 什么是单纯性性腺发育障碍症的临床表现

答：单纯性性腺发育障碍症的临床表现主要有：①原发闭经：原发闭经是典型的症状，闭经的原因是性腺发育不全；②性幼稚：由于性腺不能分泌雌激素，因此没有乳房发育，外阴呈幼女型；③体格检查未发现异常：除性幼稚外，没有其他躯体异常，如患者身高正常，没有骨骼发育异常和心血管系统异常等；④内分泌测定：内分泌测定结果提示为高促性腺激素性闭经；⑤影像学检查：包括超声、CT 和 MRI 检查，目的是发现条索状性腺；⑥染色体核型分析：染色体核型为 46，XY 或 46，XX。

647. 什么是 Y 染色体微缺失综合征

答：Y 染色体上存在影响精子发生的无精子因子（AZF）区域，进一步可分为 AZFa、AZFb 和 AZFc 三个区域。各区域内包括若干 AZF 候选基因并主导精子形成过程中的不同阶段，它们的缺失或突变可导致精子发生障碍，引起少精子症或无精子症。该区域的缺失，主要导致男性不育症，被称为 Y 染色体微缺失综合征。

648. 为什么 Y 染色体微缺失患者要进行基因诊断

答：对 Y 染色体微缺失患者进行基因诊断，一方面可以为临床上一些不明病因的男性不育患者找出病因，另一方面可以配合精液检查，为男性不育患者的临床诊疗提供依据和指导。AZFa 区域包含的基因与精母细胞的增生密切相关。目前发现 AZFa 区域的候选基因有 *USP9Y/DFFRY*、*DBY*、*UTY* 等。其中 *DBY* 是 AZFa 区域最主要的候选基因，*DBY* 的缺失可导致生精细胞的严重减少甚至完全缺乏，为绝对的无精子症，因此，AZFa 区域缺失的患者不建议做单精子胞浆内注射手术。AZFb 缺失的患者表现为生精阻滞，精子生成被阻滞在精母细胞阶段，所以睾丸内仍可见精原细胞和初级精母细胞，但没有精子生成。目前发现的 AZFb 区域的候选基因有 *RBM*、*CDY*、*XKRY*、*SMCY* 等。其中 *RBM* 的缺失会导致精子成熟障碍，使生精细胞阻滞在初级精母细胞阶段，AZFb 区域缺失的患者行睾丸穿刺也不能获得精子，因此对于该类患者也没有必要做单精子胞浆内注射手术。AZFc 区域缺失是临床上最常见的缺失，是引起生精障碍的一个重要原因。目前发现的候选基因有 *DAZ*、*PRY*、*BPY2*、*TTY2*、*CDY* 等。*DAZ* 被称为无精子缺失基因（deleted in azoospermia），是 AZFc 区域最主要的候选基因，为多拷贝基因。一般来说，AZFc 缺失患者尚存精子生成能力，因此 AZFc 缺失者可以通过辅助生育手段进行治疗，但是会将 AZFc 缺失遗传给男性后代。

649. 什么是 Y 染色体微缺失的检测方法

答：Y 染色体微缺失的检测方法主要有：①多重定性 PCR 法：应用多重 PCR 扩增 Y 染色体上的不同区域的 STS，最后通过电泳技术检测 PCR 产物以确定 Y 染色体缺失的区域；②实时荧光 PCR 法：实时荧光 PCR-熔解曲线分析应用于 Y 染色体上 15 个 STS 的检测来分析 Y 染色体微缺失；③基因芯片法：基因芯片法是近十几年来发展起来的新技术，因为综合了 PCR 和核酸杂交技术，具有高灵敏度和高特异性，并且具有高通量、微量化、自动化、集成化、快速等优点；④荧光原位杂交技术：通过靶向区域杂交，分析 Y 染色体微缺失。

650. 为什么精子线粒体基因突变会引起不育症

答：线粒体是精子中唯一的细胞器，为精子活动提供能量物质 ATP。凡影响 ATP 生成的任何因素，如线粒体 DNA 突变（主要表现为单碱基突变和大片段缺失）、呼吸酶抑制剂及其他代谢阻滞剂，均可直接或间接影响精子活力，导致精子发生和鞭毛运动受损，进而引起精子发生障碍或弱精子症。如线粒体 *MTCYB* 基因缺失将影响电子从还原型辅酶 Q 到细胞色素 C 的转运以及把质子从线粒体内膜的膜内转移至膜外，从而影响线粒体氧化磷酸化（oxidative phosphorylation，OXPHOS）过程，影响精子成熟及其获能过程；*mtATPase 6* 基因编码线粒体氧化磷酸化 ATP 酶复合体第 6 亚单位，主要构成离子通道，参与线粒体氧化磷酸化过程。*mtATPase 6* 基因突变影响线粒体氧化磷酸化过程，使 ATP 合成不足，精子活力降低和生精障碍。

651. 为什么囊性纤维化跨膜转运调节因子突变会引起少精症或无精症

答：囊性纤维化跨膜转运调节因子（cystic fibrosis transmembrane conductance regulator，*CFTR*）基因位于常染色体 7q31.2 上，全长 190kb，含有 27 个外显子，编码位于上皮细胞顶浆膜上 cAMP（cyclic adenosine monophosphate）依赖性氯离子通道，对上皮细胞输送起调节作用。*CFTR* 基因突变导致该离子通道功能降低，使得黏液分泌物阻塞生殖组织细胞管腔，从而引起少精症或无精症。

652. 为什么会发生睾酮合成障碍

答：睾丸或肾上腺皮质睾酮合成酶的基因发生突变时，睾酮就会减少，男性胎儿会因此发生外阴畸形。从胆固醇开始合成睾酮所需的酶有胆固醇 P450 侧链裂解酶（CYP11A1）、3β-脱氢酶（3β-HSD）、17-羟化酶和 17,20-裂解酶（CYP17）、17β-脱氢酶（17β-HSD）、甾体合成急性调节蛋白（StAR），当这几种酶中发生缺陷时，就会发生睾酮合成障碍。

（王丽丽　余永国）

第十三节　骨骼运动系统遗传性疾病

653. 什么是软骨发育不全

答：软骨发育不全（achondroplasia，ACH）是一种由于软骨内骨化缺陷引起的先天性发育异常的常染色体显性遗传性疾病，是短肢型侏儒中最常见的一种类型。软骨发育不全患儿出生时即可表现为躯干与四肢不成比例，头颅大而四肢短小，躯干长度正常；肢体近端受累甚于远端，如股骨较胫骨、腓骨，肱骨较尺、桡骨更为短缩，这一特征随年龄增长更加明显，逐渐形成侏儒畸形。面部特征为鼻梁塌陷、下颌突出及前额宽大。中指与环指不能并拢，似"三叉戟"。可有肘关节屈曲挛缩及桡骨头脱位，下肢短而弯曲呈弓形，肌肉尤显臃肿。脊柱长度正常，但在婴儿期即可有胸椎后凸畸形。婴儿期枕骨大孔狭窄在患儿中也比较常见，主要症状为腰腿痛及间歇性跛行。智力发育及性功能等多为正常。

654. 为什么会发生软骨发育不全

答：软骨发育不全为常染色体显性遗传性骨骼系统疾病，*FGFR3* 基因是软骨发育不全的致病基因。研究发现，超过99%的软骨发育异常患者具有1~2个 *FGFR3* 基因点突变，其中98%患者的突变发生在 *FGFR3* 基因跨膜区1138位核苷酸 G→A 替换，只有1%的患者在1138位核苷酸发生了 G→C 的颠换，两者均导致 FGFR3 380位氨基酸由 Gly 突变成 Arg（G380R），最终导致骨骼生长发育不良。

655. 什么是软骨发育不全的典型临床表现

答：软骨发育不全的典型临床表现包括：

（1）侏儒：本病是侏儒最常见的原因，胎儿娩出时即可见其身体长度正常而肢体较短，这种差别以后逐渐明显，肢体近端如肱骨及股骨比远端骨更短，患儿脂肪堆积，身材臃肿。至发育成熟，平均身高男性为（131±5.6）cm，女性为（124±5.9）cm。患儿身体的中点在脐以上，有时甚至在胸骨下端。两只手只能碰到股骨下粗隆的下方，而不像正常人那样可以达到大腿下1/3。因为肢体短，在下肢伸直位时，面部可碰到足趾。常会呈现身材极度矮小（最高不超过130cm）、头颅较大且额部突出、鼻梁较塌陷、脊椎弯曲、腹部前凸、手指和脚趾粗短、手部展开极似芭蕉状、下肢较短且常呈"O"形腿等现象，绝大多数患者的智力完全正常。

（2）头颅增大：有的患者有轻度脑积水，穹窿及前额突出，马鞍形鼻梁、扁平鼻、厚嘴唇、舌伸出（婴儿期）。

（3）脊柱：胸椎后突，腰椎前突，以后者为明显；骶骨较水平，使臀部特征性地突出。

（4）胸腔：扁而小，肋骨异常短。

（5）手指：粗而短、分开，常可见无名指和小指为一组，示指和中指为一组，似"三叉戟"；有的患者的伸肘动作轻度受限。

（6）下肢：呈弓形，走路有滚动步态。

（7）其他：智力发育正常，牙齿好，肌力亦强，性功能正常。

656. 为什么软骨发育不全患者生育前需进行遗传咨询

答：软骨发育不全有明显的遗传性及家族史，为常染色体显性遗传。如果软骨发育不全患者与正常人婚配，其后代患病风险为50%；如果夫妻双方均为患者，其后代中仅有25%为正常，50%为患者，另25%将发生致死性疾病。因此，此类患者或家系在生育前须接受遗传咨询以明确疾病诊断、疾病遗传风险评估、遗传检测方法选择、遗传检测结果解读、产前诊断等，以避免缺陷患儿的出生。

657. 什么是多指（趾）畸形

答：多指（趾）畸形（polydactyly）又称重复指（趾），即在肢体发育过程中手指和（或）足趾全部或部分的重复发生，是最常见的先天性肢体畸形之一，发病率为 5‰~19‰，其发病特点是男性高于女性，大致为 5∶1；右手多于左手，比例为 2∶1，双手发病率占 10% 左右；可单发或多发，但以拇指（趾）外侧的单发多指（趾）最为常见。多指（趾）畸形分为综合征型和非综合征型两大类。目前的研究表型，非综合征型多指（趾）畸形的遗传方式多为常染色体显性遗传，也有常染色体隐性遗传。家族性轴后多指（趾）畸形多以常染色体显性方式遗传。

658. 为什么会发生先天性多指（趾）畸形

答：多指（趾）畸形（polydactyly）是在肢体发育过程中手指和（或）足趾全部或部分的重复发生。多指（趾）畸形的发生与遗传因素、环境因素及其相互作用密切相关。大量研究表明，遗传缺陷是多指（趾）畸形发生的主要原因。多指（趾）畸形具有高度的遗传异质性。迄今，有 119 种疾病中均可以表现多指（趾）畸形，至少涉及包括 *GLI3*、*GLI2*、*ZNF141*、*CCND2*、*MIPOL1*、*IFT172* 等在内的 25 个基因。上述多指（趾）畸形致病基因在功能上与多种重要信号通路密切相关，在肢体发育过程的精密调控中发挥重要作用，如 BMP 信号通路、FGF 信号通路、SHH（Sonic hedgehog）信号通路等，相关基因变异通过影响通路中信号分子的信息传递最终导致多指（趾）畸形的发生。

659. 为什么多指（趾）畸形常有家族性

答：一般认为遗传是造成多指（趾）畸形的主要原因，多为常染色体显性遗传，也有报道为常染色体隐性遗传，但较为少见。当父母一方患病时，若下一代遗传了具有缺陷的基因，则将导致多指（趾）畸形。因此，多指（趾）畸形常可遗传至下一代，常具有家族性。

660. 什么是并指（趾）畸形

答：据《中国出生缺陷防治报告（2012）》数据显示，并指（趾）畸形（syndactyly）也是我国最常见的出生缺陷之一，表现为手指或脚趾的融合。这类畸形可单独出现，也可以作为综合征的一个体征出现。并指（趾）畸形具有较高的临床异质性和遗传异质性，目前发现约有 11 个基因与并指（趾）畸形有关。

661. 为什么会发生先天性并指（趾）畸形

答：先天性并指（趾）畸形（syndactyly）是由于在肢体发育过程中，相邻的手指或脚趾没有正常分开而导致的肢体畸形，并指（趾）畸形也是我国最常见的出生缺陷之一。并指（趾）畸形的发生与遗传因素、环境因素等密切相关。其中，遗传因素是并指（趾）畸形的主要致病原因。并指（趾）畸形遗传方式多样，包括常染色体显性遗传、常染色体隐性遗传及 X-连锁隐性遗传。并指（趾）畸形分为综合征型和非综合征型两大类。迄今已知至少有 37 种临床综合征中可出现并指（趾）畸形，涉及 *GJA1*、*LMBR1*、*HOXD13*、*LRP4*、*BHLHA9*、*FAM58A*、*TWIST1*、*FGFR2* 等多个基因。并指（趾）畸形相关致病基因表达产物在胚胎肢体形态发生、肢体发育及其时空调控过程中发挥重要作用。相关基因发生致病性变异将导致基因表达产物功能障碍，从而引起指（趾）发育序列以及指（趾）间组织识别错误、细胞凋亡及其调控网络功能异常及外胚层顶嵴增殖活性异常，最终形成并指（趾）畸形。

662. 什么是石骨症

答：石骨症又称大理石骨、原发性脆性骨硬化、硬化性增生性骨病和粉笔样骨，是一类以骨密度异常增加为主要特征的罕见骨发育障碍性疾病。该病一般临床表现为骨吸收活动障碍或减弱，钙化的软骨或其他异常骨样组织堆积，骨质脆性增加、硬化，导致骨髓腔变窄甚至消失而出现贫血等症状。该疾病很罕见，发病率据报道在显性遗传中为（0.2~5）/10 万，在隐性遗传中约 0.5/10 万。

663. 为什么石骨症可导致贫血

答：石骨症特征为钙化的软骨持久存在，导致骨髓腔被大量钙化的基质充塞，重者引起骨髓腔封闭、骨髓腔狭窄、甚至消失，造血组织明显减少，发生髓外造血器官如肝、脾、淋巴结增大，出现髓性无功能性贫血。

664. 什么是石骨症的临床表现

答：石骨症患者比较多见的临床表现有：①疼痛；②易骨折，特别是在长骨，并且难以愈合；③神经压迫导致头痛、失明及耳聋；④发育障碍，营养不良；⑤造血困难，导致严重进行性贫血、血小板减少、白细胞减少；⑥肝脾、淋巴结增大等明显髓外造血征象；⑦骨髓炎；⑧颅骨的额部隆起，头颅可呈方颅、角型、前囟饱满；⑨鸡胸、脊柱侧弯、胸廓畸形；⑩出牙异常，包括畸形牙齿和未长出的牙齿；⑪其他：感染、出血、卒中、表情呆滞、智力低下等。上述临床特点并不是每个患者均具备的，例如，容易骨折的患者，并没有血液或神经方面的问题；出现血液方面问题的患者，并没有骨髓炎或骨折的问题等。

665. 什么是石骨症的治疗方法

答：对于良性型石骨症，一般给予对症治疗，如控制感染、输血、加强护理、防止外伤性骨折，给予低钙合并磷酸纤维素食物，可延缓骨硬化过程；对恶性型石骨症，有报道用激素、骨髓移植治疗，可取得一定疗效。此外，给予儿童患者口服 1, 25-二羟基维生素 D（1, 25-dihydroxy vitamin D），以期刺激破骨细胞吸收骨质，目前还没有临床改善的报道，但是骨髓活检研究的证据显示增加了破骨细胞吸收能力。另外，重组人干扰素也能够增加骨骼吸收、造血和白细胞功能，但是，目前都是实验性的治疗。对于骨折和神经受压迫的患者，外科治疗骨折以及脑神经受压迫是有效的。

666. 为什么需要对石骨症进行分子诊断

答：根据遗传缺陷机制的不同，可将石骨症分为 8 个类型，包括 2 种常染色体显性遗传的亚型（常染色体显性遗传性骨硬化症 I 型和 II 型）和 6 种常染色体隐性遗传的亚型（常染色体隐性遗传性骨硬化症 I～VI 型），致病基因分别为 *LRP5*、*CLCN7*、*TCIRG1*、*TN-FSF11*、*CA2*、*CLCN7*、*OSTM1* 及 *PLEKHM1*。由此可知，石骨症不仅临床表现复杂多样、疾病亚型众多，而且具有较高的遗传异质性。因此如果仅凭临床检查、影像学检查及常规实验室检查等很难对石骨症进行准确、高效的诊断。如果采用分子诊断技术对相应致病基因进行变异检测则能够快速明确遗传性病因，对辅助临床疾病诊断和分型、指导治疗干预及开展遗传咨询等均具有重要意义。

667. 什么是进行性骨化性肌炎

答：进行性骨化性肌炎（myositis ossificans progressiva，MOP）又称进行性骨化性纤维发育不良，是一种主要影响肌腱、韧带腱膜及骨骼肌的胶原性支持组织异常骨化的遗传性骨科疾病，临床表现为特殊骨骼畸形（主要是短趾和外翻）合并筋膜、韧带、骨骼肌的进行性骨化，导致关节活动受限甚至功能丧失。

668. 为什么会发生进行性骨化性肌炎

答：进行性骨化性肌炎（MOP）为常染色体显性遗传性疾病，研究认为，骨形态发生蛋白 4（bone morphogenetic protein 4，*BMP4*）基因与进行性骨化性肌炎有关。在生理情况下，BMP4 诱导胚胎期未分化的间叶细胞转化为含骨骼、软骨和结缔组织的骨关节系统。此外，研究发现 *ACVR1* 基因也与 MOP 发生有关。*ACVR1* 基因位于 2q23-q24，编码产物 ACVR1 在身体的骨骼、肌肉及软骨组织中广泛表达，与 BMP4 结合后产生相应的信号，调控机体骨骼、肌肉组织的生长及软骨组织的骨化等。无论是 *BMP4* 基因还是 *ACVR1* 基因变异均影响骨骼组织正常生长发育过程，导致 MOP 的发生。

669. 什么是进行性骨化性肌炎的临床表现

答：进行性骨化性肌炎一般起病于出生后至 10 岁，平均发病年龄为 3～5 岁，发病年龄与性别无显著相关，男性患儿稍多。临床表现为特异性的骨骼畸形合并肌筋膜、韧带及骨骼肌异位骨化。进行性骨化性肌炎的临床表现具体包括：①骨骼畸形：各种骨骼畸形倾向于双侧对称性，踇趾畸形最为常见。此外，手掌指骨、颈椎及股骨颈均可见畸形。②软组织肿胀与骨化：在大部分病例中均为自发性出现，小部分病例继发于外伤、骨折、手术创伤等。异位骨化为双侧对称性，身体左右两侧病变情况一致，以颈部、脊柱旁和肩等部位多见，较少见的是四肢及头部。③关节功能障碍：肩关节和脊柱的运动受限最显著，几乎所有患者均有此表现，皆在 10 岁前出现，到 15 岁时，95% 的患者出现严重的上肢关节活动障碍。④其他表现：心肺功能异常、头发稀疏、轻度智力障碍、耳聋等。

670. 为什么会发生先天性肌强直

答：先天性肌强直（congenita myotonia，CM）是出生后出现的一种良性疾病，以肌肉强直、兴奋性增高、骨骼肌肥大无力、寒冷环境中症状加重、温暖和重复活动后可减轻症状为特点。本病在全世界的发病率为 1/10 万，在北斯堪的纳维亚半岛发病率较高，约为 10/10 万。CM 主要为常染色体显性遗传，部分为隐性遗传，由定位于 7q35 的 *CLCN1* 基因突变引起，其编码产物 CLCN1 是跨膜蛋白，通过控制细胞中氯离子的浓度发挥调控细胞膜电位的生理功能，在骨骼肌组织高表达，与肌肉收缩功能密切相关。当 *CLCN1* 发生致病性变异时，CLCN1 功能异常，从而表现出先天性肌强直的一系列症状和体征。

671. 为什么两种类型的先天性肌强直患者发作严重程度不同

答：根据发作严重程度和基因遗传情况，可将先天性肌强直分为两个主要类型 Thomsen 病和 Becker 病。Becker 病在儿童期症状出现比 Thomsen 病要迟，但是出现更为严重的肌肉僵硬，特别是在男性患者。Becker 病患者常常在休息后的运动中出现症状，发病过程中出现短暂的肌肉无力的现象，尤其是前臂和手部的肌肉；并且随着时间的推移，逐渐发展为轻度的、持久的肌无力，这些表现在 Thomsen 病是不具备的。

672. 什么是先天性肌强直的临床表现

答：先天性肌强直患者普遍性骨骼肌肉强直和肥大，寒冷环境中症状加重，温暖和重复活动后症状可以减轻。严重病例在突然受惊后可引起全身肌肉的强直性收缩，无法动弹。轻微者可无任何自觉主诉，仅在家谱调查中发现。个别肌强直者，多次肌肉重复收缩后症状不见减轻，反而加重，称为反复性肌强直。无肌肉萎缩和多系统损害体征。周身肌肉肥大，鱼际肌、股四头肌、腓肠肌等均可引起叩击性肌强直，表现为叩击部位肌肉凹陷、肌球、拇指内收或对掌后不能立即分开。肌电图可见持续性肌强直性放电现象，酷似摩托车启动声。咀嚼肌、咽喉肌及眼外肌也会受累。腿部肌肉最常受累，部分患者肌肉僵硬不影响日常生活，但是大多数患者发病时可以导致骨骼肌僵硬，影响正常的行走、奔跑和日常活动。这些症状常常是在休息后的活动时发生。患者往往重复活动后症状缓减，被称为热身现象。运动和寒冷加重症状，温暖减缓症状。

673. 为什么会发生先天性颅骨畸形

答：先天性颅骨畸形是由于颅骨膜性化骨胚基的先天性异常，导致发生颅缝骨化，最终因颅缝早期骨化闭合从而造成颅缝早闭发育而成的颅骨畸形。由于颅缝过早骨化闭合，颅腔发育受限，脑发育随之受阻，并常导致颅内高压症。本病具有家族遗传性，病因未明，常伴先天性心脏病、胆道闭锁、并指（趾）畸形等。

674. 什么是先天性颅骨锁骨发育不良

答：先天性颅骨锁骨发育不良（cleidocranial dysostosis），又称为 Marie-Sainton 综合征，是一种极罕见的以骨化不良为特点的先天畸形，以全身性膜性骨骨化不全导致颅顶骨与锁骨发育障碍为主要特征，或多骨或单骨受累。除发生在锁骨和颅骨以外，还伴有牙齿异常、耻骨发育不全等。其临床特点主要有：①锁骨缺如或发育不全；②双肩汇聚于胸前，前臂短小，手指短小，指尖细，拇指短而宽；③囟门闭合延迟，枕骨、顶骨、前额隆起，头大面小；④关节松弛；⑤鼻梁塌陷；⑥牙齿：乳牙不按时脱落，恒牙生长缓慢，额外多余牙齿发育，牙列拥挤畸形，楔形牙畸形，牙齿可能缺失；⑦胸部狭小；⑧有时合并有肌肉异常，如三角肌的前部和斜方肌的锁骨部缺如。

675. 为什么会发生先天性颅骨锁骨发育不良

答：先天性颅骨锁骨发育不良为常染色体显性遗传，约 2/3 有家族史，1/3 为散发，无明显性别差异。迄今为止，*RUNX2* 基因突变是唯一已知的与本病相关的基因突变，该基因位于 6p21，是涉及成骨分化和骨骼形态发生的转录因子。*RUNX2* 基因突变干扰了 RUNX2 蛋白的核蓄积；另外，*RUNX2* 移码突变与反复发生骨折的骨质疏松及脊柱侧弯有关。因此，*RUNX2* 基因突变被认为是最终导致全身性膜性骨骨化不全导致颅顶骨与锁骨发育障碍的重要原因。

676. 为什么要用不同方法对先天性颅骨锁骨发育不良进行产前诊断

答：*RUNX2* 是目前已知的先天性颅骨锁骨发育不良的唯一致病基因。在先证者中检测出 *RUNX2* 致病性变异是对该病进行确诊的主要方法。HGMD（Pro 版）数据库共收录了 206 个 *RUNX2* 致病性变异，其中包括 80 个非同义变异、11 个剪接位点变异、小缺失变异 47 个、小插入变异 28 个、Indel 变异 2 个、大片段缺失变异 22 个、大片段插入变异 8 个及复杂变异 8 个。据 GeneReviews 数据显示，先天性颅骨锁骨发育不良患者中序列变异约占 60%，微缺失/微重复变异占 10% 左右。由此可见，为了对先天性颅锁骨发育不良患者进行完善的分子诊断需要采用不同的检测方法以保证检测结果的准确和可靠。对于先天性颅骨锁骨发育不良疑似患者，可以利用 Sanger 测序技术对编码序列全长及其侧翼序列进行变异分析；如上述分析为阴性，则可以考虑采用 MLPA、qPCR、CMA 及 FISH 等技术进行拷贝数变异分析；对于临床高度怀疑先天性颅骨锁骨发育不良的患者，如果上述检测结果均为阴性，则可以考虑采用染色体核型分析检测倒位、平衡易位等复杂变异。

677. 什么是先天性骨性斜颈

答：先天性骨性斜颈于 1912 年由 Klippel 和 Feil 首先报道，故称为 Klippel-Feil 综合征，又称为先天性颈椎融合畸形、短颈畸形，系指两个或两个以上颈椎融合（可以是完全融合，或是局限于椎体或椎弓间一部分的融合），以短颈、低发际和颈部活动受限三联征为特征，可伴随其他先天畸形，临床较少见。

678. 为什么会发生先天性骨性斜颈

答：对于 Klippel-Feil 综合征是独立存在的疾病还是一组先天性脊柱畸形中的一种，至今尚存争议。其确切遗传学病因至今不明，大多数病例是散发的，但是仍然有少数常染色体显性遗传及常染色体隐性遗传的家族报道，家族系谱分析确定了该病的基因位点定位在 5q11.2。大鼠相关实验模型提示 *PAX* 基因家族成员及 Notch 信号通路异常可能是其病因。

679. 什么是先天性骨性斜颈常见的临床表现

答：先天性骨性斜颈有三大临床特点（三联征）：颈部短粗、后发际低平、颈部活动受限。但并非所有患者都具有上述特点，只有 32% 的患者出现典型的三联征。患者一般出生时即出现畸形，但往往在成年患者出现外观畸形和（或）神经症状才能得到诊断，而症状出现者年龄往往在 20~30 岁以后。出现临床症状的原因与畸形发生的部位与程度、畸形带来的继发性损害有关。患者常伴有听力学上的缺陷，伴有颅面部不对称畸形，骨骼系统的畸形如蝴蝶椎、半椎体、脊椎裂、sprengl 畸形、颈肋、肋骨融合及胸廓畸形、驼背、腭裂、畸形手、畸形足等。神经系统的并发症如脊髓空洞、脊柱不稳定、血管功能异常、瘫痪、脑积水、神经性耳聋等。泌尿系统、心血管系统、消化系统、呼吸系统及皮肤也可有异常。

680. 为什么会发生多发性骨骺发育不良

答：多发性骨骺发育不良（multiple epiphyseal dysplasia，MED）是一种影响长骨干骺端生长的家族遗传性骨关节疾病，多数患儿出生后并无明显畸形，直至 4~6 岁走路不稳，横距宽，个子矮小，方引起重视，青春期前可出现关节隐痛。多数病例只累及四肢，不累及脊柱与躯干，个别病例可出现脊柱侧弯。四肢受累一般是对称的，以髋、肩、膝、踝关节部位骨骺更为明显。手指短粗，指甲短而钝，严重者握物能力明显低下。目前认为本病的遗传方式以外显完全的常染色体显性遗传为主，少数为隐性遗传。常染色体显性多发性骨骺发育不良中的一些类型由定位在 19p13.1 的软骨低聚基质蛋白（cartilage oligomeric matrix protein，*COMP*）基因突变所致，呈现等位基因异质性的特征。常染色体显性 MED 中的其他类型则分别由编码Ⅸ型胶原蛋白 α1-链的 *COL9A1* 基因、α2-链 *COL9A2* 基因、α3-链 *COL9A3* 基因以及 *matrilin-3* 基因突变引起。

681. 什么是下颌颜面发育不全

答：下颌颜面发育不全又称 Treacher-Collins 综合征（Treacher-Collins syndrome，TCS）、Franceschetti 综合征、Franceschetti-Zwahlen-Klein 综合征等。其特点为颅面骨发育不全（特别是颧骨、下颌骨），双眼外眦下移、巨口、面部瘘管、外耳畸形等，形成特征性的鱼面样面容。

682. 什么是下颌颜面发育不全的临床表现

答：下颌颜面发育不全的临床表现有：

（1）颅骨发育不全：下颌骨发育不良，颧骨骨结构发育异常，累及颞骨、上颌骨及下颌骨，为双侧性，单侧的 TCS 是不存在的。可有高腭弓、小下颌、颏内收或大口症、腭裂。完全型的 TCS 呈现特征性的鱼面样面容。

（2）耳廓畸形：外耳道闭锁，中耳、内耳畸形，导致传导性耳聋，部分病例报道智力低下。耳前窦道、耳前发际向颊部舌状延伸，鼻畸形及唇裂畸形等。

（3）眼睑：睑裂外侧向下倾斜，下睑缘外 1/3 与内 2/3 之间有裂隙，呈 "V" 型凹陷。下睑内 2/3 萎缩，睫毛稀少或缺如，睑板腺及泪点可能不存在。

（4）X 线检查：可见下颌下沿呈典型弯曲，并常见冠状突和髁突增生不良。颧骨发育不全，严重者甚至缺失，颧弓可以完全缺失或仅有颞骨颧突残存的骨突起，眶下神经孔外侧的上颌骨颧突亦发育不全，眶外下缘和外侧壁发育不全或缺失，整个眼眶骨架为向外下倾斜的卵圆形。

（5）其他：少数患者有心脏畸形。

（6）家系调查：有明显家族史。

683. 为什么会发生先天性马蹄内翻足

答：单纯性马蹄内翻足（idiopathic congenital talipes equinovarus，ICTEV）是一种出生时即可见到的复杂的先天性足畸形，主要表现为前足内收、踝跖屈、跟骨内翻、胫骨远侧内旋等改变。不同的人群中，单纯性马蹄内翻足的发生率有很大差异，在我国的发生率大约为 0.6‰~1‰。在 ICTEV 患者中，男女比例约为（2~2.5）：1，双侧发病者约占 45%。临床资料和流行病学研究表明遗传因素在 ICTEV 的发病过程中发挥重要作用，其遗传度为 65%。ICTEV 主要是在肢芽发育的易损期，在遗传因素和环境因素的共同作用下，某些与肢体发育有关的基因及其产物出现异常所致。目前多认为该病是一种多因素遗传性疾病，如参与肢体发育的信号分子 DTDST、COL9A1、FGF、SHH、WNT、EN1、LMX1、GLI1、GLI3、HOXD、BMP 等，但是否存在一个主效基因至今还没有定论。

684. 为什么会发生颅缝早闭综合征

答：颅缝早闭（premature fusion of cranial suture），又称颅骨狭窄症或狭颅症（craniostenosis），是一种常见先天性颅颌面畸形，新生儿中发病率为 1/2500~1/1700。临床上可分为单颅缝早闭和多颅缝早闭，后者又可进一步分为非综合征型颅缝早闭和综合征型颅缝早闭。颅缝提早骨性闭合可致颅腔狭小，形成舟状头、斜头等颅颌面畸形，同时可致颅内压升高、视力障碍、严重者可影响智力发育，或因颅高压等并发症危及生命。目前，研究认为颅骨、颅缝的发育与大脑组织、硬脑膜和颅盖骨之间存在复杂的相互作用，一旦颅缝周围微环境发生变化，或基因变异干扰颅骨正常生长发育，就可能导致颅缝早期闭合。迄今，已发现 FGFR1、FGFR2、FGFR3、TWIST1、MSX2、TCF12、ERF、ZIC1 等基因的致病性变异均可导致颅缝早闭的发生；ALX4 和 SMAD6 等基因的变异与颅缝早闭遗传易感性有关。

685. 什么是成骨不全

答：成骨不全（osteogenesis imperfecta，OI）是一类常染色体显性遗传性骨病，全球群体发病率为（6~7）/100 000，临床表现以骨脆性增加、结缔组织异常为特点，主要表现为蓝巩膜、骨质疏松、易骨折、皮肤松弛、肌腱和韧带松弛、牙质生成不全、耳聋等。成骨不全至少包括 Ⅰ~Ⅷ 8 个临床亚型，各亚型可以通过临床症状、体征及相关检查进行鉴别，但多有重叠。其中，Ⅰ 型成骨不全症状最轻，而 Ⅱ 型最为严重，其余各型症状严重程度介于 Ⅰ 型和 Ⅱ 型之间。

686. 为什么会发生成骨不全病

答：目前研究已揭示 COL1A1、COL1A2、CRTAP 和 P3H1 是成骨不全的致病基因。其中，90% 以上的成骨不全患者均由 COL1A1 和 COL1A2 基因发生致病性变异所致。COL1A1 和 COL1A2 基因负责编码合成体内的 Ⅰ 型胶原蛋白，COL1A1 基因变异导致 Ⅰ 型胶原蛋白合成减少，骨骼脆性增加、易骨折。绝大多数 Ⅰ 型成骨不全患者均是由于 COL1A1 基因变异所致。大多数Ⅱ型、Ⅲ型和Ⅳ型成骨不全患者则是 *COL1A1* 或 *COL1A2* 基因上发生致病性变异，导致Ⅰ型胶原蛋白发生结构异常，结构异常的Ⅰ型胶原蛋白引起机体各部、尤其是骨骼中结缔组织的异常，从而使成骨不全患者表现出一系列特征性的症状和体征。临床上，*CRTAP* 和 *P3H1* 基因变异导致的成骨不全极为少见。目前尚有部分患者致病原因不明。

687. 为什么会发生远端关节弯曲

答：远端关节弯曲（distal arthrogryposis，DA）是一种先天性多发性关节挛缩畸形，主要表现为2个或2个以上关节的挛缩。一般而言，DA患者没有明显的神经和肌肉系统疾病的表现，其典型表现包括手部关节弯曲畸形，手指重叠以及手指向尺侧斜；腕关节、肘关节、膝关节等先天性弯曲伴活动受限，髋关节脱位。根据临床表现和其他特征，DA分为DA1A、DA1B、DA2A、DA2B、DA3、DA5、DA4、DA5D、DA6、DA7、DA8、DA9和DA10共13个亚型。迄今，已明确的DA致病基因包括 *TPM2*、*MYBPC1*、*MYH3*、*TNNT3*、*TNNI2*、*TPM2*、*PIEZO2*、*ECEL1*、*MYH8*、*FBN2* 等。上述致病基因多在肌肉细胞中高表达，并与肌纤维收缩功能密切相关。相关基因的致病性变异将导致编码产物合成减少或功能异常，引起肌纤维收缩功能异常并表现出DA的临床症状和体征。

（王丽丽　项　盈　余永国）

第十四节　免疫系统遗传性疾病

688. 什么是以免疫系统异常为主的遗传性疾病

答：免疫系统异常可分为免疫缺陷及免疫过激，分别导致免疫缺陷病及自身免疫病。免疫缺陷病可根据涉及体液免疫还是细胞免疫分为多种，如无丙种球蛋白血症、慢性肉芽肿、高IgE综合征、联合免疫缺陷病等，临床主要表现为反复发生感染、疾病迁延不愈，实验室检查主要有免疫细胞数量减少或增多、免疫球蛋白或细胞因子分泌不足或增多等。免疫过激主要包括自身免疫性淋巴细胞增殖综合征、多种自身免疫性疾病等，临床多表现为多器官受累、淋巴结肿大、肝脾肿大等，实验室检查主要表现为免疫细胞数量或功能增强。

689. 什么是X连锁无丙种球蛋白血症

答：X连锁无丙种球蛋白血症（X-linked agammaglobulinemia，XLA）是一种罕见的免疫缺陷性疾病，致病基因为 *BTK*，呈X连锁隐性遗传模式。患者临床表现主要为反复感染，尤其是反复呼吸道感染，其病原体主要为胞外菌（如荚膜细菌等）及肠道病毒（如脊髓灰质炎病毒、柯萨奇病毒等）。目前，临床上多采用静脉注射丙种球蛋白，使患者血清中免疫球蛋白保持一定水平，达到被动免疫治疗的目的；由于其治疗可产生严重的副作用，现逐步采用皮下注射；此外，局部抗生素给药也是治疗反复感染的一种方式，上述方式均无法完全治愈该病。骨髓移植是目前治愈XLA的唯一方式，但随着基因治疗技术的发展成熟，XLA的基因治疗值得期待。

690. 为什么会发生 X 连锁无丙种球蛋白血症

答：X 连锁无丙种球蛋白血症是由于 B 淋巴细胞发育成熟过程中发挥重要作用的编码 Bruton 酪氨酸激酶的 *BTK* 基因发生突变所致，*BTK* 基因编码产物是正常 B 淋巴细胞发育环节中的关键因子，*BTK* 基因发生致病性变异导致编码产物合成减低，使患者祖 B 淋巴细胞无法正常发育成前 B 淋巴细胞及后续的成熟 B 淋巴细胞，导致血液循环中成熟 B 淋巴细胞数量减少，血清中各类免疫球蛋白（如 IgG、IgM、IgA 等）含量明显降低或缺乏，致使患者体液免疫缺陷，最终导致无丙种球蛋白血症。

691. 为什么 X 连锁无丙种球蛋白血症患者主要是男性

答：X 连锁无丙种球蛋白血症的遗传方式为 X 连锁隐性遗传，即致病基因位于 X 染色体上。女性有两条 X 染色体，即有两个 *BTK* 等位基因，若仅有一条 X 染色体携带 *BTK* 基因突变则为杂合子，表型正常，但可以作为携带者将突变传递给后代；仅当女性两条 X 染色体均突变时才表现出性状或疾病。而男性有一条 X 染色体及一条 Y 染色体，其 *BTK* 只有一个等位基因，发生突变即表现出性状或疾病，因此此病患者主要为男性。

692. 为什么要对无丙种球蛋白血症进行基因检测

答：无丙种球蛋白血症是由一系列 B 细胞分化发育或免疫球蛋白分泌相关基因突变引起的免疫缺陷病，可分为：①性连锁无丙种球蛋白血症即 Bruton 病，该病主要与 *BTK* 基因突变有关；②常染色体隐性遗传性无丙种球蛋白血症，包含：1 型主要与 *IGHM* 基因有关，2 型与 *IGLL1* 基因有关，3 型与 *CD79A* 基因有关，4 型与 *BLNK* 基因有关，6 型与 *CD79B* 有关及 7 型与 *PIK3R1* 基因突变有关；③常染色体显性遗传性无丙种球蛋白血症，包含 5 型与 *LRRC8* 有关及 8 型与 *TCF3* 基因突变有关。因此，通过对无丙种球蛋白血症进行基因检测，将有助于对该病进行确诊，最终确定治疗方案。

693. 为什么 X-连锁无丙种球蛋白血症的患儿出生 4~6 个月后会反复发生严重的化脓性细菌感染

答：一般在出生 4~6 个月以后，来自母体的 IgG 的保护作用消失，X-连锁无丙种球蛋白血症的患儿因缺乏 IgG，患儿开始反复发生严重的化脓性细菌感染，尤其是上呼吸道和下呼吸道感染，常见支气管炎、肺炎、中耳炎等，亦可发生脑膜炎，骨髓炎及化脓性关节炎等。患儿外周淋巴组织发育不良，扁桃体或腺体很小或缺如，虽反复发生感染，浅表淋巴结及脾脏均不能触及。患儿发病多在 4~12 个月龄，也可迟至 4~5 岁开始出现感染症状，如果仅男孩发病，母亲家族中往往有类似的男性患者。此类患儿不宜做预防接种，尤其是禁忌接种减毒活疫苗。

694. 为什么静脉注射免疫球蛋白替代疗法是 X-连锁无丙种球蛋白血症的标准治疗措施

答：X-连锁无丙种球蛋白血症的临床特征为对病原微生物高度易感。因缺失或突变的基因不能修复，B 淋巴细胞也不能被诱导再生，因此静脉注射免疫球蛋白（intravenous immunoglobulin，IVIG）替代疗法是治疗该病的标准疗法，但在北欧一些国家也有用皮下注射（subcutaneous，subQ）免疫球蛋白来治疗 XLA。IVIG 可以替代 IgG，降低患儿感染的频率和严重程度，但不能建立主动免疫，不能杜绝感染，因此在治疗方案中应包括抗生素治疗以抗感染或预防感染，同时患者不能接种活疫苗，以减少感染的风险。

695. 什么是联合免疫缺陷病

答：联合免疫缺陷病（combined immunodeficiency disease，SCID）是指一组具有体液和细胞免疫缺陷的疾病，临床表现变化较大，主要以 T、B 细胞数量减少或功能异常为主，临床反复发生感染或血小板减少、湿疹等，可分为先天性及获得性两种。先天性 SCID 可根据体液及细胞免疫缺陷进行分类，体液免疫缺陷包括：低丙种球蛋白血症、异常丙种球蛋白血症（如高 IgM 综合征、伴有血小板减少及湿疹的免疫缺陷病及高 IgE 血症）等；细胞免疫缺陷以 DiGeorge 综合征为代表；严重的联合免疫缺陷包括：常染色体隐性遗传性 SCID、腺苷脱氨酶缺乏症（adenosine deaminase deficiency，ADA）、X 连锁隐性遗传性 SCID 及伴有白细胞减少的 SCID、共济失调毛细血管扩张症及伴免疫球蛋白合成异常的细胞免疫缺陷病。获得性 SCID 即人类免疫缺陷病毒（HIV）感染引起的艾滋病。

696. 为什么会发生联合免疫缺陷病

答：联合免疫缺陷病可分为原发性及获得性两种，原发性联合免疫缺陷病主要是由于细胞或体液免疫发育过程涉及的相关蛋白编码基因突变所致，如 DiGeorge 综合征即先天性胸腺发育不全，主要是由 22q11.2 染色体缺失或 *TBX1*、*DGCR8* 基因突变造成 T 淋巴细胞数量显著减少，X 连锁无丙种球蛋白血症主要是由 *BTK* 基因突变造成 B 细胞分化发育受阻，而 X 连锁隐性遗传性 SCID 则主要由位于 Xq13.1 的 *IL2RG* 基因突变造成。获得性免疫缺陷综合征即艾滋病，主要是由于艾滋病毒侵犯 T 淋巴细胞，造成 T 细胞数量急速下降，伴有 B 淋巴细胞功能障碍。

697. 为什么要对联合免疫缺陷病进行基因检测

答：联合免疫缺陷病（SCID）根据其临床表现及严重程度可分为多种类型，每种疾病的致病基因不同。常染色体隐性遗传性 SCID 的致病基因为位于染色体 10p13 的 *DCLRE1C* 基因及位于染色体 11p12 的 *RAG1*、*RAG2* 基因；ADA 缺乏的 SCID 的致病基因为位于染色体 20q13.12 的 *ADA* 基因；X 连锁隐性遗传性 SCID 的致病基因为位于 Xq13.1 的 *IL2RG* 基因；伴有血小板减少及湿疹的联合免疫缺陷病致病基因为位于 Xp11.23 的 *WAS* 基因；DiGeorge 综合征主要由 22q11.2 的染色体缺失引起；共济失调毛细血管扩张症为染色体不稳定综合征，具有自发性染色体断裂和重排的特征，常见有 t（14q+；14q-）染色体易位，染色体断裂点多见于 14q11-q12、7p13-p15 及 7q32-q35；其他基因如 *IL7Rα*、*DNA-Ligase* Ⅳ、*ZAP-70* 等基因突变也报道可引起 SCID。因此，对联合免疫缺陷病进行基因检测，将有助于对 SCID 进行确诊。

698. 为什么要对联合免疫缺陷病患者进行造血干细胞移植

答：联合免疫缺陷病患者的细胞及体液免疫均明显丧失，若不移植免疫活性组织以重建免疫系统，或将患者进行无菌隔离，患者均将因感染而死亡。丙种球蛋白替代疗法仅能抗感染，但无法阻止 SCID 病程恶化；对 X-连锁隐性遗传 SCID，移植小于 14 周的胎儿胸腺或注射胸腺上皮细胞也可取得短期效果，但难以持久。造血干细胞移植，是通过静脉输注造血干、祖细胞，在患者体内重建正常造血与免疫系统，从而可从根本上治疗患者的联合免疫缺陷。

699. 什么是高 IgE 综合征

答：高 IgE 综合征是以皮肤反复发生葡萄球菌感染、肺炎伴肺大疱形成及血清 IgE 浓度显著增高伴嗜酸性粒细胞显著增多为特征的免疫缺陷性疾病，乳牙不脱落是该病的特征性表型。本病多在婴、幼儿期起病，常持续终身，男女发病率大致相等，发作无明显季节性，常无明确的过敏史。患者皮肤损害明显，以瘙痒性丘疹为主，可有脓疱及红斑，身体褶皱、耳后及发际部位多见，常有多发性疖肿、毛囊炎及蜂窝织炎等，皮肤脓肿极为常见。深部感染主要发生在肺部，引起复发性肺炎、肺脓肿等。该病分为 2 型，Ⅰ 型为常染色体显性遗传，为 *STAT3* 基因突变所致；Ⅱ 型为常染色体隐性遗传，为 *TYK-2* 及 *DOCK8* 等基因突变所致。

700. 为什么会发生高 IgE 综合征

答：高 IgE 综合征包括常染色体显性高 IgE 综合征（autosomal dominant hyper-IgE syndrome，AD-HIES）和常染色体隐性高 IgE 综合征（autosomal recessive hyper IgE syndrome，AR-HIES）两种临床亚型。AD-HIES 的致病基因是 *STAT3*，该基因属于信号转导与转录激活因子（STAT）家族成员之一，当细胞因子或生长因子与其受体结合后通过 JAK 磷酸化 STAT3 形成同源或异源二聚体，随后进入细胞核内控制相关基因的表达，参与免疫细胞、尤其是 T 细胞的增殖、分化、凋亡及免疫调节等多种生物学过程；*DOCK8* 是目前已知的 AR-HIES 致病基因，该基因表达产物在免疫细胞的存活和正常生理功能发挥过程中扮演关键作用。此外，DOCK8 与 B 细胞分泌抗体关系密切。因此，*DOCK8* 基因发生致病性变异可导致机体免疫系统发育障碍并出现 IgE 综合征的一系列症状和体征。

701. 什么是自身免疫性淋巴细胞增殖综合征

答：自身免疫性淋巴细胞增殖综合征（autoimmune lymphoproliferative syndrome，ALPS）主要是由于 Fas-FasL 诱导的细胞凋亡途径发生障碍，大量活化的淋巴细胞无法凋亡而持续存在，造成患者外周血中 CD3$^+$T 淋巴细胞数量显著增多，引起淋巴细胞增殖并伴自身免疫反应。临床上几乎所有的 ALPS 均有脾脏及浅表淋巴结肿大，半数患者伴有肝脏肿大。此外，ALPS 可引起自身免疫性疾病，以溶血性贫血、免疫性血小板减少症等较常见。

702. 为什么会发生自身免疫性淋巴细胞增殖综合征

答：机体受到外来抗原刺激时，淋巴细胞激活并增殖分化，同时自身表达 CD95（Fas）分子，随后与其配体 CD95L（FasL）结合，通过 Fas 胞内信号传递结构域，触发 caspase 胞内死亡蛋白酶系统级联反应，诱导淋巴细胞凋亡。上述通路中所涉及的任何蛋白编码基因发生突变均会造成编码蛋白功能障碍，最终造成大量活化的淋巴细胞持续存在。目前，ALPS 根据发病机制可分为ⅠA、ⅠB、ⅡA、ⅡB、Ⅲ、Ⅳ及Ⅴ型，均为常染色体隐性遗传。具体为：位于染色体 10q23.31 的 *FAS* 基因突变将会引起ⅠA 型 ALPS；位于染色体 1q24.3 的 *FASLG* 基因变异与ⅠB 型 ALPS 有关；位于染色体 2q33.1 的 *CASP10* 及 *CASP8* 基因变异则分别引起ⅡA 及ⅡB 型 ALPS；Ⅲ型 ALPS 主要与位于染色体 3p21.1 的 *PRKCD* 基因有关；Ⅳ型 ALPS 则主要与染色体 1p13.2 的 *NRAS* 及 12p12.1 的 *KRAS* 基因有关，又称为 RAS 相关的 ALPS；此外，位于染色体 2q33.2 的 *CTLA4* 基因变异可引起Ⅴ型 ALPS。

703. 什么是慢性肉芽肿病

答：慢性肉芽肿病（chronic granulomatous，CGD）是常见吞噬细胞（中性粒细胞、单核细胞、巨噬细胞和嗜酸性粒细胞）功能障碍的原发性免疫缺陷症，其最典型的临床表现有反复发热，局部化脓性炎症，包括反复肺部感染、淋巴结炎、肝脓肿、骨髓炎、皮肤脓肿或蜂窝织炎。几乎所有 CGD 患儿均有肺部疾病，包括反复肺炎、肺门淋巴结病、脓胸及肺脓肿，其中 50% 的肺炎为烟曲霉菌肺炎。

704. 为什么会发生慢性肉芽肿病

答：健康人吞噬细胞表面的受体与微生物结合，或其他共刺激分子作用于吞噬细胞时，活化还原型辅酶Ⅱ（NAPDH）氧化酶，产生超氧化物质，以消灭细菌、真菌等，但至今 NADPH 氧化酶活化的机制仍不完全清楚。CGD 患儿由于基因突变引起吞噬细胞 NADPH 氧化酶复合物缺陷，导致吞噬细胞呼吸爆发功能障碍，不能产生超氧化物，失去杀伤过氧化物酶阳性细菌与真菌的能力。

705. 为什么会发生选择性 IgA 缺陷

答：选择性 IgA 缺陷（selective IgA deficiency，SIgAD）是指血清 IgA 低于 0.05g/L 或缺失，而 IgG 和 IgM 血清浓度正常，是免疫缺陷中最常见的类型。本病可为常染色体隐性遗传或常染色体显性遗传，也可为散发性，是由多种病因导致的一组综合征，除遗传因素外，环境因素也很重要。

706. 为什么选择性 IgA 缺陷具有异质性

答：选择性 IgA 缺陷的病因和发病机制迄今尚未完全明了，从其病程及临床表现多样化和免疫学改变的差异性看，本病具有异质性。据文献报道，56% 的 SIgAD 患儿外周血中检测不到表面带有 IgA 的 B 细胞，提示存在 B 细胞内在的先天性缺陷，即前 B 细胞在向具有分泌 IgA 能力的 B 细胞分化发育过程发生障碍。

707. 为什么反复的呼吸道感染是选择性 IgA 缺陷患者最常见的临床表现

答：选择性 IgA 缺陷（SIgAD）患者的病变可累及多个系统的脏器，部分 SIgAD 患者会出现反复的呼吸道感染、胃肠道感染、过敏症状、自身免疫性疾病以及肿瘤危险。反复的呼吸道感染是 SIgAD 患者最常出现的临床表现，常常表现为细菌感染，如流感嗜血杆菌和肺炎链球菌。部分患者因此会出现支气管扩张，而对于某些伴有 IgG2 亚型缺乏的患者更容易出现严重的感染及并发症。

708. 什么是选择性 IgA 缺陷的诊断标准

答：选择性 IgA 缺陷的诊断标准为：①年龄在 4 岁以上（年龄之所以 4 岁为界限，是因为部分婴幼儿在 4 岁后 IgA 可恢复正常、早期缺乏与儿童期成熟延迟有关）；②血清 IgA 含量持续<0.05g/L；③其他血清免疫球蛋白正常或增高；④细胞免疫功能正常或降低；⑤除外其他因素（如药物，脾切除术等）所致的继发性血清 IgA 降低。

709. 什么是 Hennekam 综合征

答：Hennekam 综合征又称 Hennekam 淋巴管扩张综合征（HS），是一种表现为淋巴管扩张、淋巴水肿、颜面部形态异常（特征性改变包括面部平坦、鼻梁扁平、眼距宽）、生长发育延迟及不同程度智力低下的常染色体隐性遗传性疾病，由 Hennekam 等于 1989 年首次报道。

710. 为什么 CCBE1 基因的突变会导致 Hennekam 综合征

答：CCBE1 基因位于 18 号染色体长臂 21 区（18q21），编码的胶原蛋白和钙结合表皮生长因子结构域 1（CCBE1）是一种细胞外基质蛋白，在淋巴管萌芽和淋巴管静脉内皮细胞迁移中起关键作用。沉默斑马鱼 CCBE1 基因可致淋巴管不能从原始静脉发芽形成脊索旁淋巴前体，进而导致淋巴管发育受阻引起水肿。因此，CCBE1 突变引起广泛的淋巴水肿，导致 Hennekam 综合征。

711. 为什么对于 Hennekam 综合征需要进行多基因检测

答：由于 Hennekam 综合征遗传异质性明显，仅有 25% 的 HS 病例确定由 CCBE1 基因突变引起。2014 年，Hennekam 等对一个 CCBE1 基因突变阴性的 HS 家系进行分析时，发现了 FAT4 基因的纯合突变。在随后一项对 24 例 CCBE1 突变阴性 HS 患者的研究中，Hennekam 团队也发现了 FAT4 基因的纯合或杂合突变。但目前仍有近 50% 的 HS 病例尚未找到致病基因，因此，需对 Hennekam 综合征进行多基因检测。

（杨海鸥　王　瑜　余永国）

第十五节　耳遗传性疾病

712. 什么是耳聋

答：耳聋是听觉障碍的表现，轻者为重听，重者为耳聋，临床上不分轻重统称耳聋，分为传导性耳聋和感音神经性耳聋。传导性耳聋是外耳道至中耳的"鼓膜-听骨链"系统损害引起的听力下降；感音神经性耳聋属于感音器官病变，是内耳中的耳蜗或听神经至听觉中枢有关的神经传导径路损害，导致听力减退或消失。耳聋是一种严重影响人类生活质量的常见先天性疾病。它可以由单一基因突变或不同基因的复合突变引起，也可由环境因素（如医疗因素、环境暴露、创伤、药物等）或基因和环境两者共同作用所致。

713. 什么是以耳聋症状为主的遗传性疾病

答：耳聋不是一种疾病，而是由一些相关疾病引起的症状。根据耳聋出现的时间可分为先天性耳聋和后天性耳聋。先天性耳聋与遗传缺陷密切相关，且具有较高的临床异质性和遗传异质性。根据 Genetics Home Reference 数据库资料显示，目前已知有 46 种临床遗传性疾病均有耳聋症状出现，耳聋相关基因更高达 85 个。其中，以耳聋症状为主的遗传性疾病主要包括：先天性小耳畸形、DiGeorge 综合征、Branchio-Oto-Renal 综合征、Treacher Collins 综合征、Usher 综合征、Charge 综合征、Jervell 和 Lange-Nielsen 综合征、Nager 综合征、Oculo-Auricular 综合征、Klippel-Feil 综合征、Walker-Warburg 综合征、半面短小综合征、Pendred 综合征等。

714. 为什么会发生 Charge 综合征

答：Charge 综合征是一种常染色体显性遗传性疾病，通常为散发，国外资料报道的发病率为（1~1.2）/10 万。该综合征的主要临床特征是眼组织缺损、后鼻孔狭窄、外耳畸形、面神经功能障碍；次要临床特征是生殖器发育不良、个体发育迟缓、心脏畸形、口面部缺损、面部特征异常（如突出的前额、平鼻）等。目前较为明确的突变基因是 CHD7，CHD7 基因的表达产物是一种 DNA 螺旋链的特异性结合蛋白，该蛋白在胚胎发育早期染色质重塑、DNA 解链、RNA 双螺旋、组蛋白脱乙酰作用等 ATP 依赖性生化反应过程中发挥关键作用，研究证实 CHD7 在中枢神经系统、内耳、咽弓神经嵴发育过程中具有重要作用。报道显示超过 75% 的 Charge 综合征患者具有 CDH7 基因突变。

715. 为什么会发生 Branchio-Oto-Renal 综合征

答：Branchio-Oto-Renal 综合征（Branchio-Oto-Renal syndrome，BOR），又称腮裂-耳-肾综合征，是一种常染色体显性遗传性疾病，国外报道的发病率为 1/40 000，主要临床表现为外耳畸形、耳聋、耳前凹陷、肾畸形、腮部瘘管、外耳道狭窄，少数患者常伴有耳前赘生物、泪道发育不良、短腭、颌后缩、腭裂、面神经功能障碍等。根据文献报道，在家族性及散发病例中 BOR 主要由 EYA1、SIX1、SIX5 基因突变导致，其中由 EYA1 突变导致的占 40%。EYA1 属于 EYA 家族中的转录辅助因子，在 BOR 患者中已发现 80 多个突变，而 SIX1、SIX5 属于 SIX 家族，其表达的同源异型蛋白具有与 DNA 结合的同源域和蛋白质交互区域，并与 EYA1 特异性结合构成复合体，进而影响 EYA1 的活性。该复合体称为 EYA-SIX-PAX 复合体，在胚胎发育时期，尤其在耳、肾等器官中具有很高的表达量，其中任何一个基因的突变均可导致生物个体的表现型异常。

716. 为什么会发生 Treacher Collins 综合征

答：Treacher Collins 综合征（Treacher Collins syndrome，TCS）又称为下颌颜面发育不全，为常染色体显性遗传性疾病，常有家族史或为散发，国际上的发病率约为 1/50 000。该综合征的主要临床表现是先天性小耳或重度耳畸形、小颌畸形、睑裂、下眼睑缺损、耳聋及腭裂等。研究显示 TCS 的致病基因为 TCOF1，目前已发现超过 120 个突变。TCOF1 编码的 treacle 核蛋白，可影响核糖体 DNA 的转录。文献研究表明 TCOF1 的低水平表达可加速神经上皮细胞的凋亡，导致神经嵴祖细胞的减少，进而影响神经嵴细胞向颌面部组织的发育。

717. 为什么会发生 Pendred 综合征

答：Pendred 综合征是一种遗传性疾病，占遗传性耳聋的 10%。这一综合征表现为重度或极重度耳聋和弥漫性甲状腺肿大，甲状腺肿大一般发生在青春期（40%）或成年，大多数 Pendred 综合征患者前庭功能异常。研究显示位于染色体 7q 上的 *SLC26A4* 突变可导致耳聋伴甲状腺肿的表型，也可导致不伴甲状腺肿的耳聋。在 50% 耳聋多发的家系中可以检测到 *SLC26A4* 突变。

718. 为什么会发生 Usher 综合征

答：Usher 综合征（USH）是一种以耳聋和视网膜色素变性（RP）为特征的常染色体隐性遗传性疾病。根据听力和前庭功能受累情况，USH 可分为 USH1、USH2、USH3 等 3 种临床亚型。其中，USH1 是最严重的一型。表现为先天性重度-极重度耳聋，前庭功能异常，青春期前开始逐渐丧失视力。USH2 表现为先天性中度-重度非渐进性耳聋，前庭功能正常，20~30 岁出现 RP 症状。USH3 表现为语言能力形成后渐进性耳聋，偶可伴前庭功能减退，20~40 岁出现 RP 症状。USH1、USH2 占 USH 的绝大多数，USH3 仅占约 2%。

719. 为什么会发生 Waardenburg 综合征

答：Waardenburg 综合征（Waardenburg syndrome，WS）是一组以耳聋和皮肤、毛发及眼睛色素异常为特征的遗传综合征。根据临床表型和致病机制的差异共分为 WS1~WS4 四种亚型。WS 遗传异质性较高：WS1 及 WS3 的致病基因为 *PAX3*；WS2 致病基因包括 *PAX3*、*MITF* 及 *SNAI2*；*SOX10*、*EDN3* 及 *EDNRB* 基因变异可导致 WS4。上述基因编码产物与多种细胞的生长发育密切相关，如黑色素细胞及大肠神经细胞。上述基因发生致病性变异将导致 WS 相关临床症状的发生，包括耳聋。虽然大多数 WS 患者听力正常，但部分患者可自出生起就表现为单侧或双侧先天性耳聋。

720. 为什么 Waardenburg 综合征要进行产前诊断

答：对 Waardenburg 综合征目前尚无特效的药物治疗方法，关键是早期诊断，尽早进行听力干预。Waardenburg 综合征根据伴随的临床表型可以分为 4 型，分别具有不同的致病基因，因此对于有 Waardenburg 综合征家族史的人群来说，在生育下一代时，为避免Waardenburg 综合征患儿出生，增加家庭负担，建议进行产前诊断。

721. 为什么会发生 Lacrimo-Auriculo-Dento-Digital 综合征

答：Lacrimo-Auriculo-Dento-Digital 综合征，也称为 Levy-Hollister 综合征，是一种罕见的常染色体显性遗传性疾病。该病主要累及泪腺系统、骨骼系统及听觉系统，常见的临床特征是较低位置的杯状耳、四肢畸形、耳聋（神经性、传导性或者混合性）、少泪或无泪、口干等。目前发现的致病原因包括 *FGFR2*、*FGFR3*、*FGF10*。研究证实上述基因编码产物在胚胎时期耳的发育过程中，尤其在 FGF 信号通路中发挥关键作用。因此，上述基因发生致病性变异时会导致 Lacrimo-Auriculo-Dento-Digital 综合征。

722. 为什么 GJB2 是中国耳聋中最常见的致病基因

答：先天性耳聋是我国最常见的出生缺陷之一，在新生儿中发病率为 1‰~3‰，我国每年出生的 30 000 例先天性听力损害的婴儿中约有一半以上由遗传性因素所致。在临床工作中，进行相关遗传性耳聋基因的检测对于遗传性耳聋的产前诊断与基因检测至关重要。在我国，目前的数据表明，12.2%~33% 的先天性感音神经性耳聋主要由 GJB2 基因变异所致，热点突变为 235delC。由此可见，GJB2 是我国儿童遗传性聋的最常见致病基因。

723. 为什么线粒体 DNA 突变与耳聋有关

答：在我国，常见的致聋基因除了 GJB2 基因外，还有线粒体基因 12SrRNA。线粒体作为真核细胞的能量中心，在细胞生理活动中发挥着重要的作用，在耳蜗的外毛细胞、支持细胞中都含有大量的线粒体，这些线粒体为听觉系统的产生发挥了重要的功能。12SrRNA 1555 A>G、827 A>G、961 位点等的突变会引起线粒体功能障碍，导致耳聋。

（项 盈 刘慧丽 余永国）

第十六节 眼科遗传性疾病

724. 什么是视力障碍

答：视力障碍又叫视力残疾、视力缺陷，是指由于遗传因素或者外界环境因素导致双眼视力低下并且不能矫正或视野缩小。视力正常者也可伴有其他视力功能障碍（视野缩小或缺损、暗点、视物变形、夜盲、昼盲、色盲或复视等）。

725. 什么是以视力障碍症状为主的遗传性疾病

答：有视力障碍症状的遗传性疾病包括：先天性角膜异常、先天性白内障、先天性青光眼、先天性无虹膜、先天性眼球震颤、视网膜母细胞瘤、Alström 综合征、Nelson 综合征、小儿短指-球状晶体易位综合征、Cogan 综合征、丘脑综合征、眶上裂综合征、眶尖综合征等。

726. 为什么会发生 Alström 综合征

答：Alström 综合征是一种罕见的隐性遗传疾病，主要临床特征为视锥-视杆细胞营养不良、肥胖、进行性感音神经性听力障碍、扩张型心肌病、胰岛素抵抗、进行性肝肾功能异常等多器官功能异常。其他临床表型还包括反复肺部感染、高脂血症、甲状腺功能低下、发育迟缓、脊柱侧弯、高血压、生长激素缺乏、女性雄激素过多等。Alström 综合征的致病基因是位于染色体 2p13.1 的 ALMS1 基因。ALMS1 基因的致病性变异可导致 Alström 综合征的发生。

727. 为什么不同年龄阶段的 Alström 综合征的临床诊断标准不同

答：Alström 综合征的的临床表型具有很大的异质性，临床诊断主要基于患者的临床症状及 ALMS1 基因的检测结果，且诊断标准随年龄段的不同而有一定的差异。诊断标准见表 4-2。

表 4-2　Alström 综合征不同年龄范围的诊断标准

年龄范围	诊断标准		诊断的最低要求	其他临床表现
	主要	次要		
3~14 岁	①*ALMS1* 突变；②有 Alström 综合征家族史；③视力问题，如眼球震颤、畏光、视力下降，视锥细胞营养不良等	①肥胖、和（或）胰岛素耐受、和（或）糖尿病 2 型；②有扩张性心肌病或充血性心力衰竭病史；③耳聋；④肝功能异常；⑤肾衰竭；⑥骨龄提前	符合 2 个主要标准或 1 个主要标准+3 个次要标准	反复肺部感染；高血脂；脊柱侧凸；扁平足；甲状腺功能减退；高血压；生长激素缺乏；反复尿道感染
15 岁~成人	①*ALMS1* 突变；②有 Alström 综合征家族史；③视力问题（如婴幼儿期或儿童期有眼球震颤、失明，视锥细胞和视杆细胞营养不良等病史）	①肥胖、和（或）胰岛素耐受、和（或）糖尿病 2 型；②有扩张性心肌病或充血性心力衰竭病史；③耳聋；④肝功能异常；⑤肾衰竭；⑥身材矮小；⑦男性：性腺功能减退；⑧女性：月经不调和（或）雄激素过多症	符合 2 个主要标准或 1 个主要标准+4 个次要标准	反复肺部感染；高血脂；脊柱侧凸；扁平足；甲状腺功能减退；高血压；生长激素缺乏；反复尿道感染；秃头

728. 为什么有 Alström 综合征家族史的孕妇要做产前诊断

答：Alström 综合征是一种罕见的常染色体隐性遗传疾病，位于 2p13.1 的 *ALMS1* 基因突变与此病有关。Alström 综合征主要症状出现的顺序常常以眼部病变、视力受损为首发症状，依次出现肥胖、听力受损、2 型糖尿病等。Alström 综合征目前仍无根治方法，主要是对症治疗。有 Alström 综合征家族史的人在生育下一代时，建议进行遗传咨询和产前诊断。

729. 为什么 Nelson 综合征会发生视力障碍

答：Nelson 综合征是指治疗库欣病行双侧肾上腺切除后发生垂体瘤并有 ACTH 增高及皮肤黏膜色素沉着，或是指垂体依赖性库欣病行双侧肾上腺切除后，由于缺乏皮质醇对下丘脑 ACTH 释放激素（CRF）的负反馈作用，导致 CRF 分泌过多，长期刺激原来存在的垂体 ACTH 肿瘤所致的综合征。Nelson 综合征的发病率各家报道不一，约为 5%~80%。Nelson 综合征女性多于男性，多见于青壮年时期；常表现为库欣病在双侧肾上腺切除后 2~10年，平均 2 年，（亦有报道术后 3 天及 18 年者）出现全身皮肤、黏膜黑色素沉着，在肢体皮肤皱褶处更明显。因为肿瘤呈浸润性，发展较快，可引起垂体卒中，患者剧烈头痛，合并呕吐及脑膜刺激征。肿瘤常压迫垂体而引起垂体功能低下，向鞍旁及鞍外发展，引起颅神经麻痹，常出现视力下降，视野缺损，动眼神经麻痹等症状。另外可向脑其他部位生长或颅外转移，但极少见。

730. 为什么 Cogan 综合征会引起视力障碍

答：Cogan 综合征（Cogan syndrome，CS）是一种累及眼前庭听觉系统的综合征，主要表现为非梅毒性基质性角膜炎、前庭功能障碍、突发听力下降以及系统性血管炎等。1945 年由 Cogan 定义典型的 CS 为眼部的非梅毒性基质性角膜炎（可伴有结膜炎或结膜下出血或虹膜炎）；前庭听觉的症状（类似梅尼埃病），即突然的恶心、呕吐、耳鸣、眩晕、伴有逐渐的听力损失（通常在 1~3 个月进展为耳聋）；眼部与前庭听觉的发作时间间隔在 2 年内。1980 年 Haynes 等建议非典型 CS 为：①炎症性眼部表现（浅层巩膜炎、巩膜炎、虹膜炎、葡萄膜炎、视网膜血管炎、青光眼、视盘水肿、眼球突出症、眼球筋膜炎等），可伴或不伴有基质性角膜炎，伴有结膜炎、结膜下出血或虹膜炎，2 年内有类似梅尼埃发作；②典型的眼部表现和 2 年内出现类似梅尼埃的前庭听觉症状；③典型的眼部表现和前庭听觉症状出现延迟 2 年以上。CS 发病率低，发病时症状不特异，眼和耳以及系统性血管炎出现时间间隔数周、数月甚至数年，因此耳鼻咽喉科、眼科、内科、儿科医生应熟悉此病以免贻误治疗时机。

731. 为什么会发生先天性白内障

答：先天性白内障是在胎儿时期各种因素所导致的晶状体发育异常，胎儿出生时或出生 1 年以内晶状体出现不同程度的混浊，是儿童失明的主要原因之一。先天性白内障的发病率为 0.01%~0.06%，临床可表现为单纯眼部异常，也可作为某些综合征的多种表型之一。约 1/3 的先天性白内障与遗传因素有关，其遗传方式包括常染色体显性遗传、常染色体隐性遗传和伴性遗传 3 种，大多数先天性白内障呈常染色体显性遗传。先天性白内障具有显著的临床异质性和遗传异质性，目前已报道的致病基因超过 20 个，突变近百种。

732. 为什么先天性白内障会引起视力障碍

答：先天性白内障是一种常见的儿童眼病，是造成儿童失明和弱视的重要原因。白内障是因晶状体混浊所引起的视力障碍。射入的光线在混浊的晶体变为散乱或因透光减少致使视力降低。约 1/3 的白内障与遗传因素有关。先天性白内障可仅表现为单眼或双眼晶状体混浊，也可伴发其他眼部异常（小眼球、小角膜、虹膜缺损、前房发育异常或眼底发育异常），或表现为多系统遗传性综合征，如唐氏综合征、威尔逊氏症、强直性肌营养不良等。

733. 什么是先天性无虹膜症

答：先天性无虹膜症是一种严重的眼科遗传性疾病，群体发病率为 1/100 000~1/50 000。该病患者通常表现为先天性无虹膜或虹膜组织高度发育不良，伴随眼部的其他病变，如白内障、角膜变性、青光眼等。先天性无虹膜在出生时即可发病，几乎均为双眼受累，少数单眼发病者对侧眼也常有虹膜发育不良，随着年龄的增长可逐渐出现其他眼部和全身症状。

734. 为什么先天性无虹膜症要进行遗传咨询

答：对于虹膜缺失的患者主要是进行对症治疗以减轻患者的不适，如畏光者可配戴墨镜或有色的虹膜接触镜。虹膜隔人工晶体植入术可部分提高患者的视力，但该手术也存在一定的风险，如可引起继发性青光眼、角膜内皮细胞的丢失及黄斑水肿等并发症。典型的先天性无虹膜症表现为常染色体显性遗传，约有 2/3 的无虹膜患者有家族史，但也存在约 1/3 的患者为散发病例，多为隐性遗传。故对于有先天性无虹膜家族史的人群，在生育下一代时，需要进行遗传咨询。

735. 什么是先天性青光眼

答：先天性青光眼是一种因小梁网或前房角发育不全，阻碍了房水排出而形成的青光眼。先天性青光眼的新生儿发病率存在明显的种族和地域差异，西方国家平均为 1/10 000（1/5000～1/22 000），最高的是斯洛伐克的吉普赛人，曾报道达到 1/1250，而我国汉族人群的患病率大约为 1/5000～1/25 000，在出生的活婴中约为 1∶10 000。双眼受累者约为 75%，男性居多，约占 65%。

736. 为什么先天性青光眼要进行遗传咨询

答：10%～12% 的先天性青光眼患者具有家族史，而大多数属于散发，但与遗传高度相关，且存在明显的遗传异质性，遗传方式大多显示是常染色体隐性遗传，外显率从 40%～100% 不等。少数家系也显示为常染色体假显性遗传。因此，建议对先天性青光眼患者进行遗传咨询。

737. 为什么丘脑综合征会引起视力障碍

答：丘脑综合征，又称为帕里诺综合征、上仰视性麻痹综合征，是由上丘脑病变（多为松果体肿瘤压迫中脑四叠体）而导致的眼球垂直同向运动障碍，因此会导致视力障碍。其主要表现为：向上凝视麻痹、瞳孔对光反射消失（上丘受损）；神经性聋（下丘受损）；小脑性共济失调（结合臂受损）。其症状多为双侧。

738. 为什么视神经损害是区分眶上裂综合征和眶尖综合征的临床表征

答：眶上裂综合征是因为损害发生于眶上裂而引起的一组以动眼神经、滑车神经、外展神经及三叉神经眼支受损症状为特征的临床症状群。眶尖综合征是由多种病因引起的一组复杂疾病，临床上定义为由于某种病变侵犯眶尖，从而引起一系列眶尖组织功能损伤的临床表现的总称。该综合征是指经过眶上裂及视神经孔的神经、血管损伤后出现的征象，包括动眼神经、滑车神经、外展神经、三叉神经第一支的损伤同时伴视功能的障碍。眶上裂综合征加上视功能受损即为眶尖综合征。眶尖综合征又名 Rollet 综合征，也有人称其为眶上裂视神经孔综合征，临床医生对眶尖综合征的诊断标准为眶上裂综合征加视神经损伤。眶尖综合征是整体和临床称谓，眶上裂综合征是解剖概念。因此，视神经损害可以区分眶上裂综合征和眶尖综合征。

739. 为什么马方综合征患者临床表现多样

答：马方综合征（Marfan syndrome，MFS）是一种常染色体显性遗传性结缔组织病，发病率为 1/5000~1/10 000，25%~30% 患者为散发病例。MFS 为不完全外显性遗传性疾病，临床表现多样化，每个家系都有自己独特的基因突变，同一突变的临床表现型也存在差别，临床表现主要涉及心血管、骨骼和眼等系统，次要涉及肺、皮肤和中枢神经系统等。在心血管系统方面，主动脉根部及升主动脉进行性扩张导致主动脉功能不全及主动脉夹层是 MFS 患者最严重的并发症，二尖瓣脱垂及主动脉反流也是 MFS 患者常见的临床表现。骨骼系统方面的临床表现主要包括细长指趾（蜘蛛脚样指趾）、脊柱侧凸、胸壁畸形（漏斗胸或鸡胸）、身材过高、韧带松弛、异常关节运动、髋臼前突。眼部的主要表现为晶状体异位、高度近视和视网膜剥离。肺部表现为肺尖部位肺大疱破裂引起的自发性气胸。皮肤表现为不能解释的牵拉标志和切口疝。中枢神经系统表现为腰骶、硬脑膜扩张。

（项　盈　龚珠文　余永国）

第十七节　口腔遗传性疾病

740. 为什么在妊娠早期应采取措施预防唇腭裂

答：唇腭裂又称为口面裂（orofacial cleft，OFC），是最常见的出生缺陷之一，包括唇裂（cleft lip，CL）、腭裂（cleft palate，CP）及唇裂合并腭裂（cleft lip and cleft palate，CLP）。大多数病例中 CL/P 发生的原因尚不完全清楚，但研究表明孕期吸烟、糖尿病、肥胖、孕妇高龄及药物（如：癫痫治疗药物）等均与 CL/P 有关。此外，遗传因素也是 CL/P 发生的重要因素，*IRF6*、*PVRL1*、*MSX1*、*BMP4*、*SHH*、*SHOX2*、*FGF10*、*SUMO1* 及 *DLX4* 等基因变异均与 CL/P 的发生密切相关。同时，多种综合征中均会出现 CL/P，如 Stickler 综合征、Loeys-Dietz 综合征、Hardikar 综合征及 13 三体综合征等。除了上述因素之外，环境因素单独或与遗传因素的交互作用也与 CL/P 的发生有关。吸烟、酒精、高血压治疗药物、叶酸缺乏等均增加 CL/P 的风险。综上所述，为了预防控制出生缺陷、提高人口素质及家庭生活质量，很有必要在妊娠早期采取合适的措施预防 CL/P，如：戒烟、戒酒、科学补充叶酸及其他营养物质等。

741. 为什么会发生腭裂

答：腭裂（CP）是指单独存在、不伴唇裂的腭裂，文献报道的发病率为 40/10 万。腭裂不仅有软组织畸形，大部分患者还伴有不同程度的骨组织缺损和畸形，有吮吸、进食及语言等生理功能障碍。腭裂系胚胎发育至 6~12 周时，致畸因素影响面突、腭突的外胚层间充质细胞，使面突、腭突的生长停止或减慢，导致面突、腭突联合和融合障碍而形成腭部裂隙。与唇裂伴或不伴腭裂的发生机制不同的是，CP 的发生更多表现的是单一主效基因与环境因素相互作用的结果。其中，转化因子 α 和 β 在胚胎腭突融合期的作用正受到学者密切关注，如转化因子 α 基因异常，有可能导致腭裂；而转化因子 β 具有增强转化因子 α 的作用，其基因异常也可导致腭裂的发生。

742. 为什么会发生地图舌

答：地图舌（geographic tongue），也称良性游走性舌炎（benign migratory glossitis），是一种浅层慢性边缘性剥脱性舌炎，文献报道的发病率差异较大，在 1.05% ~ 12.78% 之间。其差异可能与标本量大小、研究对象的年龄、人种、诊断标准等因素有关。任何年龄都可发病，但多见于幼儿期和少儿期，有可能随年龄增长而消失。成人常伴有裂纹舌，两者关系尚不明确。可能的发病因素包括精神因素（情绪波动、失眠、劳累）、内分泌因素（月经周期）、营养因素（消化不良、维生素 B 缺乏、锌缺乏）、局部因素（乳牙萌出）、全身因素（糖尿病、银屑病、脂溢性皮炎、变态反应性疾病、感染性病灶）等。个人过敏史、家族过敏史可能是发病的危险因素。本病为常染色体显性遗传，少数有家族性，多数为散发性。临床常见地图舌与裂纹舌同时存在，可能具有共同的遗传基因。此外，地图舌在不同人种中发病率也不同。

743. 为什么会发生裂纹舌

答：裂纹舌（fissured tongue）是常见的口腔黏膜病之一，舌背上有深沟，其大小、数目、深度不一，深沟中有菌状乳头。裂纹舌患者一般无生理功能改变，舌的色泽与柔软度无明显异常，静止时沟裂成褶皱状，伸舌时沟裂涨开似"碎裂"。流行病学调查结果提示，裂纹舌可能与下列因素有关：

（1）年龄：发生率男性以 50 ~ 60 岁、女性以 40 ~ 50 岁为高，而两个年龄组前后明显下降，提示裂纹舌的发生、发展可能与更年期内分泌紊乱有一定关系。裂纹舌的严重程度也与年龄呈正相关，特别是 40 岁以后更明显，可能随着人体的衰老，舌营养吸收能力降低，造成代谢障碍而产生裂纹舌。

（2）舌系带过短：可造成舌运动受限，特别是前伸和上卷运动，为行使其生理功能，舌肌必须过度运动使两侧舌尖组织适应性增大，造成舌前区形成纵行沟纹。

（3）地理环境、种族及营养因素：存在高发人群现象，可能与地理环境、种族及营养因素有关。

（4）全身疾病：如银屑病、梅-罗综合征、干燥综合征等常伴裂纹舌，或慢性支气管炎、胃炎等慢性疾病影响消化吸收，导致营养障碍，使舌黏膜松弛，产生沟纹。

（5）遗传：精神迟钝患者发病率明显增高，并发现有高发家系。传统上认为裂纹舌为常染色体显性遗传，但也有研究认为环境因素是本病的主要发病原因。

（6）其他：如病毒感染、迟发型变态反应、苔藓样变等。

（项　盈　余永国）

第十八节　线粒体遗传性疾病

744. 为什么会发生线粒体遗传性疾病

答：线粒体是真核细胞的能量代谢中心，是细胞呼吸作用进行氧化还原反应的场所，此过程产生大量的 ATP，供给整个细胞的代谢活动利用，所以线粒体又被称作为细胞的氧化中心和动力工厂。线粒体还调控细胞质中的钙离子浓度、氧化应激和程序性细胞死亡。同时，线粒体也是体内活性氧自由基的主要来源。作为细胞的能量代谢中心，任何影响其功能正常发挥的因素都会导致病理性改变，当出现参与线粒体所有生化反应及其调控或者线粒体合成和功能所需的线粒体 DNA（mitochondrial DNA，mtDNA）和核基因发生致病性突变，引起线粒体氧化呼吸链代谢酶缺陷或者功能异常，致使 ATP 合成障碍、细胞供能不足，而导致一系列线粒体遗传性疾病。该病最主要的受累对象是那些高度依赖于氧化磷酸化的高需能组织和器官，例如中枢神经系统（包括脑和视神经）和心脏以及肌肉组织。

745. 为什么线粒体基因突变会导致线粒体遗传性疾病

答：mtDNA 是一个长 16 569 的双链闭环 DNA 分子，编码 13 种蛋白以及呼吸链复合体 Ⅰ、Ⅲ、Ⅳ和Ⅴ的核心亚基；22 种 tRNA 和 2 种 rRNA。mtDNA 没有内含子，唯一的非编码区是长度约为 1000bp 的 D 环。mtDNA 突变根据其所在基因和功能可以有不同的分类。①蛋白质编码基因的突变：发生在 13 个蛋白编码基因中，这些点突变大多数为错义突变和无义突变，这些突变导致的疾病有 LHON、Leigh syndrome 和 NARP 等；②影响线粒体蛋白合成的突变：指 tRNA 或 rRNA 序列的突变，引起线粒体内蛋白质合成效率的改变，导致线粒体内蛋白质总量下降，使呼吸链复合物功能受损；③mtDNA 重排突变：大多数为基因的大片段缺失，即线粒体 DNA 缺失，从 1.3kb 到 8kb 不等，影响多个基因，如 Kearns-Sayre 综合征；④拷贝数目突变：指 mtDNA 拷贝数大大低于正常，发生率较低。要确定 mtDNA 核苷酸序列的改变是否为突变，首先要看在同一族裔的正常人群中有没有这种序列的改变；其次，序列改变的位置是否保守；再次，这种序列的改变是否造成一个或多个呼吸链上蛋白质功能的改变。若序列突变为异质性突变，则突变的比例高低应与临床症状的严重程度相关。无论哪种类型的突变，都有可能引起线粒体氧化呼吸链代谢酶缺陷或者功能异常，致使 ATP 合成障碍、细胞供能不足而导致线粒体遗传性疾病。

746. 为什么线粒体遗传性疾病多为母系遗传

答：遗传特征或病理突变只通过母方传递给后代的遗传特性称为母系遗传。人类受精卵中的线粒体绝大部分来自卵母细胞，也就是说来自母系，mtDNA 只由母亲传递给下一代，母亲将 mtDNA 传递给她的儿子或女儿，但是只有女儿能将其 mtDNA 传递给下一代。父系精子的 mtDNA 带有泛素标记，当精子进入卵细胞后，在胚胎发育的过程中会被挑选出来并降解。迄今为止，人类只发现了一例父亲的 mtDNA 被传递给下一代的现象，这种情况极为罕见。因此，线粒体疾病属于母系遗传。只有女性患者可将致病的线粒体基因传递给后代，后代无论男女均可发病；也只有下一代的女性，而不是男性个体，才能将线粒体疾病继续往下代传递。

747. 为什么线粒体 DNA 会有阈值效应

答：线粒体 DNA 的阈值效应（瓶颈效应）是指突变 mtDNA 需要超过一定的比例才会导致线粒体功能的改变。但是，同一突变的阈值在同一患者的不同组织或器官可能不同。在已知的 mtDNA 突变中，各个突变的阈值也不同。有的阈值很高，突变 mtDNA 需要达到 80%~90%以上才会造成呼吸链功能的缺陷；但有的则比较低，30%的突变已经能导致很严重的功能改变。在 13 个蛋白质基因上的突变常会有比较高的阈值，对于发生在 tRNA 基因上的突变常常阈值比较低，甚至在 20%以下也会显示出明显的临床症状。与阈值效应相关的就是线粒体 DNA 的异质性，线粒体通过有丝分裂分离随机分配到细胞中，这样子细胞中的含有突变 DNA 的线粒体比例可以有很大的不同，线粒体 DNA 在致病上有叠加性，不同的细胞或组织对 mtDNA 突变影响的反应也不同，当突变 mtDNA 超过一定的比例就会导致线粒体功能的改变，引起线粒体遗传性疾病。

748. 为什么线粒体遗传性疾病在后代中的发病严重程度会有不同

答：mtDNA 具有阈值效应，"同质"表示一个细胞或者组织中所有线粒体具有相同的基因组，全部为野生型或者全部携带一个基因突变的序列。若同时含有野生型和突变型则称为"异质"。由于卵母细胞在形成成熟的卵细胞过程中，线粒体是随机分配到子细胞中的，因此异质性突变细胞或组织携带某种线粒体突变基因组可以从几个到全部。如果此突变会降低 ATP 的产生，那么那些高需能又含有同质性突变线粒体 DNA 的细胞就会遭受更为严重的损害，而相应的低需能细胞所受影响则较小。在异质性细胞中，突变型与野生型线粒体 DNA 的比例决定了细胞是否出现能量短缺。如果携带突变型线粒体数目较少，则产能不会受到明显的影响。相反，当含有大量突变型线粒体基因组的组织细胞所产生的能量不足以维持细胞的正常功能时，就会出现异常的性状，即线粒体遗传性疾病。换句话说，线粒体遗传性疾病存在表型表达的阈值。这种线粒体基因突变产生有害影响的阈值明显依赖于受累细胞或组织对能量的需求。因此，那些高需能的组织，如脑、骨骼肌、心脏和肝脏，更容易受到线粒体 DNA 突变的影响。所以同一线粒体突变在不同个体导致的症状和体征的严重程度变化较大。

749. 为什么核基因突变会导致线粒体遗传性疾病

答：细胞核基因组在线粒体的结构和功能发挥上起到不可缺少的作用，核基因突变对线粒体的影响主要分以下几类：①造成 mtDNA 的不稳定突变；②呼吸链复合物中亚基成分基因突变；③呼吸链复合物组装因子的突变；④突变导致呼吸链中非蛋白质组分的缺乏。绝大多数的核基因突变导致的遗传性线粒体疾病是由于编码线粒体蛋白质的核基因的突变造成的。在线粒体 800~1500 种蛋白质中，只有 13 种是由线粒体本身的基因组编码；线粒体的细胞色素氧化酶包含至少 13 个结构蛋白，但是只有 3 个由 mtDNA 编码，另外 10 个由核基因编码。由此可见细胞核基因对线粒体的结构和功能有决定性的作用。所以，细胞核与线粒体为发挥它们正常功能存在着相互调节，这一机制就是细胞核与线粒体的相互作用。细胞核基因组与线粒体基因组的相互作用调节线粒体在细胞中的数目、mtDNA 的复制、不同细胞或同一细胞在不同时期线粒体嵴的形态和内膜的面积、不同组织中线粒体酶的活性等。参与线粒体合成和功能的核基因至少可以分为两类：第一类是线粒体合成和功能所需的基因；第二类是参与线粒体所有生化反应及其调控的基因。所以，核基因突变可致线粒体的结构异常、线粒体代谢异常或者两者的异常，引起遗传性线粒体病。

750. 为什么线粒体 DNA 有较高的突变率但是线粒体遗传性疾病却不常见

答：与核 DNA 不同，mtDNA 分子上没有核苷酸结合蛋白，缺少组蛋白的保护，基因与基因之间少有间隔，而且线粒体内没有 DNA 损伤后的修复系统，这些成为线粒体 DNA 易于突变且突变容易得到保留的分子基础。线粒体 DNA 的另一个特点是每一个细胞中含有数百个线粒体，每个线粒体内含有 1~15 个拷贝的 mtDNA 分子，由此每个细胞可具有数千个 mtDNA 分子，从而构成细胞 mtDNA 异质性的分子基础。mtDNA 的突变率比细胞核 DNA 高 10~20 倍。mtDNA 中氧化磷酸化基因的突变率远比核 DNA 高，mtDNA 的高突变率造成个体及群体中其序列差异较大。任何两个人的 mtDNA，平均每 1000 个碱基对中就有 4 个不同。人群中含有多种中性到中度有害的 mtDNA 突变，且高度有害的 mtDNA 突变不断增多。不过有害的突变会通过机体的选择而消除，因此 mtDNA 有着很高的突变发生率，但线粒体遗传性疾病却并不常见。

751. 为什么线粒体遗传性疾病有很高的复杂性

答：线粒体疾病可分为四大类：①缺陷基因位于线粒体 DNA 的疾病；②由核基因突变而引起的疾病：突变基因包括编码呼吸链的五个复合物中的蛋白质组分、复合物组装过程中的辅助蛋白质、转运这些蛋白质跨越线粒体内外膜的转运蛋白以及和氧化磷酸化偶合相关的蛋白质；③由于 mtDNA 与核基因组之间信息交流缺陷：两个基因组之间的信息交流对线粒体的数目和 mtDNA 的复制有着直接的调控作用；④mtDNA 获得性突变：此类疾病主要指由于药物、毒物或者由于年龄等原因造成的 mtDNA 突变。线粒体疾病的复杂性可以由三个方面来体现：第一，构成参与氧化磷酸化的蛋白质组分，是由核基因组和 mtDNA 基因组共同参与编码的，因此，缺陷基因的遗传方式可以是常染色体隐性或显性遗传，也可以是由非孟德尔遗传的母系遗传。第二，疾病的表型非常复杂，常涉及多个系统和器官，而且相同的突变在同一个家族中不同的个体中临床表现也有很大不同。第三，遗传背景和环境因素在疾病的发生与表现上有着复杂的影响。因此，线粒体遗传性疾病有很高的复杂性，线粒体疾病的诊断和遗传咨询对医学遗传学工作者来说具有很大的挑战性。

752. 为什么线粒体遗传性疾病有异质性遗传特征

答：所谓异质性（heteroplasmy），即在同一细胞里正常的 mtDNA 和突变 mtDNA 同时存在。若每个细胞内的所有 mtDNA 都相同（全部突变或者全部正常），则称为同质性（homoplasmy）。线粒体通过有丝分裂分离进入子细胞，有丝分裂分离是指线粒体在细胞有丝分裂过程中以随机分离的方式进入子代细胞的现象。如果母细胞里的线粒体含有突变的 mtDNA，在随机分离进入子细胞后，突变的 mtDNA 在子细胞的线粒体中所占的百分比有可能发生改变。例如，当母细胞的突变 mtDNA 的比例为 30% 时，子细胞的突变 mtDNA 的比例可以在 0%~100% 中任意变化，由于这种比例的改变，子细胞的表型也会随之发生改变。有丝分裂中线粒体分离的随机性是造成不同组织、不同细胞在不同发育期，突变 mtDNA 所占的比例发生改变的主要原因。异质性的程度以突变 mtDNA 的比例为参考指标。异质性可以出现在同一细胞，也可以在同一组织、器官，从而造成疾病表型的复杂性，同一突变在同一家系各个不同成员间的表现不同，同一患者在不同发育时期的临床症状不同等。

753. 为什么线粒体疾病缺乏有效的治疗手段

答：临床除了对辅酶 Q 缺乏症有相应的有效的治疗措施外，其他的线粒体疾病多只能采取相应的对症治疗的方案，可分为以下几类：①减轻临床症状：包括对各种疾病进行的对症治疗；②降低有毒代谢产物的积累：呼吸链功能受损可导致一些中间代谢产物在细胞中的积累，导致乳酸、丙氨酸等产物增加，从而血浆中的浓度上升造成乳酸症危及生命，利用二氯乙酸可抑制丙酮酸脱氢酶的磷酸化，减少乳酸的生成；③给予辅酶和维生素促进代谢：维生素和辅酶有促进呼吸链的氧化磷酸化的作用，减少自由基对细胞的伤害作用；④物理与辅助运动：适当的运动锻炼能促进肌肉细胞的功能，甚至有助于刺激肌肉再生。也可进行基因治疗，包括：①降低受累组织中的突变 mtDNA 的含量；②导入特异性探针以抑制突变的 mtDNA 复制；③替代缺陷基因的产物，包括蛋白质和 rRNA。这些替代基因产物可以在胞浆中合成后被转运入线粒体内；④应用核转移技术将母亲卵细胞核转移到受体卵细胞，再行人工授精，发育成健康的个体，使受体卵细胞中的 mtDNA 进入下一代，而删除原来突变的 mtDNA。但是迄今为止，还没有进入实际的临床阶段，仅在动物模型上试验，因此还没有完善的治疗方案。

（李晓亮）

第五章 遗传性疾病实验检测技术

第一节 染色体核型分析

754. 什么是染色体核型分析

答：染色体核型分析是指根据人类细胞遗传学国际命名体系（International System for Human Cytogenomic Nomenclature，ISCN）2013 或 ISCN 2016 规则对一个细胞的染色体照片或者计算机处理图像进行分组、排队、配对并进行形态分析的技术，大致流程可分为：①将标本经一系列处理后在玻片上获得中期细胞分裂象；②在显微镜下观察并采集图像，或使用全自动图像采集系统进行图像扫描和拍摄；③采用计算机图像处理软件对分裂象进行计数，选择染色体长度适中，分裂象良好的细胞进行染色体核型分析。

755. 什么是染色体核型分析技术的原理

答：自 20 世纪 50 年代以来，人体细胞染色体制备技术的不断改进使人们得以确定染色体的数目，观察到染色体的带纹并进行核型分析。人类的 24 种染色体（22 对常染色体以及 X、Y 性染色体）经胰蛋白酶处理后，用 Giemsa 染料染色，可显示出各自特异的带纹，根据染色体的显带特点，在显微镜下或对计算机处理图像可以正确识别各染色体。目前常规采用 G 显带技术进行核型分析，也可根据实际需求增加辅助显带技术如 C 显带、N 显带等。通过染色体核型分析，可以发现染色体数目畸变和结构畸变，从而对染色体疾病进行诊断。

756. 什么是染色体核型分析的适应证

答：一般外周血染色体核型分析的适应证包括：①反复自然流产、既往有染色体异常儿生育史或不孕不育的夫妇；②女性原发性闭经；③有染色体疾病家族遗传史的患者；④长期接触 X 线、电离辐射、有毒物质的人员；⑤根据临床表现（如特殊面容、智力低下等）怀疑有染色体病的患者；⑥其他需要抽取外周血染色体检查的情况。产前的染色体核型分析适应证包括：①孕妇预产期年龄≥35 岁；②孕妇曾有染色体异常儿生育史；③孕妇有自然流产、死胎、死产、缺陷儿生育史；④夫妇一方为染色体平衡易位或倒位携带者；⑤产前唐氏筛查高风险者；⑥无创产前检测结果异常；⑦产检 B 超软指标结构异常；⑧其他需要抽取产前标本检查的情况。此外，骨髓染色体核型分析适用于血液病患者。

757. 什么标本可用于染色体核型分析

答：目前针对不同患者的不同情况，采集的标本可分为以下几种：①外周血：成人、儿童、婴幼儿均采用外周血作为标本，经体外培养使血液中的淋巴细胞分裂、增殖后用于染色体核型分析；②绒毛：对于10~13周胎儿，可采用B超介导下，经腹穿刺获取绒毛膜绒毛标本，经体外培养后收获培养细胞用于染色体核型分析，绒毛细胞与胎儿组织同源，通过绒毛检测，可客观反映胎儿情况；③羊水：对于16~22周胎儿，可采用B超介导下，经腹穿刺获取羊水，羊水细胞经体外培养后收获培养细胞用于染色体核型分析；④脐血：对于大于22周的胎儿，错过羊水穿刺最佳时间的，可采用B超介导下，经腹穿刺获取脐带血，经体外培养使血液中的淋巴细胞分裂、增殖后用于染色体核型分析；绒毛、羊水、脐带血、胎儿皮肤或肌肉组织均可对于流产、引产胎儿行染色体核型分析；⑤骨髓标本：对于血液病患者，尤其是造血系统的肿瘤疾病患者，通过抽取骨髓标本短期培养或直接制片法观察异常肿瘤细胞的核型。

758. 为什么染色体制片时需要进行温度和湿度控制

答：染色体制片是将收获的细胞悬液散布于玻片上，经老化、消化和染色后，以获得可经显微镜分析观察的中期分裂象。在制片过程中环境温度和湿度会影响玻片上固定液的挥发速度，决定染色体的分散度和形态，最终影响染色体核型分析质量。如果环境温度和湿度过高，制片时染色体分散太过，导致核型不完整，可能会导致没有足够的核型进行计数分析；反之，如果环境温度和湿度过低，制片时染色体分散不足，密集成团，导致染色体相互重叠交叉过多，则不利于单条染色体结构的观察，甚至不能区分染色体编号。只有在适当的温度和湿度下，才能得到足够数量完整而又分散良好的分裂象，以确保染色体数目和形态结构的观察需要。

759. 为什么染色体核型分析结果时要考虑众多因素

答：染色体核型分析是通过前期细胞培养，收获足够数量中期分裂象，制备染色体核型玻片，再经过高温老化和显带后，在显微镜下计数并观察染色体形态及结构，经核型配对后与正常染色体模式图作比较，判断染色体是否有数目或结构异常，以诊断染色体疾病。在核型分析时，共有4个环节（标本采集、细胞培养、染色体制备和核型计数及配对）会影响分析结果的可靠性。其影响因素包括：标本采集数量及质量、培养基质量、制备过程中低渗液与固定液质量及低渗与固定时间、制片时悬液的浓度及温度与湿度的控制、后期玻片老化程度、胰蛋白酶质量与消化时间、Giemsa质量与染色时间、配对核型的分散度与显带分辨率以及分析人员的工作经验等。

760. 为什么染色体核型分析需要显带技术

答：人类染色体用吉姆萨（Giemsa）染料染色呈均质状，但是如果染色体经过变形和（或）酶消化等不同处理后，再染色可呈现一系列深浅交替的带纹，这些带纹图形称为染色体带型。不同的染色体有各自特定的带型，据此可以区分不同的染色体；染色体特定的带型变化，则表明该染色体的结构发生了改变。一般染色体显带技术包括G带、Q带、R带、C带、T带和NOR显带等。G显带是最常用的，染色体经胰蛋白酶处理后，使染色体的蛋白质变性，然后用一种能结合 DNA 的化学染料 Giemsa 染色，使染色体呈深浅不同的带型。Q 显带则用荧光染料染色，通过荧光显微镜观察染色体带纹，与 G 显带带纹非常相似。R 显带是染色体经过热盐处理，使富含 AT 的 DNA 变性，再用 Giemsa 染色，则可显示与 G 显带正好相反的带纹。C 显带是染色体经饱和碱溶液如氢氧化钡预处理变性，然后Giemsa 染色，可专门显示着丝粒和其他异染色质区，因为被深染区是 DNA 重复序列，故可用于多态分析。T 显带用于显示端粒，N 显带则用于显示核仁组织区。

761. 为什么染色体核型分析需要进行细胞培养

答：染色体核型分析的对象是生物细胞的中期分裂象，此阶段染色体凝集并排列于赤道板位置，尚未分离，染色体长度适中、轮廓清晰，最有利于显微镜下观察分析。通常生物体内细胞处于静止期，分裂期细胞较少，采集标本如果不进行培养，无法得到足够多的中期分裂象进行分析。细胞培养是将组织或细胞在体外培养基中进行繁殖克隆，通过培养获得大量的分裂期细胞，然后加入适量的秋水仙素，使细胞分裂终止于中期以适用于染色体配对分析。不同组织或细胞的培养要求各不相同，外周血细胞培养时需加入植物血凝素（PHA），刺激淋巴细胞分裂，在培养基中悬浮培养；羊水细胞培养时不需 PHA 刺激，在培养瓶中贴壁培养，根据克隆大小和形态，收获分裂期细胞；绒毛组织培养要求与羊水细胞相似，但在培养前需用机械或蛋白酶处理，得到分散的单个细胞。

762. 为什么染色体核型要注明显带分辨率

答：染色体核型显带技术是经物理、化学因素处理后，再用染料对染色体进行分化染色，使其呈现特定的深浅不同带纹的方法。染色体条带反映了调节 DNA 复制、修复、转录和遗传重组的基因组功能结构。这些条带容量很大，每条带含有 5~10Mb 的 DNA，包含数百个基因。一般而言，染色体核型的显带方法是吉姆萨染色（G 显带），染色体的 G 显带分辨率根据显带数目分为 300、400、550、700、850 条带的染色体，显带分辨率可以对染色体的核型进行细化分析，进而提高临床上用于血液病、遗传疾病的辅助诊断效率。

763. 为什么染色体核型显带分辨率越高越好

答：染色体核型分析根据染色体标本质量的不同，可分为高分辨率检测和低分辨率检测。染色体质量的高低，取决于显示的条带的多少，条带越多，质量越好。高分辨显带技术可用于处于细胞周期不同时期的染色体分析，例如前期、前中期或间期（通过成熟前染色体凝聚的方法）。高分辨率染色体核型分析可以观察到较小的染色体缺陷，并能准确地判断染色体结构重组的断裂点或者染色体微缺失、微重复，对临床诊断疾病、探讨病因具有重要意义。

764. 为什么染色体核型分析技术是目前染色体病诊断的"金标准"

答：染色体核型分析是将待测细胞的染色体依照该生物固有的染色体形态结构特征，按照一定的规定，人为地对其进行配对、编号和分组，并进行形态分析的过程。通过一定的光学或电化学显示设备可以清晰而直观地观察到染色体的具体形态结构，包括染色体的数目、长度、着丝粒位置、臂比、随体大小等并与正常核型进行对比寻找差异，进而确定染色体的缺失、重复和倒置等现象。染色体核型分析具有很高的准确性，能检出全部染色体的数目及结构异常，如染色体平衡性结构改变，包括平衡易位、倒位、染色体多态性等，这些是其他染色体分析技术不能检测的。所以，该技术被认为是诊断染色体病的"金标准"。

765. 为什么产前染色体核型分析有真性嵌合和假性嵌合现象

答：染色体嵌合体是指同一个体同时存在两个或两个以上不同的细胞系。产前诊断主要是通过绒毛取样、羊膜腔穿刺、脐带穿刺术等介入性手段获得绒毛、羊水、脐带血等胎儿细胞进行遗传学检测。不同采样部位的细胞系来源不同，以及染色体核内发生不分离、丢失等错误可能造成嵌合体的产生。嵌合体分为真性嵌合和假性嵌合，最常见的羊水培养中嵌合体出现有以下原因：①胎儿为真正的嵌合；②母体细胞和胎儿细胞并存；③非胚胎细胞的增殖或培养过程中发生的畸变。以上这些因素造成产前染色体核型分析有真性嵌合和假性嵌合的现象。

766. 为什么羊水细胞的原位培养在产前染色体核型分析中有一定的优势

答：羊水细胞的原位培养技术是一种将羊水细胞接种在玻片或塑料片上，经过观察、换液，在合适的时机对培养后的贴壁细胞进行秋水仙素作用、低渗、固定等处理后分散显带，直接在显微镜下观察细胞分裂象的技术。这项技术的特点是无需将培养后的细胞进行转管、离心等操作，全部处理过程都在一张玻片或塑料片上进行，可以保留细胞克隆形态。与传统的培养瓶培养技术相比，原位培养可以缩短培养时间，操作简便快捷且易于标准化，提高临床实验室的工作效率；此外，因其可以保留细胞克隆形态，对于嵌合体的诊断也更为直观便捷。

767. 为什么染色体核型存在正常变异

答：染色体变异是指人群中染色体片段大小或染色的差异，可以表现为长度的变异，也可表现为数目和位置的变异。这些变异一般发生在染色体的异染色质片段、随体柄或随体部位。异染色质是一种染色质，很少有转录活性的基因在异染色质中，此部分呈现出基因的失活。其中，结构性异染色质在各种细胞以及细胞周期的不同阶段总是处于致密状态，无转录活性，在染色体上位于着丝粒周围附近、Y染色体的长臂和近端着丝粒染色体的随体中，这些区域的缺失或重复是没有临床意义的，所以它们的变异可称为正常变异，在细胞中期可以采用C显带技术进行观察。

768. 为什么染色体核型分析报告需要解读

答：常规染色体核型分析报告可分为以下几个部分：患者信息（包括姓名、性别、年龄、就诊号、标本种类、标本号、送检指征等）、染色体核型结果、结果解释、结论、检验者、审核者和报告日期，一般会附核型图。其中染色体核型结果是根据人类细胞基因组学国际命名体系 ISCN 2013 或 ISCN 2016 来对被检者的核型命名的，由数字、符号和术语缩写构成，虽然在结果解释中会作简单的说明，但其中的含义对于普通患者来说仍然较难理解。例如某患者染色体核型结果为 45, X，表明该患者染色体总数为 45 条，只有 1 条 X

染色体，较正常人缺少一条性染色体，是一个异常核型。对于这样的结果所包含的临床意义，以及可能出现的临床症状、后续的治疗方案及预后，普通患者仅凭一张染色体核型报告是无法得知的。因此，患者在拿到染色体核型分析报告后，建议咨询医生，由医生从专业的角度来解读报告，根据患者个体情况，结合患者病史来制订后续的诊疗方案。

（沈颖华 陆勇刚 赵慧佳）

第二节 Sanger 测序技术

769. 为什么双脱氧核苷酸末端终止测序法又称为 Sanger 测序

答：双脱氧核苷酸末端终止测序法是在 DNA 聚合反应体系中，在加入正常脱氧核苷酸（dNTP）底物的同时，掺入一定浓度的 2′，3′-双脱氧核苷酸（ddNTP）底物，该类底物的 5′-磷酸基团是正常的，能够与正常的核苷酸 3′-OH 末端反应，可在与 DNA 模板配对的前提下，随机掺入到延伸链中；但该类底物的 3′-OH 因脱氧而不存在，使得后续核苷酸的 5′-磷酸基不能与之形成磷酸酯键，进而造成 DNA 链的延伸终止，最后得到一系列长短不等的寡核苷酸产物，这些寡核苷酸产物的起始引物相同，终止碱基不同。由于 ddNTP 底物可用不同的放射性元素标记，因此通过高分辨率变性凝胶电泳分离大小不同的片段，得到相应的放射自显影梯度图谱，由此阅读 DNA 序列，其互补链就是待测 DNA 的 3′→5′碱基顺序。该方法由美国生物化学家 Frederick Sanger 发明，并因此获得诺贝尔奖，故双脱氧核苷酸末端终止测序法又称为 Sanger 测序。Sanger 测序经过近 40 年的发展，目前已成为 DNA 序列测定的"金标准"。

770. 为什么 Sanger 测序被称为 DNA 序列测定的"金标准"

答：现有基因变异的检测方法众多，如 Sanger 测序、荧光定量 PCR、TaqMan 探针法、基因芯片技术及下一代测序等。但无论何种方法所检测到的基因突变位点，现有公认标准均需要用 Sanger 测序进行验证。原因如下：①Sanger 测序为直接测序，PCR 反应延伸过程中 ddNTP 直接掺入到延伸链中进而终止 DNA 链合成，操作简便；其他几种方法或前期加入探针量，或 PCR 后再杂交，或增加建库环节，容易发生污染；②Sanger 测序后直接通过高分辨凝胶电泳判读，结果准确；其他几种方法或要通过软件计算，或要通过数据对比、分析，增添了人为判读的误差。因此，虽然 Sanger 测序通量低，但由于该方法目前可以对长达 1000bp 的 DNA 片段进行测序，其读取准确率高达 99.999%，仍作为其他方法检测结果的验证手段，被认为是基因测序的"金标准"。

771. 为什么对 Sanger 测序的模板要求较高

答：Sanger 测序为直接测序法，即将 DNA 模板、特异性引物、dNTP 底物、2′，3′-双脱氧核苷酸（ddNTP）底物及 DNA 聚合酶作为一个体系，边合成边终止，最后借助高分辨凝胶电泳进行图谱分析。由于 DNA 模板为起始扩增的源头，其质量（包括浓度及纯度）好坏直接决定了最终图谱的清晰程度及测序结果。若模板浓度太高，则起始扩增的反应峰太高造成后续的信号迅速衰减；如果模板浓度太低，则会导致峰高和信噪比明显降低。若模板纯度太低，则扩增时可造成引物非特异性结合，进而引起非特异性条带过多，造成最终测序结果杂乱。因此，用于 Sanger 测序的 DNA 模板，一般要求 A260/A280 比值大于 1.8，A260/A230 比值大于 2.0。

772. 为什么 Sanger 测序图谱中会出现双峰现象

答：Sanger 测序图谱中出现双峰现象主要与下列因素有关：

（1）模板不单一：此类情况在扩增模板为质粒和菌液时尤为常见。当使用通用引物进行测序时，由于测序模板中混有其他质粒造成引物与模板特异性结合，最终图谱中在同一位置上可能出现两个或以上的峰形。

（2）模板成分不纯：此类情况多发生于模板为 PCR 扩增产物的情况。由于 PCR 扩增时模板不纯，造成特异性引物与非特异性模板结合扩增，产生的扩增产物与目的产物分子量非常接近，在测序过程中引起双峰现象。

（3）引物结合位点不单一：此类情况多发生于模板中存在两个或以上引物结合位点，如模板存在重复序列。当引物恰好设计在重复序列中时，扩增时引物可随机结合不同位置的重复序列，产生多条扩增片段，测序时会造成双峰或多峰的现象。

（4）引物不纯或特异性不够：此类情况多发生于以 PCR 产物为模板的测序反应。如果引物纯度或特异性不够，可能造成 PCR 扩增不纯，进而引起测序结果出现双峰现象。

773. 为什么 DNA 聚合酶是 Sanger 测序技术中影响测序质量的重要因素

答：Sanger 测序法最早采用的是大肠杆菌 DNA 聚合酶Ⅰ，又称为 Klenow 片段。但 Klenow 片段的链延伸能力较低，尤其对具有复杂二级结构的区域复制效能低下，通常产生较高的本底。此酶价格便宜、易获得，在对已知序列的亚克隆进行鉴定时仍有一定的应用价值。随着技术的发展，测序酶（sequenase）逐渐在 Sanger 测序中得到了应用。测序酶是一种经过改造的 T7 噬菌体 DNA 聚合酶，具有活性稳定、很高的链延伸能力和极快的聚合反应速度，是测定较长 DNA 的首选酶。目前，TaqDNA 聚合酶广泛用于 Sanger 测序，利用 PCR 循环测序法，TaqDNA 聚合酶能在高温下持续进行线性扩增，且具有所需模板量少、纯度要求不高、能以双链 DNA 以及含有二级结构、回文结构的 DNA 为模板进行测序。因此，DNA 聚合酶是 Sanger 测序技术中影响测序质量的重要因素。

774. 为什么在 Sanger 测序中会以荧光素取代同位素进行碱基标记

答：在 Sanger 测序技术发展早期阶段，主要利用放射性同位素进行碱基标记。这一做法不仅操作繁琐，还存在同位素半衰期短、具有放射性危害等缺点，不利于 Sanger 测序技术的大规模应用。从 20 世纪 80 年代开始，随着克隆载体技术、高性能 DNA 聚合酶、PCR 技术、成像技术、计算机技术等的快速发展，Sanger 测序技术性能得到了显著提升，其中以荧光素代替同位素进行碱基标记对 Sanger 测序技术的广泛应用起到了重要的推动作用。传统上，Sanger 测序反应通常分四组进行（即 A、C、G、T 系统）；如果用四种不同的荧光染料分别标记不同的碱基，即可将 A、C、G、T 四个单独的反应合并在一个反应中进行，通过一条电泳通道即可完成片段的分离，如此大大提高了测序的效率和通量，并有助于实现 Sanger 测序的自动化。用于 Sanger 测序的荧光染料必须满足以下标准：①吸收和发射光谱应在可见光光谱区，以降低散射及背景荧光；②不同染料的发射光谱应该互相有别，以便于区分不同的染料；③应有足够的荧光强度，以保证获得高检测灵敏度；④对引物的结合无明显抑制效应；⑤对测序反应产物电泳分离过程无显著影响。

775. 为什么在遗传性疾病的临床分子诊断中 Sanger 测序技术常需与其他分子诊断技术联合应用才能提高诊断效率

答：孟德尔遗传在线数据库（OMIM）收录的人类遗传性疾病种类高达 8000～10 000 种，其中很多遗传性疾病具有很高的遗传异质性和等位基因异质性。以自闭症为例，目前已知致病基因多达 100 多个，在自闭症的分子诊断工作中如果仅利用 Sanger 测序技术进行基因检测，必然造成检测效率极其低下、费用高昂、检测周期显著延长等突出问题。在这种情况下，目前广泛应用 NGS 技术进行靶向测序或全外显子组测序则能够对自闭症相关致病基因进行变异筛查，具有检测周期短、费用低廉、检测效率高等明显优势。不过，利用 NGS 技术在靶向测序或全外显子组测序中筛选出来的致病性变异尚需利用 Sanger 测序技术进行结果验证，如此将 Sanger 测序技术与 NGS 技术相结合即可整体上显著提高自闭症分子诊断工作的效率。与此同时，许多遗传性疾病具有很高的等位基因异质性，单核苷酸变异（SNV）、小片段插入缺失变异（Indel）、微缺失/微重复（CNV）、染色体平衡易位、染色体倒位等均与遗传性疾病发病有关。Sanger 测序技术可以可靠检测 SNV 和 Indel，但不能检测 CNV 及染色体结构变异等，后者需要利用其他分子诊断技术如 CMA、FISH、MLPA 等进行检测。因此，在遗传性疾病临床分子诊断工作中，Sanger 测序技术常需与其他分子诊断技术联合应用以提高诊断率和诊断效率。

776. 为什么在 Sanger 测序中常常需要进行正、反向测序

答：在遗传性疾病的临床分子诊断工作中，常常需要在 Sanger 测序时选择正、反向测序以提高测序准确性。总体而言，主要见于以下几种情况：①测序片段大于 800bp：在 Sanger 测序中，一般条件下 800bp 左右大小的片段测序质量较高，超出此范围即由于荧光信号的衰减而难以保证测序准确性，在此情况下，可以选择正、反向双向测序以测通全序列获得准确的序列信息；②测序片段中存在 polyA 或 polyT：在此情况下，polyA 或 polyT 序列的存在常导致边合成边测序过程中发生"聚合酶滑动（polymerase slippage）"从而产生很高的噪音干扰测序准确性，通过正、反向测序进行相互验证可以提高测序的准确性；③其他，如低水平嵌合等：Sanger 测序技术最低检测限一般公认在 20% 左右，如果存在低水平嵌合的情况下，等位基因测序峰峰高较低，为了保证测序结果的准确也会选择正、反向双向测序进行相互验证。

777. 为什么在 Sanger 测序实验中有些 PCR 引物不适宜作为测序引物

答：在 Sanger 测序实验中，多数 PCR 引物可以作为测序引物用于测序反应，但有部分 PCR 引物则不能用于测序反应，原因主要包括：①简并引物：简并引物往往在测序模板上存在多个结合位点，直接影响测序结果；②随机引物：随机引物（如 RAPD 引物）一般都比较短，所用退火温度较低，在测序反应的条件下，不能很好地与模板结合；③片段过长的引物：一般要求测序引物不大于 24bp，过长的引物在测序反应较低的条件下容易与测序模板上存在的多个结合位点结合，导致噪音增高；另外，较长的引物纯度也将难以保

证，通常用于测序的引物纯度要在 90% 以上，引物纯度低时，测序反应的背景信号将明显增高，直接影响到测序结果的准确性；④有特殊标记的引物：Sanger 测序反应中的四种碱基都是荧光标记的，荧光标记的引物用于测序反应时将产生荧光信号的干扰；另外，标记了其他类型大分子的引物也不适宜用于测序反应，引物上标记的大分子基团将直接影响 DNA 片段的迁移率，导致测序结果峰型不好或错误；⑤纯度低的引物：测序引物对纯度的要求很高，合成的引物中混杂的异物可以导致噪音增高，直接影响测序质量。

（郑昭璟　项　盈）

第三节　荧光定量 PCR 技术

778. 什么是荧光定量 PCR 技术

答：荧光定量 PCR（fluorescent quantitative polymerase chain reaction，FQ-PCR）技术是在 PCR 反应体系中加入荧光基团，利用荧光信号的积累实时监测整个 PCR 反应进程，从而实现对起始模板进行定性及定量（通过标准曲线）分析的方法。根据荧光产生的原理，荧光定量 PCR 技术可分为荧光探针法和荧光染料法。荧光探针法是利用与靶序列特异杂交的探针来指示扩增产物的增加，检测的是积累荧光；荧光染料法是通过荧光染料与扩增产物的结合，释放荧光来指示扩增产物的增加。探针法由于增加了探针的识别步骤，特异性更高，但染料法简便易行。

779. 为什么荧光探针可以用于荧光定量 PCR

答：荧光探针用于荧光定量 PCR 是基于标记基团的荧光共振能量转移（fluorescence resonance energy transfer，FRET）原理而实现的。当某个荧光基团的发射谱与另一个荧光基团的吸收光谱重叠，且两个基团距离足够近时（10nm 以内），能量可以从短波长（高能量）的荧光基团传递到长波长（低能量）的荧光基团，相当于短波长荧光基团释放的荧光被屏蔽。FRET 的发生与两个荧光基团的空间距离紧密相关，随着空间距离的延长，FRET 现象显著减弱。当 PCR 反应开始后，根据荧光共振能量转移的原理，荧光探针的发光基团所发出的荧光强度与 PCR 产物的数量呈对应关系，因此对荧光信号进行检测即可实现对 PCR 产物的准确定量。按其基团标记和能量转移的方式，荧光探针可分为 TaqMan 探针、双杂交探针、分子信标等。

780. 为什么荧光染料可以用于荧光定量 PCR

答：荧光染料法 FQ-PCR 是利用如 SYBR Green Ⅰ 等荧光染料可与双链 DNA 小沟结合发光的理化特征来指示扩增产物的增加。荧光染料能结合在 DNA 双链结构的小沟中，而游离的荧光染料不发出荧光，因此扩增开始时检测不到荧光信号。随着扩增的进行，荧光染料与逐渐增多的双链 DNA 结合，荧光强度逐渐增强，直到达到阈值，被荧光探测系统检测到。荧光信号强度的增加与初始模板量相关，由此可以进行定量 DNA 分析。通过对已知拷贝数、不同稀释倍数的阳性模板进行荧光定量 PCR，即可作出标准曲线。未知样品通过与标准曲线比较，即可得出定性和定量的结果，在反应体系中，其信号强度即代表了双链 DNA 分子的数量。常用荧光染料有 SYBR Green Ⅰ、Eva Green 等。

781. 什么是荧光定量 PCR 技术的主要优点

答：荧光定量 PCR（FQ-PCR）技术的主要优点有：①特异性好：使用特异性探针对定量分子进行识别，具有较高准确性；同时，靶序列由引物和探针双重控制，特异性好、假阳性低；②灵敏度高：FQ-PCR 检测技术采用灵敏的荧光检测系统对荧光信号进行实时监控，灵敏度高；③线性关系好：由于荧光信号的强弱与模板扩增产物的对数呈线性关系，通过荧光信号的检测可对样品初始模板浓度进行定量；④操作简单、安全、自动化程度高、防污染：扩增与检测可以在同一个反应管中进行，不需要开盖，不易污染；同时扩增和检测一步完成，不需要后期处理，自动化程度高。

782. 为什么荧光定量 PCR 的定量分析需要在 PCR 指数扩增阶段进行

答：荧光定量 PCR 的扩增曲线可以分为荧光背景信号阶段（基线期，baseline）、荧光信号指数扩增阶段（对数期，exponential phase）和荧光信号扩增平台期（平台期，plateau phase）三个阶段。在荧光背景信号阶段，扩增的荧光信号被荧光背景信号所掩盖，因此难以通过荧光变化判断 PCR 扩增的产物量。而在平台期，由于反应底物的消耗，荧光信号强度达到饱和，扩增产物不再呈指数级的增加，PCR 的终产物量与起始模板量之间没有线性关系，根据最终的 PCR 产物量也不能计算出起始 DNA 拷贝数。因此，只有在荧光信号指数扩增阶段，PCR 效率达到最高，PCR 产物量的对数值与起始模板量之间存在线性关系，可以进行定量分析。

783. 为什么荧光定量 PCR 需要利用循环阈值进行模板定量

答：循环阈值（cycle threshold value，Ct）是荧光定量 PCR 中一个很关键的因素，C 代表循环（cycle），t 代表阈值（threshold），其含义是在 PCR 循环过程中，荧光信号开始由本底进入指数增长阶段的拐点所对应的循环次数，即每个反应管内的荧光信号到达设定阈值所经历的循环数。一般我们将 PCR 反应的前 15 个循环的荧光信号作为荧光本底信号（基线期），即标本的荧光背景和阴性对照的荧光值。荧光阈值的缺省设置是 3~15 个循环的荧光信号的标准偏差的 10 倍。研究表明，每个模板的 Ct 值与该模板的起始拷贝数的对数存在线性关系，即模板起始拷贝数越多，Ct 值越小。如果以已知起始模板拷贝数的对数为横坐标，以 Ct 值为纵坐标绘制标准曲线，则只要获得未知样品的 Ct 值，即可从标准曲线上计算出该样品的起始拷贝数。

784. 为什么荧光定量 PCR 会出现无 Ct 值现象

答：荧光定量 PCR 有时会出现无 Ct 值现象，其主要原因有：①反应循环数不够：一般 FQ-PCR 反应循环数在 35 个左右，可根据实验情况增减循环数，但高于 45 个循环会增加过多的背景信号；②检测荧光信号的步骤有误；③引物或探针降解：可通过凝胶电泳检测引物或探针的完整性；④引物或探针设计问题：TaqMan 探针法检测时，通常要求探针 Tm 值比引物 Tm 值高 10℃左右，以保证探针退火时首先与目的片段结合，如果探针 Tm 过低，则可能造成探针未杂交上而产物已延伸的情况；⑤模板量不足：对未知浓度的样品应从系列稀释标本的最高浓度做起；⑥模板降解：避免样品制备中杂质的引入及反复冻融的情况。

785. 为什么荧光定量 PCR 可以进行绝对定量

答：荧光定量 PCR 可通过采用外来标准品定量的制备来实现绝对定量，即用一系列已知浓度的标准品作为模板进行 PCR 反应，以标准品浓度的对数值为横坐标，以测得的 Ct 值为纵坐标，绘制标准曲线，在相同条件下检测未知样品的 Ct 值，从而根据标准曲线计算出未知样品的浓度（拷贝数）。标准品通常可以是化学合成的目的基因、PCR 扩增产物直接梯度稀释、纯化的质粒 dsDNA 或体外转录的 RNA 等。标准曲线对定量结果至关重要，在制作时应至少选择 5 个稀释度的标准品，涵盖待测标本中目的基因量可能出现的全部浓度范围，并最好与目的基因有较高的同源性。

786. 为什么荧光定量 PCR 会出现标准曲线线性不好的现象

答：荧光定量 PCR 有时会出现标准曲线线性不好的现象，主要原因有：①加样存在误差，使得标准品不呈梯度；②标准品出现降解，应避免标准品反复冻融，或重新制备并稀释标准品；③引物或探针质量问题，可重新设计引物或探针；④反应模板中存在抑制物，或模板浓度过高。

787. 为什么荧光定量 PCR 可以进行相对定量

答：荧光定量 PCR 的相对定量是指标本中的靶序列相对于另一参比基因的变化，相对定量中首先要假设选定的参比基因在研究标本中的拷贝数及表达水平等恒定不变。常用的相对定量方法有校正曲线法和 2-△△Ct 法。校正曲线法假定 PCR 在指数扩增期扩增效率一样，通过 Ct 值来确定目的基因的相对含量。2-△△Ct 法则假定目的基因与参比基因的扩增效率相等，此时就不需要标准曲线，而是通过比较△Ct 值来确定目的基因的含量。2-△△Ct 法不用做标准曲线，具有简便易行的优点，但误差较大，在运用过程中应优化反应条件，使目的基因和参比基因的扩增效率接近。通常选用的参比基因有 GAPDH、β-actin 和 rRNA 等。

788. 为什么荧光定量 PCR 技术需要更高的引物和探针设计要求

答：荧光定量 PCR 结果的准确性取决于引物及探针设计的合理性，设计时应遵循一定的原则。首先，在引物设计时应注意荧光定量 PCR 技术对扩增片段的长度要求：SYBR Green I 等荧光染料法中要求扩增片段不大于 500bp，TaqMan 探针技术要求扩增片段长度在 50~150bp 间。同时，扩增引物的设计要求包括：长度通常为 18~24bp；引物中四种碱基最好随机分配，避免引物自身或与引物之间形成 4 个或 4 个以上连续配对；设计的引物要有特异性，避免引物内部形成二级结构；熔解温度 Tm 值在 55~65℃，GC 含量在 40%~60%，上、下游引物之间的 Tm 值相差不超过 4℃等。TaqMan 探针的设计要求包括：探针长度最好在 25~35bp 之间，且序列绝对保守；Tm 值在 68~72℃之间，通常比引物 Tm 值高 10℃左右，以保证探针退火时首先与目的片段结合；探针的 5′端避免碱基 G 和探针中多个重复碱基的出现；探针应尽可能靠近上游引物。

789. 为什么荧光定量 PCR 需要设置重复实验和阴性、阳性对照

答：定量实验中的误差较难避免，应设立重复实验（每个标本至少要重复 3 次以上），

对数据进行统计处理，将误差降低到最小。同时，为了增加 PCR 扩增反应的可信度，在扩增的同时，需进行阴性、阳性对照反应。阴性对照反应中以水或缓冲液代替模板 DNA，用于检验实验室或前处理过程中是否存在污染。阳性对照反应则是在试剂中加入与待检标本进行同样处理的已知阳性标本，用以监测实验能否正常检出阳性标本，用于检验 PCR 试剂和实验操作上可能出现的问题，避免假阴性结果。

790. 为什么尿嘧啶-DNA 糖基化酶可以减少荧光定量 PCR 假阳性

答：与传统的 PCR 类似，荧光定量 PCR 反应可被核酸污染，极其微量的污染即可造成假阳性的结果。常见的污染包括测试标本间的交叉污染、仪器的携带污染和先前 PCR 反应物比如引物或扩增序列的残余污染。尿嘧啶-DNA 糖基化酶（Uracil-DNA Glycosylase，UDG）是存在于多种生物体内的一种重要的 DNA 修复酶，对 DNA 复制中错配的尿嘧啶以及因胞嘧啶脱氨基造成的尿嘧啶有去除作用，对 RNA 中的尿嘧啶和单一尿嘧啶分子则无任何作用。在 PCR 反应过程中利用 dUTP 代替 dTTP，形成了含 dU 碱基的 PCR 扩增产物。在再次进行 PCR 扩增前，将 UDG 与 dU 化的 PCR 产物一起孵育处理即可消除 PCR 产物的残留污染，由于 UDG 在 PCR 循环中的变性阶段便可被灭活，因此不会影响含 dU 的新的 PCR 产物。UDG 的使用可通过阻止非模板链的非特异性扩增以减少 PCR 反应中的残余污染，减少假阳性的发生。

（张晓青）

第四节 染色体芯片分析技术

791. 什么是染色体芯片分析

答：染色体芯片分析（CMA）又称为"分子核型分析"，可对全基因组进行检测。其原理是将大量已知序列的寡核苷酸探针分子固定于玻璃片上，随后与不同荧光标记的 DNA 片段进行杂交或继续扩增延伸，后续通过对荧光信号进行扫描，获得每个探针分子的杂交信号强度，进而分析 DNA 片段的数量（CNV）和序列信息（SNP）。CMA 目前已广泛应用于儿童遗传性疾病、产前诊断等领域。

792. 为什么染色体芯片技术能检测拷贝数异常

答：基于设计原理的不同，染色体芯片主要有两大平台。一种是比较基因组杂交芯片（aCGH），其基本原理是将待测标本 DNA 与正常对照标本 DNA 分别用不同的荧光标记，通过与芯片上固定探针进行竞争性杂交获得定量的拷贝数检测结果；另外一种是单核苷酸多态性微阵列芯片（single nucleotide polymorphism array，SNP array），其基本原理是将探针连接在微珠上，然后将携带探针的微珠随机黏附在芯片上，待测标本 DNA 和探针进行杂交及单碱基延伸，通过对荧光信号扫描，分析待测标本拷贝数变异及基因型，该平台在分析患者的基因组时不需要正常对照标本。通过 aCGH 技术能够准确地检出 CNV，而 SNP array 除了能够检出 CNV 外，还能够检测出大多数的单亲二倍体（uniparental disomy，UPD）和一定比例的嵌合体。近年来，两大平台不断改进技术，同时涵盖 CNV 和 SNP 的芯片具备双重优势，在检测的敏感性、特异性、可靠性等方面有了很大改善。

793. 为什么染色体芯片分析被越来越多的应用于临床

答：自 21 世纪初基因组拷贝数变异（CNV）被发现并证实可导致人类遗传性疾病（genetic diseases）以来，基因组病（genomic diseases）作为遗传性疾病中的一类重要疾病，受到越来越多关注。在欧美国家，染色体芯片分析（CMA）目前已成为一项常规的临床遗传学诊断工具。继美国医学遗传学与基因组学学会（ACMG）CMA 指南（2010.10）发布后，加拿大、澳大利亚、法国和比利时等国相继发布各自的相关 CMA 临床应用指南或共识。2014 年美国 FDA 首次批准 AffymetrixCytoScan Dx 芯片可应用于临床检测，为染色体芯片的临床应用提供了标准化的产品。近几年我国 CMA 的临床应用得到逐步推广，为众多遗传性疾病患者提供了精确分子诊断。我国于 2016 年 6 月也公布了出生缺陷遗传性疾病基因芯片共识，随着共识的发布，各种规范逐步完善，所以 CMA 被越来越多的应用于临床。

794. 为什么染色体芯片分析需要多次多步骤质控

答：染色体芯片分析是一项复杂的临床检测技术，涉及临床适用指征、芯片设计、实验流程和质量控制、数据分析、芯片结果验证、临床相关性解释、患者遗传咨询及转化研究等许多重要环节，同时我国 CMA 的临床应用存在诸多不规范行为，所以 CMA 需要多次多步骤质控，包括芯片流程质控及软件分析质控。通过以上的一系列质控，保证结果的准确性。

795. 为什么不是所有的基因芯片都能应用于临床拷贝数变异检测

答：没有一种基因芯片平台可检出某种综合征的所有相关突变，也无法检出芯片探针未覆盖区域的 CNV，且目前 CMA 技术不能检测低于探针覆盖和检测能力以下的重复和缺失、基因表达异常和甲基化异常。所以目前染色体芯片检测在临床上的基本参数要求是：①芯片探针应涵盖复发性基因组病（recurrent genomic disorders）及常见微缺失/微重复综合征区域，并覆盖亚端粒区域；②全基因组的芯片（非靶向芯片）应可以检出>400kb 的 CNV；③芯片探针应包括能检出已知印记区域的纯合区，及能评估血缘关系水平的全基因组 SNP 探针；④分辨率并非越高越好，需结合临床设计合适的芯片；⑤对已知致病性基因，在全基因组检测中需要针对这些基因增加探针密度以提高诊断的敏感性和准确性；⑥针对重复序列，良性的拷贝数多态位点会呈现假阳性重复或缺失导致不能真实反映标本 CNV 的区域，可不设计芯片探针。综上所述，不是所有的基因芯片都能应用于临床检测。

796. 为什么染色体芯片可以检测杂合性缺失

答：近年来，不同芯片平台不断改进技术，设计出同时涵盖 CNV 和 SNP 的芯片，具备双重优势，在检测的敏感性、特异性、可靠性等方面有了很大改善。SNP 芯片可以检测杂合性缺失（absence of heterozygosity，AOH），关于引起 AOH 的原因大致有三种：

（1）血源同一（identity by descent，IBD）：这是由于父母是远亲关系，在基因组中表现为小的 AOH 分散在少数几条染色体上。

（2）近亲关系（consanguinity）：这是由于父母亲缘关系较近，在基因组中表现为许多染色体上有较大的 AOH 片段，纯合区总和在基因组中所占比例可以反映亲缘关系的程度：25% 左右的比例提示一级亲缘关系，12.5% 左右的比例提示二级亲缘关系，6.25% 左右的比例提示三级亲缘关系。虽然这些 AOH 本身不致病，但会增加隐性遗传性疾病的发生风险。对于近亲关系也需要做好检测前后的咨询。

（3）单亲二倍体（UPD）：这是一类特殊的遗传现象，是指某一染色体的两个拷贝均来源于父亲或母亲。包含异单亲二倍体（heterodisomy）和等单亲二倍体（isodisomy）两种情况。CMA 只能检测出等单亲二倍体。由 UPD 引起的 AOH 一般只发生在一条染色体上，有时整条染色体表现为 AOH，有时因异单亲二倍体和等单亲二倍体发生在同一染色体上，AOH 表现为区域性（segmental UPD）。已知第 6、7、11、14、15 及 20 号染色体有印迹致病基因，当 AOH 发生在这几条中的一条染色体（较大可能性为 UPD）时，该 AOH 可分类为可能致病，需进一步证实是 UPD，并结合临床表征进行分析。

因此，对于报告 AOH，除了第三类 AOH 中提到的发生在第 6、7、11、14、15 及 20 号染色体上的 AOH 归属可能致病外，其他 AOH 均为临床意义不明确，应结合临床表型，寻找隐性致病基因外显的可能。

797. 为什么染色体芯片结果需要遗传咨询

答：染色体芯片技术是一项复杂的临床检测项目，涉及临床适用指征、芯片设计、实验流程和质量控制、数据分析、芯片结果验证、临床相关性解释、患者遗传咨询及转化研究等许多重要环节，且 CMA 会有较多意义不明变异，所以对 CMA 结果需要遗传咨询，具体遗传咨询包括：

（1）基因型与表型的关系，疾病的遗传方式：将已报道的携带类似 CNV 的患者主要表型与先证者进行对比，了解基因型与表型的关系；从 CNV 的来源，以及数据库等综合信息判断，解释先证者 CNV 的类型。

（2）再发风险以及其子代的发生风险评估：根据 CNV 是否来自父母，或源于父母的染色体平衡易位，评估再发风险。根据 CNV 的类型，评估先证者子代的发生风险。

（3）疾病的自然进程以及必要的预防性措施：对已报道的类似 CNV 携带者文献进行回顾，将此类患者的疾病进程，可能出现的疾病风险，以及应采取的预防措施告知监护人或患者。

（4）产前诊断的方法：对已知的致病性拷贝数变异，告知可通过何种方法进行产前诊断及不同方法的优缺点。

（5）先证者确诊对家族中其他成员的影响：是否有必要对家族中其他成员进行遗传学检测，为家族中可能的携带者进行遗传咨询和必要的遗传学检测。

798. 为什么染色体芯片分析发现的较小的拷贝数变异需要第三种方法验证

答：染色体芯片根据检测平台不同，默认为真实的拷贝数变异标准不同，比如 Affymetrix 芯片默认为 25 个探针，重复 50kb，缺失 25kb 是真实的，但是我们有些临床遇见比较小的拷贝数变异区域，探针覆盖不好的区域需要用第三种方法验证，比如荧光定量 PCR、MLPA 等，以确定所发现的 CNV 是真实的。

799. 为什么不是所有的遗传性疾病患者都能用染色体芯片技术检测出病因

答：没有一种芯片平台可检出某种综合征的所有相关突变，也无法检出芯片探针未覆盖区域的 CNV，且目前 CMA 技术仍存在如下缺陷：①不能检测染色体平衡易位、倒位及复杂性重排；②不能检测出点突变和小片段插入；③不能检测出低比例嵌合体（<10%）；④可能检出临床意义不明的拷贝数变异。此外，CMA 的检测阳性率与患者指征、疾病种类和芯片类型也密切相关。临床研究数据表明：CMA 针对智力落后/发育迟缓的患者阳性率约为 19.2%，针对多发畸形患者的阳性率约 32.6%，此结果与国外的数据基本一致（13%~20%）。

800. 为什么皮肤或者唾液标本也可以用于染色体芯片分析

答：一般遗传性疾病是非体细胞突变，所有只要是能提取 DNA 的组织和体液均可用于染色体芯片分析。CMA 检测的基因组 DNA 标本来源包括外周血、组织、唾液/口腔黏膜拭子等；不同的组织来源应使用恰当的基因组 DNA 提取方法以适应不同芯片平台对浓度和纯度的要求。

（王建国 闫 慧 余永国）

第五节 荧光原位杂交技术

801. 什么是荧光原位杂交技术

答：荧光原位杂交技术（FISH）是 20 世纪 80 年代在细胞遗传学、分子生物学和免疫学相关基础上发展起来的一种新技术。FISH 的基本原理是将荧光素直接标记的核酸探针（或生物素、地高辛等标记的核酸探针）与标本中的靶核酸序列按照碱基互补配对原则进行杂交，经洗涤后直接（或通过免疫荧光信号扩增）在荧光显微镜下检测，从而对靶目标中的待测核酸进行定性、定位或定量的研究。FISH 的实验流程一般为：标本制备→探针制备→探针标记→探针与标本杂交→洗涤→4′,6-二脒基-2-苯基吲哚（4′,6-diamidino-2-phenylindole，DAPI）复染→荧光显微镜检测→结果分析。FISH 发展早期，是应用放射性同位素标记探针来定位目标序列。直到 1980 年 Bauman 等才将荧光染料直接标记 RNA 探针的 3′端，并检测到了特异的 DNA。1982 年，Manuelidis 等采用生物素标记的探针进行了染色体原位杂交。荧光原位杂交技术克服了放射性探针检测周期长且危害人体健康的缺点，被广泛应用于基因定位、染色体识别、物理图谱的构建、进化分析等研究中。

802. 为什么荧光原位杂交技术在遗传检测中具有一定的优势

答：FISH 在基因定性、定量、整合、表达等方面的研究中颇具优势，主要体现在以下几个方面：①FISH 是一种简便、快速的技术，不需要细胞培养就能在短时间内进行分析，而常规的核型分析通常需要 1~3 周的时间才能出结果；②FISH 不仅可以对分裂期细胞进行分析，还可以对非分裂期细胞和终末期细胞进行分析；③FISH 不但可以用于已知基因或序列的染色体定位，而且也可用于未克隆基因或遗传标记及染色体畸变的研究；④杂交和检测效率高；⑤具有较高的敏感度和特异性，能检测染色体微小缺失和重排；⑥多色 FISH 结合计算机技术可以进行自动核型分析。

803. 为什么荧光原位杂交技术存在一定的局限性

答：近年来，FISH 以应用领域广、操作简单、结果准确、标本多样化而成为最有代表性的分子诊断技术之一。随着技术的发展，FISH 的灵敏度和特异性明显改善，可供选择的商业化探针也越来越多，应用领域也越来越广泛。越来越多的单位建立了 FISH 平台，在此平台上可以完成石蜡切片、血液、尿液、羊水、骨髓等多种类型标本的检测。但是，一些问题限制了 FISH 技术在临床上的应用。其局限性主要体现在以下几个方面：①需要取得染色体异常相应的探针；②对染色体缺失的敏感度低于对染色体增加的敏感度；③对石蜡包埋或冷冻切片的标本比较难以处理；④一次杂交只能检测一个或少数几个染色体异常，而不能像常规核型分析那样能对整个基因组的染色体数目和结构异常同时进行检测。

804. 为什么荧光原位杂交技术可以应用于白血病的辅助诊断

答：白血病的细胞遗传学研究已经发现许多白血病特异的染色体核型改变，为疾病的诊断和特异治疗提供了依据。用 FISH 进行融合基因检测比常规的染色体核型分析更加准确，并且可以检测到一些不易发现、来源不明的标志染色体和不易诊断的复杂染色体易位。白血病的染色体异常分为染色体数目异常和结构异常。对于数目异常而言，可采用染色体着丝粒探针。例如，慢性粒细胞白血病（CML）急变时常常出现 8 号染色体三体，此时可以用 8 号染色体着丝粒探针进行诊断。对于染色体结构异常的情况，以 CML 为例，由于 95% 的 CML 初诊患者会出现 t（9；22）（q34；q11）异常，利用 BCR-ABL 融合基因探针检测，就能够快速直观地判断是否存在此异常。此外，在白血病的辅助诊断中还可以利用 FISH 监测治疗效果、检测早期复发和白血病体内微小残留病变（MRD）、检测基因缺失或基因扩增、识别异基因移植后骨髓细胞来源等。

805. 为什么荧光原位杂交技术可以应用于实体肿瘤的辅助诊断

答：大多数的实体肿瘤都具有染色体数目和结构异常的特征。在实体肿瘤的研究中，FISH 也可用于癌基因和抗癌基因的定位。该技术可以直接观察肿瘤中常见的特异性染色体或基因异常，故可作为辅助诊断手段与形态学方法结合应用。目前，FISH 已经广泛应用于肺癌、乳腺癌、膀胱癌、宫颈癌等实体肿瘤的辅助诊断、疗效监测、个体化治疗和预后判断。在宫颈癌的诊断方面，由于宫颈细胞由不典型增生向宫颈癌转变过程中几乎都伴有 3 号染色体长臂扩增，因而 3 号染色体长臂扩增能区分上皮内低级别病变（CIN Ⅰ）与上皮内高级别病变（CIN Ⅱ~Ⅲ），特异性达到 90% 以上，同时这一区段扩增提示有恶变可能。利用 FISH 特异性检测其中涉及的 *hTERC* 基因，有助于宫颈癌的早期诊断和风险预测。在肿瘤的个体化治疗方面，FISH 是药物个体化治疗患者筛查的主要方法之一，用于药物靶向性基因表达状态的检测。例如，在乳腺癌治疗药物曲妥珠单抗治疗有效性患者筛选中，FISH 被认为是检测 *HER2* 基因表达状态的金标准。

806. 为什么基因芯片和下一代测序技术不能完全替代 FISH

答：近年来，基因芯片、下一代测序技术发展迅速，分辨率越来越高，成本逐渐下降，在分子生物学领域得到了越来越广泛的应用，但是目前仍不能完全替代 FISH，主要原因如下：①目前基因芯片和下一测序技术均不能识别染色体的平衡易位；②基因芯片和下一测序技术均不能识别低比例的嵌合体；③下一代测序和某些类型的基因芯片（如aCGH 芯片）不能检测除 69XXY、69XYY 之外的其他整倍体异常等。

807. 为什么说产前 FISH 是一项快速染色体非整倍体检测方法

答：出生缺陷是世界性的公共卫生问题，是导致儿童死亡、患病、伤残及影响生活质量的主要原因。约 70% 的出生缺陷由遗传因素所致，而染色体数目异常是最常见的遗传因素。ACMG 在 1993 年便指出传统细胞遗传学方法，即核型分析是公认的诊断染色体病的"金标准"，是检测染色体非整倍体的主要方法。但其检测周期长、操作繁琐、影响因素多，且最终的培养结果有时不一定能满足核型分析要求，可能导致核型无法判读。FISH具有高度的特异性和灵敏度，48 小时内即可完成，与核型分析相比的最大优势在于：核型分析仅适用于中期分裂细胞，FISH 则可用于细胞周期的所有阶段，因而，未培养的细胞可以直接用于 FISH 检测，对于分裂相极少以及核型形态差的标本，被荧光涂染定位的异常染色体片段仍然清晰可见。早于 1992 年，Klinger 等便使用 FISH 直接对未经细胞培养的羊水进行了 13、18、21、X 和 Y 染色体非整倍体异常检测。多年来，FISH 这项分子定位技术经过世界上多中心和大标本量的研究应用，已成为目前孕中期快速染色体非整倍体异常检测（rapid aneuploidy detection，RAD）最有效的方法之一。

808. 为什么产前 FISH 的检测目标只针对 21、18、13、X 和 Y 染色体

答：染色体非整倍体异常是人类染色体畸变中最常见的一种，据统计，活产儿染色体异常是造成出生缺陷的主要因素之一，其发病率为 $1/120 \sim 1/150$，其中最常涉及的便是 21、18、13、X 和 Y 这五条染色体，主要包括 21 三体（唐氏综合征）、18 三体（Edward综合征）、13 三体（Patau 综合征）、X 单体（45，X，即 Turner 综合征）、47，XXY（Klinefelter 综合征）及其嵌合体等，这些异常约占产前诊断染色体异常的 80% 以上。这类患者大多存在不同程度的智力障碍、组织器官畸形或性发育异常等表型，且目前尚无有效的治疗方案，该类患儿的出生将给社会和家庭带来沉重的精神和经济负担。因此，对 21、18、13、X 和 Y 染色体非整倍体异常的产前筛查和诊断，一直是出生缺陷二级预防的重中之重。另一方面，FISH 开展所用的探针成本相对偏高，如果针对每条染色体进行检测，无疑将给受检者造成巨大的经济负担。因此，该技术针对产前检测的商品化试剂盒，主要采用特异性探针 GLP21 和 GLP13 以及着丝粒探针 CSP18、CSPX 和 CSPY，用来检测 21、18、13、X 和 Y 五条染色体的非整倍体异常，可检出产前诊断中绝大部分的染色体异常。除此以外的染色体异常则依据细胞培养后的染色体核型分析，以实现整体卫生经济成本的优化。

809. 为什么在核型分析的同时常进行产前 FISH 等快速染色体非整倍体检测

答：首先，染色体核型分析是产前诊断染色体病，进行出生缺陷二级预防的重要的经典技术，可以在其分辨率范围内检测出全部 22 对常染色体和 1 对性染色体的数目及结构异常，以实现产前对染色体病的诊断和优生干预。但是核型分析观察的是处于分裂中期的细胞，因而标本必须经过细胞培养，获得足够的分析细胞方能进行核型分析，这一周期通常需要 $15 \sim 21$ 天，耗时较长，增加了孕妇及其家属在等待结果过程中的焦虑。而且核型分

析对技术人员操作要求较高，细胞培养过程中也容易发生污染，造成极少病例可能出现核型分析困难的情况。

针对以上问题，产前 FISH 等快速染色体非整倍体检测可以作为有效的技术补充。FISH 适用于细胞周期的所有阶段，可以对未培养的细胞进行检测，操作相对简单，48 小时内可以完成制片和结果分析，对操作人员要求相对较低，因此细胞培养存在的这些问题便迎刃而解。对产前筛查中高风险或高龄孕妇进行 FISH 快速产前诊断，可以缩短结果等待时间，缓解孕妇及其家属的焦虑情绪，对于异常胎儿，则可以尽早引产，减少大月份引产的并发症。临床实践中，传统核型分析与 FISH 各有优势，因此，在核型分析的同时，常进行产前 FISH 等快速染色体非整倍体检测。

810. 为什么产前 FISH 快速检测染色体非整倍体不能完全替代核型分析

答：我国因染色体病导致的出生缺陷约占活产儿的 0.5%～1%。染色体病总的来说，分为染色体数目异常和结构异常两大类。产前 FISH 根据其检测原理，能快速检测 13、18、21、X 及 Y 等常见染色体数目异常，依据卫生经济成本考虑，可以发现产前诊断中的大部分染色体病，但探针不能覆盖的其他染色体数目异常不在其检测范围之内。同时，染色体结构异常（包括染色体易位、重复、缺失、倒位等）也不能被 FISH 所检出，结构异常涉及的染色体变化具有高度多样性，所以这一类的染色体病仍然需要经过细胞培养后进行核型分析。核型分析虽然检测周期长，技术难度大，但目前依然是产前诊断染色体病的金标准方法，仅以产前 FISH 快速检测染色体非整倍体可能造成漏诊。因此，产前 FISH 快速检测染色体非整倍体只能是核型分析的补充，不能完全替代之。

811. 为什么血性标本不适宜进行产前 FISH 检测

答：产前遗传学诊断主要以介入性的羊膜腔穿刺术和绒毛膜穿刺术为主。用以诊断的羊水细胞来自胎儿三个胚层的脱落细胞和极少量羊膜腔的胚外组织，绒毛细胞则取自胎盘绒毛膜中胚层的间质细胞，临床上用这些细胞来实现胎儿染色体病的遗传诊断。但是穿刺后得到的血性标本，可能在抽取过程中有母亲血的混入，其中的有核细胞带有母亲的 DNA 物质，有可能干扰产前 FISH 检测，影响产前诊断的准确性，甚至有造成误诊的风险。临床工作中，羊水的血性标本因无法将诊断细胞和母亲血细胞有效分离，不适宜进行产前 FISH 检测，尤其是严重的血性羊水。绒毛的血性标本则必须用生理盐水或培养液将诊断用的绒毛彻底漂洗干净，去除母源性物质的干扰后方能用来进行产前 FISH 检测。

812. 为什么 FISH 有助于鉴别核型分析中的真假性嵌合

答：染色体核型嵌合是产前诊断中胎儿染色体异常的一种特殊类型。真性嵌合即胎儿体内存在两种或两种以上的染色体核型。而假性嵌合体，常常发生于体外细胞培养或染色体制片过程，是一种染色体异常的假象，胎儿本身细胞是正常的，在产前诊断中应予以排除，以免造成误诊。在临床上，产前 FISH 快速染色体非整倍体检测常常与核型分析同时进行，互为补充，其检测标本来源与核型分析一致，直接使用未培养的细胞进行检测，无需体外细胞培养的过程，采用荧光原位杂交读取目标信号，通过分析计数大量细胞，直接获得检测结果，增加了对嵌合体诊断的准确性，是一种快速区分真假嵌合的有效方法。

因此，核型分析发现嵌合体，怀疑有体外细胞培养或染色体制片过程造成的假性嵌合，可用 FISH 检测结果予以鉴别。需要注意的是，某些情况下真假性嵌合的鉴别仍需其他技术的补充：①嵌合涉及的染色体未包含在 FISH 探针覆盖的范围内，该情况下应考虑再穿刺取样进行核型复核；②穿刺术留取标本过程中，母源性细胞的带入也可能引起核型假性嵌合，FISH 无法鉴别该类假性嵌合，需使用短串联重复片段（STR）分析辅助鉴别。

（陈毅瑶　高佳琪　徐晨明）

第六节　多重连接依赖探针扩增技术

813. 什么是多重连接依赖探针扩增技术

答：多重连接依赖探针扩增（MLPA）技术是 Schouten 等于 2002 年提出的一种针对待检 DNA 序列进行定性和半定量分析的新技术。此方法首先将探针与目标 DNA 杂交，并在 DNA 连接酶作用下使探针连接，由于探针的两端带有通用的引物序列，连接产物可以通过同一对通用引物进行 PCR 扩增。针对不同的目标 DNA 序列，可设计不同长度的 DNA 探针进行分析，并最终经毛细管电泳分离检测。通过杂交、连接和 PCR 扩增过程，MLPA 可以在同一反应管中对 40~50 种目标序列进行同时检测，已广泛应用于染色体病诊断、基因缺失或重复导致的遗传性疾病和基因甲基化检测等。

814. 为什么可以进行多重连接依赖探针扩增

答：MLPA 反应步骤包括杂交、连接、扩增和毛细管电泳检测。每个 MLPA 探针包括两个荧光标记的寡核苷酸片段，一个由化学合成，一个由 M13 噬菌体衍生法制备，每个探针都包括一段引物序列和一段特异性序列。在 MLPA 反应中，两个寡核苷酸片段都与靶序列进行杂交，之后使用连接酶连接两部分探针。连接反应高度特异，只有当两个探针与靶序列完全杂交，即靶序列与探针特异性序列完全互补，连接酶才能将两段探针连接成一条完整的核酸单链。反之，如果靶序列与探针序列不完全互补，即使只有一个碱基的差别，就会导致杂交不完全，使连接反应无法进行。连接反应完成后，用一对通用引物扩增连接好的探针，每个探针的扩增产物的长度都是唯一的。扩增产物通过毛细管电泳等进行分离，电泳结果经 GeneMarker 等软件分析，得出的探针峰信号缺失、降低或增高都表示该靶基因的异常。

815. 为什么多重连接依赖探针扩增反应中需要填充序列

答：MLPA 反应中，一个目标序列需要设计一对寡核苷酸探针，包括长探针和短探针。其中短探针长约 50~60bp，包括位于其 3′端的模板特异性序列和 5′端的 PCR 通用引物序列。长探针是 M13 的衍生物，长约 80~440bp，包括位于 5′端的模板特异性序列和 3′端的 PCR 通用引物序列及位于两者之间的填充序列（stuffer sequence）。不同探针具有不同长度的填充片段，设置填充序列的目的是为了区分扩增产物的大小，每对探针的填充序列长短与检测位点呈对应关系，因此可以通过产物长度和引物上的荧光密度来进行毛细管电泳分析。

816. 什么是多重连接依赖探针扩增技术的优点和局限

答：MLPA 结合了 DNA 探针杂交和 PCR 技术，具有以下优点：①所需标本量小，最少仅需 20ng DNA 即可完成检测；②检测通量较高，可同时对 40 余个靶基因位点进行检测；③检测精准度高，可检测出单个碱基的突变或基因一个拷贝数的增加或减少；④重复性好，利用 40~100ng DNA 进行检测，其每一个探针的变异系数仅 3%~8%；⑤操作简便，不同的试剂盒操作基本相同，容易掌握。MLPA 虽然具有很多优点，但也有其局限性：①需要精确测量标本 DNA 的浓度，标本 DNA 质量对结果影响较大；②不能用于单个细胞的检测；③不适合检测未知的点突变或拷贝数变异；④不能检测染色体的平衡易位。

817. 为什么多重连接依赖探针扩增技术可以用于检测单核苷酸多态性和基因突变

答：MLPA 检测中的连接反应高度特异，只有当探针与靶序列完全杂交，即靶序列与探针特异性序列完全互补，连接酶才能将两段探针连接成一条完整的核酸单链。反之，如果靶序列与探针序列不完全互补，即使只有一个碱基的差别，就会导致杂交不完全，使连接反应无法进行，最终探针不被扩增。对单核苷酸多态性和基因突变的检测即是利用 MLPA 的这一技术特点，同时设计野生型和突变型探针，杂交连接反应时，则会根据杂交样品的特点，使野生型探针或突变型探针连接并最终被扩增，从而确定该样品的基因型。突变点设计在 3′末端使得该技术具有较高的灵敏度，该技术在单核苷酸多态性和各种点突变的检测中具有一定的应用潜力。

818. 为什么多重连接依赖探针扩增技术可以进行甲基化检测

答：2005 年 Nygren 等在 MLPA 的基础上研发出甲基化特异性多重连接依赖探针扩增（methylation-specific multiplex ligation-dependent probe amplification，MS-MLPA）技术，以进行特异位点的甲基化检测，其作为一种新的甲基化检测技术，已广泛应用于肿瘤和遗传性疾病的研究。与 MLPA 相比，MS-MLPA 探针的靶基因识别序列中包含了一个甲基化敏感的酶限制位点。其基本原理是应用 MS-MLPA 探针和标本 DNA 进行杂交使之结合形成 DNA-探针复合物，并用连接酶将探针连接，而后加入甲基化敏感限制性内切酶（如 Hha I）。若该 DNA 标本的检测位点存在甲基化，则探针将完成连接反应而不会被内切酶消化，探针最终被扩增。反之，若位点未被甲基化，则 DNA-探针复合物将被内切酶切割而不能连接及扩增，最后根据扩增片段可以明确靶基因的甲基化情况。

819. 为什么多重连接依赖探针扩增技术可以进行基因表达水平检测

答：2003 年 Eldering 等在 MLPA 技术基础上建立了反转录多重连接依赖探针扩增（reverse transcription multiplex ligation-dependent probe amplification，RT-MLPA）技术，以进行 mRNA 的拷贝数变异检测。RT-MLPA 技术利用 cDNA 作为靶序列，使合成的寡核苷酸探针与反转录的 cDNA 结合后进行连接反应。在此过程中首先将 mRNA 反转录为 cDNA，反转录反应后，其他步骤与标准 MLPA 步骤相同，通过管家基因信号或所有检测基因信号总和来校准靶信号。为了避免基因组 DNA 的干扰，检测靶序列应选在外显子 3′端至相邻外显子 5′端，并且连接位点靠近两相邻外显子的接点。有时高表达基因的信号会远远高于其他基因，而使得这些基因信号太低甚至检测不到，这时可通过增加杂交竞争序列来改善，该竞争序列与 5′端探针的杂交序列相同，但是不含引物序列而不会被扩增。

820. 为什么多重连接依赖探针扩增检测需要设置参考标本

答：MLPA 检测标本中目标序列存在的数量决定了每个探针连接事件发生的次数，连接反应之后，所有产物被通用 PCR 引物扩增，MLPA 的结果分析是根据不同探针信号的相对改变进行的。MLPA 检测中需要设置参考标本，通过对照控制反应，每个 MLPA 产物的相对峰面积才能反映分析样品中相关目的序列的拷贝数。在实际检测中，每一次 MLPA 反应至少要设置 3 个参考标本，当试验标本超过 21 个时，每多 7 个标本需额外增加一个参考标本。同时每个 MLPA 实验应设置以蒸馏水代替标本 DNA 的阴性对照，以测试试验中是否有潜在的 DNA 污染，避免假阳性结果；并加入已知存在拷贝数变异的阳性标本，用以监测实验能否正常检出阳性标本，排查检验试剂和实验操作上可能存在的问题，避免假阴性结果。

821. 为什么多重连接依赖探针扩增检测时需要设置参考探针

答：常见的 MLPA 检测体系中设置了数对 DNA 参考探针进行质量控制以检出各种常见错误，这些参考探针的扩增长度在 64 ~ 118nt 之间。其中包括 4 个长度分别为 64、70、76、82nt 的 DNA 质量控制探针（Q-fragments）和 2 个长度分别为 88、96nt 的 DNA 变性监控探针（D-fragments），可分别用于检测 DNA 含量和 DNA 变性反应程度。若 MLPA 结果不理想，可根据参考探针信号，分析问题所在的环节，有针对性地优化实验条件，如增加 DNA 含量、提高变性温度或增加变性时间、重新进行连接反应或 PCR 反应，甚至重新提取 DNA 等，以得到可靠的结果。同时反应体系中亦可加入 X 及 Y 染色体上的数个片段（X、Y-specific fragments），用以辅助监测操作中是否有标本混淆等。

822. 什么是 MLPA 微阵列技术

答：MLPA 微阵列技术（Array-MLPA）是将 MLPA 和微阵列芯片技术相结合，使其成为更高通量的基因组信息检测平台。该技术的进步之处在于其探针设计方式，Array-MLPA 的探针设计使用了长度相似但序列不同的标签序列替代了原来探针设计中的填充序列，芯片上的探针通过检测 MLPA 探针的标签序列对其进行区分。Array-MLPA 将 MLPA 与微阵列芯片高通量、信息量大的特点有机地结合起来，极大地提高基因诊断的能力。芯片探针检测的只是 MLPA 探针的一段信号转换序列（标签序列），使得该检测芯片具有通用性。另外，相似的 MLPA 探针长度也使其 PCR 扩增的效率具有很高的均一性，提高了检测结果的可靠度。

823. 为什么有时多重连接依赖探针扩增的结果需要利用其他方法进行验证

答：MLPA 检测中的连接反应高度特异，只有当探针与靶序列完全互补时，连接酶才能发挥作用实现两段探针的连接反应。当 MLPA 用于 DNA 片段拷贝数变异检测时，如果靶序列中出现碱基变异，尤其是变异靠近探针连接位点时，会影响探针杂交和连接的效率而造成检测信号的降低甚至消失，造成假阳性结果。因而在 MLPA 的实际操作中，当结果只有一个探针的信号有增减时，通常需用另一种方法对其进行验证，如针对该位点进行大范围的 PCR 扩增等，以保证结果的准确性。

（张晓青　耿　娟）

第七节　高分辨熔解曲线分析技术

824. 什么是高分辨熔解曲线分析

答：高分辨熔解曲线分析（high resolution melting analysis，HRM）是在熔解曲线基础上发展起来的基因变异检测技术。由于双链 DNA 在升温过程中会逐渐解链而释放其所结合的荧光染料，通过实时监测升温过程中荧光强度的变化可生成 DNA 序列的熔解曲线，当检测仪器的温度分辨率达到 $0.02 \sim 0.3℃/s$ 时，所绘制的曲线称为高分辨熔解曲线。不同 DNA 片段的熔解曲线是相对特异的，其序列长度和 GC 含量等特征均与熔解曲线的形成高度相关。在熔解曲线形成过程中，即使是单个碱基的变异也会引起 DNA 双链解链特征的改变，不同 DNA 片段间的差异可以通过其熔解曲线的不同予以呈现。

825. 为什么高分辨熔解曲线分析具有比传统熔解曲线分析更高的灵敏度

答：高分辨熔解曲线分析（HRM）与传统熔解曲线分析在实验设计上很相似，但对荧光染料和 PCR 仪器有更高的要求：①两者所用染料不同，传统熔解曲线使用不饱和荧光染料（如 SYBR Green I）即可达到应用要求，而高分辨熔解曲线必须使用饱和荧光染料（如 LC Green）；②两者对硬件的要求不同，常规熔解曲线升温时每步升高 1℃，其采集数据 4~5 次，而高分辨率熔解曲线每步升温 0.1~0.3℃，每升高 1℃ 可采集数据 40~120 次，密集绘制出 DNA 分子的熔解曲线，进而根据熔解曲线之间细微的不同来判断 DNA 序列的差异，以满足对单碱基差异的区分。因此，用于 HRM 分析的 PCR 仪必须要有精确的温度控制能力和较小的孔间温差。大多数常规定量 PCR 仪孔间温差都在 0.3~0.5℃，而用于 HRM 分析的 PCR 仪孔间温差必须保持在 0.1℃ 以下。

826. 为什么高分辨熔解曲线分析需要使用饱和荧光染料

答：DNA 荧光染料是可以嵌合到 dsDNA 双链结构的小沟中的荧光素，当它们处于游离状态时，检测不到荧光信号，只有当他们与 dsDNA 结合以后才会有荧光信号产生。传统熔解曲线多使用不饱和染料，这种染料对 PCR 反应有抑制作用，因此在实验中的添加量受到限制，远低于与 DNA 双螺旋结构中的小沟饱和结合的浓度。在 DNA 双链解链的过程中，从已解链的 DNA 片段上脱离下来的非饱和染料分子又会与尚未解链的双链 DNA 结合，造成结果失真，无法真实反映 DNA 熔解过程。饱和染料具有比非饱和染料更强的 DNA 结合能力，且对 PCR 的抑制作用很小，在 HRM 检测开始前可嵌入 DNA 双链上每一个小沟上的空位，在双链解链时，染料立即与双链脱离且不会发生重排。配合精密的检测仪器，可以真实的反映 DNA 熔解过程中的细微差别。目前常用的饱和荧光染料有 LC Green、Syto 9、Eva Green 等。

827. 为什么通过熔解曲线可以判断 PCR 的特异性

答：在常规定量 PCR 扩增结束后通常要运行一步熔解曲线反应程序，即将 PCR 产物的温度由低到高逐步升高，在升温的过程中，双链 DNA 解链成单链 DNA 分子，原先与双链结合的荧光染料分子就与 DNA 脱离，而不再产生荧光信号。因此，随着温度的升高，标本的荧光信号由强转弱，从而形成一个荧光信号随温度升高而减弱的熔解曲线图，再以荧光值随温度的变化率为纵坐标作图，就形成荧光变化率随温度变化的峰形图，每一个标本在该图上呈现为一个峰形曲线。这个峰值所对应的特定温度就称之为该扩增片段的熔解温度（Tm），在该温度下 50% 的双链已解链变为单链。每条 DNA 序列都有其特定的熔解曲线和熔解温度，通常长度越长、GC 含量越高的片段其熔解温度越高。如果在 PCR 中出现非特异的扩增，那么就会出现多个熔解峰/Tm。因此，可以通过熔解曲线判断 PCR 扩增的特异性。同理，也可以根据熔解温度（熔解曲线）区分不同的扩增片段。

828. 为什么高分辨熔解曲线分析可以应用于多种检测领域

答：高分辨熔解曲线分析（HRM）可以用于基因分型检测、重复序列分析、序列匹配、未知突变的扫描以及甲基化研究等。近年来，HRM 技术在拷贝数变异检测中的应用也得到了发展。因此，HRM 技术目前可应用于遗传性疾病诊断、产前诊断、肿瘤筛查诊断及微生物鉴定等多个领域。在遗传性疾病的分子诊断及产前诊断中，HRM 不仅能对已知变异进行分析，还可用于未知突变或 SNP 的筛查，并可用于小片段插入/缺失变异及拷贝数变异的检测。在肿瘤的分子诊断中，HRM 已用于乳腺癌、肝癌、胃肠基质瘤、鼻咽癌、恶性胶质瘤等在内的多种肿瘤基因变异的检测。HRM 还可应用于病原微生物菌种鉴定、菌株分型、菌株抗药性基因变异检测等，通过检测各物种核糖体基因或某类高保守性的基因，可准确鉴别各微生物种类。在表观遗传学研究中，HRM 可以用于甲基化水平的分析。在活体组织移植领域，HRM 技术还可以进行 HLA 序列匹配分析。

829. 为什么高分辨熔解曲线分析可以用于 SNP 检测

答：高分辨熔解曲线分析（HRM）对 SNP 的检测，从本质上来说就是对 PCR 产物中氢键数目变化的分析。以某 G/A 变异位点为例，当目标 SNP 位点的碱基为 GG 纯合时，在 HRM 分析中可以得到一条平滑的单峰曲线。如果等位基因在该位点的碱基都变为 A，由于 A：T 碱基对是由两个氢键连接，比 G：C 碱基对少一个氢键，因此单峰曲线的位置处于更低的温度范围内。而对于 GA 杂合的基因型，由于扩增产物中既有在该位点上 G：C 配对的产物，又有 A：T 配对的产物，同时还有 G：T 错配和 A：C 错配的产物，产物种类复杂，因此得到的是一个范围较宽且没有明显峰值的扩增曲线。通过对曲线位置和形状的分析，即可判断标本的 SNP 型别。

830. 为什么高分辨熔解曲线分析可用于甲基化检测

答：将高分辨熔解曲线分析（HRM）与亚硫酸盐处理法联用，可以对 DNA 进行甲基化水平的检测。DNA 的甲基化常发生于胞嘧啶碱基上，使用亚硫酸盐处理 DNA 标本，可以使未甲基化的胞嘧啶转变为尿嘧啶，而甲基化的胞嘧啶则不受影响。通过这个方法，就可以将甲基化水平的差异转化为 GC 含量的差异。随后，再用亚硫酸盐处理过的标本进行常规的 HRM 分析，GC 含量的差异很容易通过 HRM 分辨出来。同时，以未甲基化和完全甲基化的 DNA 标准品按不同比例混合，配制成不同甲基化程度的标准品作为对照，就可以对标本的甲基化程度作出判断。

831. 为什么高分辨熔解曲线分析可用于拷贝数变异的检测

答：利用限量 dNTP 竞争性 PCR 与高分辨熔解曲线分析（HRM）相结合，可以检测基因的拷贝数变异情况。限量 dNTP 竞争性 PCR 是在常规多重 PCR 基础上的一种改进，在同一反应管内，靶基因和参考基因进行同步扩增，其中 dNTP 的量相对于引物是不足量的。PCR 扩增过程中，两个并行的 PCR 反应会竞争性地利用 dNTP 作为原料，且 dNTP 的分配比例与初始状态时模板的相对比例有关。当靶基因的拷贝数增加/减少时，其 PCR 反应速率相对于参考基因也会增加/减少，从而使得 dNTP 的消耗比例增大/减小，造成反应的扩增产物数目增加/减少。通过设计 Tm 值不同的扩增产物，扩增产物比例的变化可以通过 HRM 曲线上不同温度下熔解峰的高度比例来体现。在设计引物的过程中，除了满足多重 HRM 技术对引物的要求外，还要确保两对引物的扩增效率不能相差太大，防止出现因其中一对引物消耗 dNTP 过多，造成另一种产物的熔解峰不明显的情况。

832. 为什么 DNA 特异性扩增是高分辨熔解曲线分析的关键

答：与荧光探针不同，荧光染料与 DNA 双链的结合是非特异性的，体系中的任何 DNA 双链结构都可以与 LC Green 等荧光染料相结合，使其发出荧光。HRM 是一种高分辨率的核酸分析方法，体系中即使存在少量的非特异性 DNA 双链产物也会对 HRM 曲线产生影响。因此，DNA 特异性扩增是 HRM 分析的关键之一。针对目标区域，应设计多条引物，选择产物的 HRM 曲线平滑且杂峰较少的引物建立检测方法。

833. 为什么高分辨熔解曲线分析要求 PCR 产物长度尽量短

答：高分辨熔解曲线分析的 PCR 产物长度要尽可能的短，其原因如下：①较短的产物长度更有利于避开非目标 SNP 位点，防止非目标变异产生的假阳性；②较短的产物长度增加了单个碱基在 DNA 链中所占的比例，可以使单个碱基的变化对 HRM 曲线的影响更加明显，使目标位点的变化更容易被检测出来；③较短的产物长度还可以缩短 PCR 过程中每一循环的时间，加快了检测速度。另外，如果 PCR 产物的长度超过 150bp，还有可能在熔解曲线图上形成多个熔解峰，严重干扰结果的判定。

834. 为什么 PCR 引物设计是高分辨熔解曲线分析多重检测的技术关键

答：利用多重 PCR 技术，可以在一个反应体系内对多个变异位点进行分析。建立多重 HRM 的关键是要设计好多重 PCR 的引物，除了满足单重 HRM 的要求外，多重 PCR 的引物之间不能形成稳定的引物二聚体，可以通过添加无 DNA 的空白标本观察扩增中能否产生荧光信号，判断是不是有二聚体产生；针对不同扩增子的引物 Tm 值不能相差太大，以确保能在同一个条件下高效扩增；扩增子之间的 Tm 值不能太相近，确保不同扩增子能在 HRM 曲线的不同温度区间进行分析，必要时可以在其中一对引物 5′端添加 GC 序列增大扩增子的 Tm 值。由于扩增子 Tm 值范围的限制，一般一个反应体系中设计 2 到 3 对扩增子。

835. 为什么DNA标本的纯度和提取方法可影响高分辨熔解曲线分析结果

答：作为一种高分辨率的检测技术，HRM的灵敏度很高，可以检测到PCR扩增产物中单个碱基的变化。但同时，HRM也容易受到标本中杂质和离子强度差异的干扰。因此在标本DNA的提取过程中，一定要保证DNA的纯度。另外，不同的DNA提取方法由于提取原理和所用溶剂不同，离子强度和残留的杂质均可能存在差异，也可影响HRM结果的判读。因此在进行HRM实验前，要确定适宜的DNA提取方法，必要时需评估不同提取方法对HRM实验结果是否有影响。

836. 为什么高分辨熔解曲线分析在临床分子诊断工作中具有独特的优势

答：高分辨熔解曲线分析在临床分子诊断工作中具有独特的优势，具体表现在：①操作简便快捷，整个检测过程仅包括PCR反应及后续HRM分析，缩短了检测周期，且不需要复杂的操作与数据分析技术；②由于反应体系所使用的饱和染料不存在PCR抑制作用，可以在反应开始前与PCR相关试剂一同加入参与PCR过程，且反应结束后无需转入其他分析装置中而直接进行HRM分析，完全实现了闭管操作，避免了开盖可能引入的污染，提高了HRM技术的准确率和可信度；③成本低廉，由于HRM是完全基于产物的物理特性进行分析，因而在反应中不需要序列特异的荧光探针以及特殊的检测及分析仪器，仅需要常规PCR反应试剂及少量荧光染料；④HRM技术是一种基于DNA热变性特点的基因分析技术，分析过程对DNA结构不会造成破坏性损伤，降温可使DNA复性，复性后的DNA可以直接用于后续研究。

837. 为什么高分辨熔解曲线分析存在一定的局限性

答：虽然HRM可应用于多种基因突变的检测，但其仍存在一定局限性。传统的HRM技术用于SNP位点的检测，依据的是DNA双链中氢键数目的变化。由于GC碱基对之间是由三个氢键连接，而AT碱基对之间是两个氢键，对于C/T、G/A、C/A、G/T这样的突变，由于突变后氢键发生变化，熔解曲线变化较明显，因此更易于区分。而对于A/T或G/C这种突变，由于突变发生后氢键数目并未发生变化，因此，常规的HRM较难区分这类碱基改变，需要对HRM技术作出一定的改进。另外，如果在扩增产物的非目标位置发生了突变，可能会对分型结果的判定产生影响。

838. 为什么在高分辨熔解曲线分析中引入非标记探针或回弹探针可以更好地检测A/T或G/C突变

答：由于传统高分辨熔解曲线分析（HRM）技术的局限性，A/T及G/C突变较难被检测。针对此类突变，可以考虑在突变位点区域引入非标记探针或回弹探针，并调整引物对的浓度形成不对称PCR扩增进行检测。在该体系中，扩增得到的单链产物与探针结合形成的局部双链也可以结合饱和荧光染料，并在HRM曲线上形成熔解峰。此时不论突变位点的碱基产生何种变化，都会与探针形成错配，引起HRM曲线的改变。引入非标记探针或回弹探针不仅使HRM能够更好地检测A/T、G/C突变，也能使C/T、G/A、C/A、G/T突变在HRM上的差异更明显。

839. 为什么高分辨熔解曲线分析与其他分子诊断技术联用可以提高检测性能

答：在 HRM 基础上加入其他技术手段，可使其成为高效的多功能核酸分析工具。由于 HRM 仍存在一定局限性，因此在应用过程中可根据实际需要，采用合适方法，进行实验最优化。例如，通常情况下 HRM 实行单孔单标本检测，但实际应用中需对多靶点进行鉴别检测，在这种情况下，可利用多重 PCR 联合 HRM 技术实现以上需求，快速高效，且节省标本。另外，HRM 技术还可以与 Cold-PCR 技术联用，用来提高肿瘤变异检测的灵敏度。面对诸多方法时，首先要了解各方法的优劣势，其次要明确达到预期结果 HRM 还欠缺的功能，综合考虑 HRM 与各方法的互补性、时间、费用、实验准确度等方面，选择简单、快捷且敏感性、特异性等较好的联用方案。

840. 为什么在 PCR 体系中加入温度内标可以提高高分辨熔解曲线分析的检测灵敏度

答：PCR 仪器孔与孔之间微小的温度差异会影响高分辨熔解曲线分析检测的灵敏度。即使是 0.1℃的样品熔解温度差异也会对 HRM 的结果造成很大的影响。为解决这一问题，可以在 PCR 体系中加入 2 种人工合成的双链 DNA 分子作为温度内标，同时每一条链的 3′端用磷酸封闭防止发生延伸，这两种双链 DNA 分子的 Tm 值分别小于和大于 PCR 产物的 Tm 值，能够在低于和高于扩增产物熔解峰的区域形成熔解峰。根据这 2 种内标的熔解峰在熔解曲线中的位置，可以利用 HRM 分析软件纠正温度差异造成的扩增产物熔解峰的偏差，大大提高 HRM 检测的灵敏度。

（张晓青　张立辰）

第八节　BoBs 技术

841. 什么是 BoBs 技术

答：BoBs 技术（bacterial artificial chromosome-on-beads）是一种基于 PerkinElmer 公司（PE）BoBs 技术原理和 Luminex 公司 xMAP 技术平台而开发成功的、用于染色体异常多重检测的新型分子诊断技术。xMAP 技术将聚苯乙烯微球标记特定比例的红外荧光素和红色荧光素混合而成的荧光素，这种荧光标记方法制备的微球具有特异的光谱特征，从而可以实现对此微球的特异识别。将最高达 100 种具有此类特异性荧光光谱特征的聚苯乙烯微球组成微球阵即成为可用于多重检测的液态芯片。BoBs 技术将源自 BAC 克隆的 PCR 产物作为核酸探针固定在上述具有特异性光谱特征的荧光微球表面，用于 21 三体、18 三体、13 三体、性染色体异倍体及至少 9 种常见染色体微缺失/微重复的多重检测。

842. 为什么 BoBs 技术可以检测染色体异常

答：21 号、18 号、13 号和性染色体等的异常与人类疾病关系密切，在临床上也较为常见。为了能够快速、可靠地检测上述染色体的异常，BoBs 技术针对上述每条染色体均设计了 5 个探针。在 BoBs 实验中，标本 DNA 与探针杂交，经过孵育、洗涤、芯片扫描、数据分析等步骤，可以对每个探针的荧光信号比值进行计算并与正常参考值进行比较。按照生产厂商的使用说明，每个探针荧光信号比值的变异系数（coefficient of variation，CV）均应小于 6%。理论上，正常二倍体 DNA 标本的荧光信号比值位于均数±2SD 的范围（通常在 1.0 左右）；当一个标本的荧光信号比值在 0.6~0.8 之间，则提示某特定染色体区段存在缺失；当一个标本的荧光信号比值在 1.3~1.4 之间，则提示某特定染色体区段存在重复；当一个标本的荧光信号比值处于 0.9~1.2 之间（1.0 除外），则提示该标本存在嵌合现象，需要重复试验并利用其他技术作进一步验证。由此可见，利用 BoBs 技术可以检测 21 号、18 号、13 号和性染色体异倍体、染色体嵌合、染色体多倍体等异常。

843. 为什么 BoBs 技术可以检测染色体微缺失

答：染色体微缺失/微重复（microdeletion/microduplication），即拷贝数变异（CNV）是人类疾病遗传缺陷的重要类型。BoBs 技术针对人类疾病中较为常见的染色体微缺失疾病（包括 Angelman 综合征、DiGeorge 综合征、Miller-Dieker 综合征、Smith-Magenis 综合征、Wolf-Hirschhorn 综合征、Cri-du-Chat 综合征、Langer-Giedion 综合征、Prader-Willi 综合征及 Williams-Beuren 综合征等）相关特定染色体区域设计了 4~8 个探针用于与标本 DNA 进行杂交。杂交信号与正常男性和正常女性的荧光信号进行比较并得出每个探针的荧光信号比值，同时以数值及图形的形式进行可视化。理论上，正常二倍体 DNA 标本的荧光信号比值位于均数±2SD 的范围（通常在 1.0 左右）；当一个标本的荧光信号比值在 0.6~0.8 之间，则提示某特定染色体区段存在微缺失。

844. 为什么 BoBs 技术要分为 Prenatal BoBs 和 KaryoLite BoBs 两种平台

答：BoBs 技术作为一种新型的分子诊断技术，已在临床诊疗工作中得到了初步应用。目前，BoBs 技术主要应用于产前诊断、妊娠流产物（product of conception，POC）遗传检测及植入前遗传筛查（PGS）等领域。如前所述，21 三体、18 三体、13 三体、性染色体异倍体及 9 种相对常见的染色体微缺失是产前诊断中主要的异常结果，因此针对产前诊断标本进行 Prenatal BoBs 快速检测可以很好地满足患者及临床的检测需求。相反，对于 POC 及 PGS 而言，除了 21 三体、18 三体、13 三体、性染色体异倍体异常之外，尚有相当一部分病例涉及其他染色体的异常，在这种情况下进行 Prenatal BoBs 检测显然不能满足患者和临床的需求。KaryoLite BoBs 技术可以完整覆盖人体全部 24 条染色体，利用特殊的探针组合设计可以检测出染色体臂水平的数量变化，满足临床诊断需求。因此，BoBs 技术分别开发了 Prenatal BoBs 和 KaryoLite BoBs 两种平台以满足不同的检测需求。

845. 为什么 BoBs 技术可以用于产前诊断

答：有研究报告在 4282 例接受产前诊断的病例中，共检出 374 例携带了常染色体或性染色体异常（8.7%）；其中，21 三体、18 三体及 13 三体共检出 317 例，占 7.4%；性染色体异倍体共检出 57 例，占 1.3%。Choy 等在香港进行的一项大型回顾性研究中发现，在 2151 例合格标本中共检出 183 例涉及 21 号、18 号、13 号染色体及性染色体异常病例，阳性率为 8.5%。由此可见，21 号、18 号、13 号染色体和性染色体异常是产前诊断中较为常见的染色体异常。BoBs 技术利用其专利的染色体异常检测技术，可以很好地覆盖上述产前诊断中常出现的染色体异常。与此同时，BoBs 技术除了能够检测 21 三体等常见的染色体异倍体外，还能够很好地检测 9 种染色体微缺失。此外，BoBs 技术不需要细胞培养，因此避免了标本污染、培养失败的困扰；BoBs 技术适用的标本类型广，包括绒毛膜穿刺标本、羊水、脐带血等；BoBs 技术检测周期短，能及时报告结果；BoBs 技术自动化程度高，适合大量标本检测。因此，BoBs 技术在产前诊断工作中得到了广泛的应用。

846. 为什么 BoBs 技术可以用于妊娠流产物的遗传学检测

答：在所有临床确认的妊娠中，最终以流产结局的妊娠约占 10%～15%，其中多数为妊娠早期流产，而染色体异倍体是其主要原因。目前，G 显带核型分析仍是妊娠流产物（POC）遗传学检测的主要技术，但存在细胞培养困难、检测失败率高、母体细胞成分过度生长、染色体形态展示质量较差等困扰。因此对于 POC 遗传学检测而言，染色体核型分析费时费力、性价比低及通量低，不适合临床大规模开展。KaryoLite BoBs 技术可以在一次实验中检测全部 24 条染色体异倍体。除了近端着丝粒染色体，该技术针对每条染色体的短臂和长臂分别使用两种微球进行标记，且每种微球均由三种不同的 BAC 探针组成，通过实验及软件分析即可得到每条染色体臂的剂量信息，从而可以检测全部 24 条染色体的异倍体。与 Prenatal BoBs 技术不同，KaryoLite BoBs 技术不能进行染色体微缺失检测。初步研究表明，在细胞培养失败的 POC 标本中，KaryoLite BoBs 技术平均诊断率为 26.3%，且具有不需要进行细胞培养、一次检测覆盖 24 条染色体、检测通量高等特点，与传统核型分析相比具有显著的优势，因此该技术在 POC 的遗传学检测中具有较大的应用前景。

847. 为什么 BoBs 技术可以用于胚胎植入前遗传学检测

答：在人类辅助生殖（IVF）胚胎中，20%～50% 存在染色体数目异常。已有数据表明，对 3 天的卵裂球或 5 天的囊胚进行染色体数目异常的遗传学检测可将怀孕成功率从 41% 提高到 69%。这一结果说明，开展全面的植入前遗传筛查（PGS）对提高 IVF 的成功率和保证生育质量具有显著的促进作用。KaryoLite BoBs 技术完整覆盖人 24 条染色体，且具有检测时间短、结果解释简单、检测通量高、价格便宜等优势，已在临床 PGS 中得到初步应用并取得较好的效果。

848. 为什么 BoBs 技术具有较高的性价比

答：在产前诊断中，传统核型分析技术仍是目前主要的遗传学检测技术。同时，FISH、MLPA 技术及 QF-PCR 技术等染色体异倍体快速检测技术（rapid aneuploidy testing，RAT）也在产前诊断工作中得到了初步的推广应用。此外，CMA 技术因其极高的分辨率和敏感性等在产前诊断工作中的应用也得到了越来越多的关注。但是，上述技术无一例外均存在程度不一的局限性，如：核型分析技术需要细胞培养、分辨率低、检测通量低；FISH 和 MLPA 技术检测范围窄、检测成本高；CMA 检测成本高、结果解释复杂等，一定程度上影响了这些技术在产前诊断工作中的应用。Prenatal BoBs 技术针对 21 号、18 号、13 号、性染色体的异常及 9 种相对常见的染色体微缺失开展检测，具有检测时间较短（一般 2 天出报告）、检测结果简单明了、检测通量高（一次 96 个标本）且检测成本较低等优势，因此综合评估该技术具有较高的性价比。

849. 为什么 BoBs 技术在产前诊断中不能完全取代核型分析

答：有研究报道，在 4282 例接受产前诊断的病例中，共检出 65 例携带了染色体结构重排（1.5%）；其中，染色体平衡易位 40 例，非平衡易位 22 例，mark 染色体 3 例。Choy 等在香港进行的一项大型回顾性研究中发现，在 2151 例合格标本中共检出染色体结构重排 48 例（2.23%）；其中，染色体平衡易位 11 例，染色体倒位 34 例，mark 染色体 3 例。更重要的是，利用 BoBs 技术均未能检出上述染色体结构重排异常。因此，从上述数据来看，产前诊断病例中有相当一部分携带了染色体结构异常，且此类异常能够通过核型分析技术进行检测，而 BoBs 技术在此类染色体异常的检测中具有重大的技术局限性。综上所述，在产前诊断工作中，BoBs 技术尚不能完全取代核型分析，而应强调各种遗传检测技术的综合应用。

850. 为什么 BoBs 技术基本上没有临床意义未明变异问题的困扰

答：按照 ACMG 关于遗传变异的分类标准，将一类实验已确认、但与患者疾病表型的关系尚未被充分证实的遗传变异归为临床意义未明变异（variant of uncertain significance，VOUS）。随着高通量基因组学检测技术（如：CMA、高通量靶向测序、WES 等）在临床疾病分子诊断中的应用，VOUS 的检出不可避免，关于 VOUS 的报告及解读已成为困扰临床分子诊断从业人员的重要问题。Prenatal BoBs 技术的检测范围主要覆盖 21 号、18 号、13 号、性染色体的异常及 9 种相对常见的染色体微缺失，检测结果简单明了，基本上不会出现 VOUS 的问题。

（郑昭璟）

第九节 下一代测序技术

851. 为什么下一代测序可以实现标本的高通量检测

答：在下一代测序仪的测序深度满足需要的前提下，大量标本经处理后可以在同一台机器上混合测序，从而实现了标本的高通量检测。在这个过程中，需要将特定的条形码序列连接到每个标本的 DNA 片段上，之后便可将标本混合后在同一次运行中完成测序。通过这种策略，在一次实验中可以同时完成多个标本的测序，显著降低了时间成本以及试剂、仪器成本。得到原始测序数据之后，依据连接在不同标本片段上的特异条形码序列，便可将不同标本的测序信息分离。高通量测序技术的发展使得基因组测序的成本不断下降，以往人类基因组计划花费了大约 30 亿美元，而目前人类基因组测序只需要几百美元，成本的下降也促使研究人员对更多的标本进行分析以获得更详尽的数据。

852. 为什么目前常用的下一代测序系统需要对模板 DNA 进行扩增

答：目前大多数下一代测序平台的成像系统都不是按单分子荧光信号检测设计的，而是基于化学基团产生的荧光信号。只有在核苷酸分子达到一定数量的前提下，荧光信号才能被有效检测。然而通常情况下，标本 DNA 含量远低于测序的需求，因此必须先对模板 DNA 进行扩增。最常用的模板 DNA 扩增方法有两种，分别为乳化 PCR（emulsion PCR）和固相桥式扩增。乳化 PCR 将水相 PCR 与油混合制成微小的悬浮水乳液进行高通量 PCR，这种技术在无细胞系统中进行扩增，避免了细菌克隆等方法带来的基因组序列的损失。固相桥式扩增则在玻璃固相表面连接接头引物，与随后制备的 DNA 模板分子配对后桥式扩增，可以产生数千万的随机分布的扩增簇。经过扩增后 DNA 分子得以数量级的放大，在测序过程中便可以通过检测荧光标记的脱氧核糖核酸释放的信号来完成检测。

853. 为什么单分子测序是下一代测序发展的趋势

答：单分子测序与现在普遍使用的的下一代测序在技术上存在本质不同，可以直接对单个分子进行测序。在模板制备方面，虽然下一代测序使用的模板扩增方法比细菌克隆等方法具有优势，但这些方法在使用时非常繁琐且需要较大量的基因组 DNA（大约 3～20μg）。与之相比，单分子测序模板的制备更加直接且需要 DNA 量较少（<1μg）；另外，单分子测序模板的制备不需要 PCR 过程，既可以避免在扩增过程中引入的 DNA 突变，也可以避免在扩增过程中对富含 AT 和富含 GC 序列的偏好性。在测序过程中，单分子测序可以产生超长的读长结果，具有高度的均一性，可以获得许多当前测序平台无法得到的基因组信息。虽然单分子测序系统还存在错误率高、成本高及通量低等缺点，但随着技术的改进及完善，其必将是下一代测序发展的趋势。

854. 为什么 Illumina 测序仪的测序方法称为"边合成边测序"

答：Illumina 测序平台采用的测序策略为在进行 DNA 样品扩增的同时进行检测，因此也称为"边合成边测序"。具体过程为：待测 DNA 片段化连接好接头后，将其变性为单链分子与测序通道上的接头引物结合形成桥状结构；随后通过添加非标记 dNTP 和酶将待测片段扩增为双链桥形片段；将互补的单链锚定到固相表面，继续循环扩增；之后加入四种荧光标记的 dNTP、酶及接头引物进行扩增，这四种荧光碱基在不同波长光的激发下，可以产生不同的荧光。因此每个测序簇延伸互补链时，每加入一个被荧光标记的 dNTP 便可测到相应的信号，通过计算机程序可以对荧光信号进行获取，并将其最终转换为序列信息，荧光碱基上同时还存在中止基团，在读取完一轮反应的荧光信号之后，便可以去除该中止基团，继续下一轮的测序反应。

855. 为什么目前分子诊断中外显子组测序比全基因组测序更有优势

答：分子诊断是下一代测序技术应用较多的领域，由于目前的分子诊断知识库建立于对蛋白质编码基因较好注释的基础之上，相关领域研究人员对这部分基因组区域的变异更感兴趣。外显子组测序是富集外显子区域的 DNA 序列后，通过高通量测序，发现与蛋白质功能变异相关遗传突变的技术手段。相比于全基因组测序，外显子组测序更为经济实用：由于非编码区域的功能大多未知，许多疾病的研究更关注于蛋白质编码基因，将测序靶标限制在这些区域，有助于降低数据分析难度；外显子测序靶点仅占全基因组的 1% 左右，有效降低了测序周期和费用，同时还可以以较深的深度进行测序，提高敏感性与准确性。因此，当研究与疾病相关的编码区的基因组变异时，全外显子组测序比全基因组测序更为经济实用。

856. 为什么单细胞测序具有优势

答：单细胞测序，顾名思义是对单个细胞内基因组进行测序的技术。由于一个细胞中基因含量仅为 pg 级，首先需要对其进行扩增，这一技术曾一度被质疑，但近年来越来越多的研究人员开始对其进行推广，原因为：组织以及肿瘤等样品本身就是多种细胞类型的混合，常用的基于组织的测序过程实际上得到的是多个不同类型细胞的平均结果，无法反映各种细胞之间的差异性；不同类型细胞间基因组可能存在巨大差异；随时间推移，有些细胞在分裂过程中还会发生变异，因此，同一组织的同一类型的细胞基因组也存在差异。随着下一代测序技术的发展，人们已有能力对单个细胞进行测序分析，来揭示不同细胞之间基因变异、基因表达的差异。因此单细胞测序已受到广泛关注，越来越多地应用于疾病研究中。

857. 为什么下一代测序不能完全取代 Sanger 测序

答：下一代测序是将 DNA 随机切割成小片段 DNA 分子，然后通过给这些小分子片段的末端加上接头制成文库，用大于 Sanger 测序几十倍的深度进行小片段测序，然后根据序列重叠部分用软件拼接组装。这个过程虽然通量高，但是实验技术复杂，测序读长较短。如果待测 DNA 区域较少，采用下一代测序进行检测会造成巨大的浪费，且数据难以分析。相对而言，Sanger 测序每个反应长度可达到数百个碱基，具有较好的准确性，特别是需要对单一的已知目标基因进行测序时，Sanger 测序不仅成本低廉，实验操作门槛低，而且结果更可靠，依然是基因检测的"金标准"。因此，下一代测序作为一项高通量的技术，适用于多靶点多样品同时测序；介于测序成本还相对昂贵，下一代测序还不能完全取代 Sanger 测序。

858. 为什么双端测序优于单端测序

答：单端测序的过程是将待测基因组标本随机打断为短片段，再将引物序列连接至 DNA 短片段一端，随后将接头加到末端，再将此片段固定在固相表面合成 DNA 簇进行上机测序。双端测序需要的 DNA 量与单端测序相同，在构建待测 DNA 文库时在两端接头上都加上测序引物结合位点，第一轮测序完成后，去除第一轮测序的模板链，用对读模块引导互补链在原位置再生和扩增，以达到第二轮测序所用的模板量，进行互补链的合成测序。双端测序使得含有重复序列的 DNA 区域更容易比对，并且可以产生更长的拼接序列，也有利于检测基因组重排、插入缺失及转位等。因此，由于提高了所测得序列比对到参考基因组序列的可能性，双端测序显著提升了测序数据的质量。

859. 为什么肿瘤基因突变检测需要深度测序

答：对于高通量测序来说，测序深度决定了每个碱基的准确性。当待测标本不具有异质性时，由于每个碱基只有一种形式，不需要太高的测序深度就可以得到较好的结果。而当标本具有异质性时，对于含量较少的细胞来说，同样的测序深度覆盖到基因组的读长就会更少。肿瘤标本中，往往混有正常细胞以及肿瘤细胞的多种亚克隆。当肿瘤标本中含有 50% 的正常细胞时，如要达到 100% 纯肿瘤标本同样的可信度，便需要将测序深度加倍。而当肿瘤标本是多克隆时，克隆种类越多，就需要更深的测序深度来得到每个克隆的变异信息。另一方面，起始肿瘤标本中 1% 的克隆在产生抗药性的过程中可能是优势克隆，如果要测到这 1% 的克隆便至少需要 100x 以上的测序深度。因此，肿瘤标本的纯度、异质性等均需要深度测序来提高检测的敏感性。

860. 为什么基因组测序数据可以采用多种组装方式

答：基因组测序所得的原始数据相对于整个基因组来说都是非常短小的片段，将这些小片段拼接成较为完整的基因组是一项很有难度的工作。基因组测序数据可以用两种方法来组装：当一个物种有参考基因组时，对此物种的测序都可以比对到此参考基因组的特定位置，这种组装方式相对比较快，也更节省计算资源；当无法找到可用的参考基因组时，便只能通过从头组装来完成测序数据的拼接，这需要涉及复杂的算法比如使用 k-mers 构建 de Bruijn 图（针对短读长）或 overlap-layout-consensus 方法（针对长读长）。从头组装不会引入比对工具及参考基因组相关的误差，可以发现与参考基因组比对时会丢失的新变异。在实际应用中，真正需要从头组装是非常困难的，如果没有已知的基因组信息，往往会采用近缘物种的基因组作为参考辅助拼装。

861. 为什么全基因组重测序需要首先与参考基因组做比较

答：全基因组重测序后如果要比较标本之间的差异，技术上完全可以指定任一标本作为参照并与之比较，但这样做几乎没有意义。首先，现有的下一代测序技术读长受到限制，在没有标准基因组作为参考的情况下，很难拼出完整的参考基因组；其次，如果是多倍体物种，其基因组中必然存在大量杂合位点，在拼接基因组时，针对杂合位点无论使用哪个碱基作为参考都无法获取杂合信息，使得后续分析产生大量假阳性与假阴性结果。因此，重测序标本间的比较必须将标准基因组作为桥梁，所有标本比对到参考基因组上之后再互相比较。此外，采用标准基因组作为中间桥梁，所有标本的基因组重测序信息都可以基于这个标准基因组，只记录变异的位点信息，有助于基因组信息的存储与比较。

862. 为什么下一代测序可以用来测定转录组

答：下一代测序本质上是通过信号检测获得模板 DNA 样品的读长信息。转录组测序（RNASeq）是下一代测序技术在生物标本全转录组测序中的应用。实际上，RNASeq 的本质依然是对 DNA 进行测序，实验过程可以概括为：首先，从组织或细胞标本中提取 RNA 并反转录为 cDNA，再将 cDNA 作为模板 DNA 采用下一代测序进行检测。假设反转录过程中，每个 RNA 分子的扩增是线性无偏倚的，反转录后 cDNA 中对应的片段数量便反映了这个 RNA 的表达量。进行下一代测序时，对于某一特定基因，测序得到的基因片段读数与此基因的表达量呈正比。因此，通过下一代测序技术，便可以通过统计所测得片段的读数来间接反映基因表达量。

863. 为什么下一代测序在测定基因表达方面比基因芯片更具优势

答：下一代测序应用中的 RNASeq 使得快速检测转录组成为可能，优于基因芯片检测技术。首先，基因芯片基于探针杂交技术，可能引入探针错配，对于低表达量基因的定量效果不佳，而 RNASeq 技术不需要物种或转录本特异的探针，可以检测新的转录本、基因融合、单核苷酸变异、插入缺失以及其他基因芯片无法检测到的未知变异；其次，基因芯片的杂交技术使得基因表达的检测受限于背景信号及探针饱和信号之间，而 RNASeq 基于测序读数的定量，可以检测的动态范围更广；再次，RNASeq 对基因、转录本及差异表达的检测都具有更好的特异性与敏感性。另外，在检测稀有转录本及弱表达基因时，RNASeq 很容易通过增加测序深度来完成。由于具备这些优势，目前的基因表达研究越来越倾向于基于下一代测序的 RNASeq 方法。

864. 为什么 RNASeq 实验获得的原始数据需要归一化

答：由于 RNASeq 实验是对标本中的转录本打断后随机取样，因此，如果一个基因的表达水平越高，该基因上测得的读段数目就会越多；如果某个基因的长度较长，则该基因上测得的读段也会较多；如果 RNASeq 实验中测序深度较深，那么基因上的读段数目也会较多。由于测序深度、基因长度等决定了测序读段数目，因此当需要衡量基因间表达量差异时需要针对这些参数进行归一化。常见的归一化方法有：RPKM（reads per kilobase of exon per million reads mapped）、FPKM（fragments per kilobase of exon per million reads mapped）、TPM（transcript per million reads）。当采用单端测序时，RPKM 与 FPKM 是一样的；当双端测序时，应当采用 FPKM。在实际应用中，RPKM 与 FPKM 是早期使用的方法，目前的研究建议更多地采用 TPM 的归一化方法。在比较两组样品表达量差异时，如果没有生物学重复，无法进行 t 检验，则不应采用这些归一化的数值进行比较，而应利用基于负二项分布模型的方法（如 DESeq 和 edgeR）。

865. 为什么 RNASeq 数据分析中 RPKM 的应用具有局限性

答：RPKM 即每一百万条 read 中，对基因的每 1000 个碱基而言，比对到该 1000 个碱基的 read 数，即每百万读段中来自某个基因每千碱基上映射的平均读段数。在 RNASeq 技术出现的早期，主要是针对单端测序技术，这种归一化方法曾得到了广泛应用。然而，随着研究的深入，人们发现 RPKM 仍具有局限性：RPKM 以读段在基因上均匀分布为前提，这在 RNASeq 实验中是不现实的；没有考虑跨间接结合区的读段，这种读段带有大量转录本信息，将这种读段当作普通读段，处理方法过于粗糙；无法计算剪接异构体的表达水平。此外，不同标本中，所有基因的 RPKM 总和可以是不同的，这就造成了不同标本之间无法比较某一个基因转录在不同样品总 RNA 的比例。因此，RPKM 在 RNASeq 数据分析中的应用具有局限性。

866. 为什么要对下一代测序的测序方法与测序流程进行选择

答：下一代测序有多种可供选用的技术平台且在不断更新，每一个平台都有自己的优点和缺点，必须以动态的眼光分析现有的技术平台，根据实验室的需求进行权衡选择。测序通量、标本量、标本质量、读段长度（读长）、测序覆盖深度是在选择测序平台时权衡考虑的主要因素。此外，特定基因组区域所需的覆盖深度可受到序列结构的影响，例如有些富含 GC 区域、碱基重复区域，可能需要更深的覆盖倍数才能产出质量合格的序列。针对不同的检测项目需要的具体要求，也将影响测序通量和多标本混合检测容量。为特定临床项目建立覆盖深度标准时，应考虑到该项目所需的分析准确度和精密度。如果对遗传背景不同的混合标本进行测序时，就需要更高的覆盖率才能成功检出变异。

（王波　耿娟）

第十节　无创产前检测技术

867. 为什么高通量测序无创产前检测可检测胎儿的染色体非整倍体异常

答：母血浆中存在胎儿游离 DNA（cffDNA）是无创产前检测的物质基础，胎儿游离 DNA 具有以下特点：①几乎全部来源于胎盘的滋养层细胞，孕 7 周胎儿胎盘循环建立后，cffDNA 即以一定的比例稳定存在于母体外周血中，并随着孕周增加而增加，但存在个体差异；②片段较小，平均 166bp 左右；③平均半衰期为 16.3 分钟（4～30 分钟），分娩后短时间内消失，2 小时就无法检出，因此前次妊娠情况不影响再次妊娠检测结果。利用大规模平行测序技术（massively parallel sequencing，MPs）对母体外周血中的游离 DNA（包含了来自母体和来自胎儿的 DNA）进行深度测序，得到母亲血浆中游离 DNA 的序列情况，再通过专业的数据分析将这些序列比对到各个染色体上就可以判断胎儿染色体是否存在非整倍体的情况。在母亲染色体数目正常的前提下，如果数据分析得出的染色体数目有异常，则说明胎儿存在染色体的非整倍体。

868. 为什么无创产前检测实验过程中需要进行多点质控

答：无创产前检测的实验操作复杂、流程较长，为保证检测结果的可靠性，无创产前检测从取样、实验到分析的整个流程都要有严格的质量控制，实验过程应设立多个质控点进行监控，主要包括以下几个质控点：①标本制备环节：血浆分离时须根据溶血情况进行质控，将血浆分为正常、微溶血、中度溶血、重度溶血，溶血标本由于有核细胞破裂，使母体基因组 DNA 释放到血浆，造成 cffDNA 的含量比例下降，影响检测结果的准确性，因此溶血标本需要重新抽血；②文库制备环节：文库构建完成后须根据文库浓度和文库片段大小与分布对文库质量进行质控，不合格的文库应重新构建；③上机测序环节：测序完成后根据测序结果对测序做一个质控，质控结果合格的数据进行分析，不合格的应重新测序；④数据分析环节：数据分析过程中会对数据进行质控，合格的出报告，不合格的重新测序或者重新文库构建。通过以上的一系列质控，以保证无创产前检测结果的准确性。

869. 为什么无创产前检测要使用高通量测序的方法

答：在孕妇外周血中母源性游离 DNA 占绝对优势，cffDNA 只占孕妇血浆总 DNA 约 5%～10%，因胎儿发生染色体非整倍体而导致的血浆游离 DNA 含量的变化十分微小，所以通过常规检测方法或 Sanger 测序很难检测到 cffDNA 的染色体异常，需要通过更为灵敏的测序技术进行检测。高通量测序技术的快速发展和成熟为 cffDNA 的检测提供了技术保障。

870. 为什么无创产前检测有时会用黑色盖子的 STRECK 采血管采血

答：无创产前检测属于无细胞 DNA 检测范畴，因此在标本的处理、运输过程中要避免有核血细胞破裂和基因组 DNA 释放而增加检测背景，影响检测结果的准确性。通常情况下采血后要及时分离血浆，在不能及时分离血浆的情况下，为方便标本的采集、运输和储藏，须采用黑色盖子的 STRECK 采血管采血。STRECK 血液保鲜管中所含的防腐剂能稳定有核血细胞，防止释放细胞基因组 DNA，且能抑制无细胞 DNA 的核酸酶介导降解，有助于无细胞 DNA 的整体稳定，可在 6~37℃下稳定保存 14 天。

871. 为什么无创产前检测标本采集和运输有特别要求

答：由于使用的采血管种类不同，无创产前检测的标本采集和运输要求有所区别：①使用 EDTA 抗凝管则采集 5~10ml 的母亲外周血，颠倒混匀后 4℃暂存，血液在离体 8 小时内必须进行血浆分离；②使用 STRECK 管则采集 10ml 母亲外周血，颠倒混匀后常温 6~35℃保存和运输，在离体 72 小时内进行血浆分离。分离后的血浆短期（一周内）可以在−20℃的冰箱保存，长期−80℃条件保存，避免反复冻融；血浆标本运输时须使用干冰运输。

872. 为什么无创产前检测实验室需要进行功能分区

答：为保障无创产前检测结果的准确性，防止高浓度的 DNA 气溶胶对低浓度 DNA 区域的污染，无创产前检测实验室须依据《医疗机构临床基因扩增检验实验室管理办法》规定的标准和规范，对实验室进行分区。实验室一般包含四个功能分区，分别为：试剂准备区、标本与文库制备区、文库扩增与检测区、测序区。各区的实验功能如下：①试剂准备区：进行实验需要的试剂的前期准备和配置；②标本与文库制备区：进行 DNA 提取和文库构建 PCR 步骤前的工作；③文库扩增与检测区：文库的 PCR 扩增，扩增后纯化和文库的质控；④测序区：进行文库的上机测序。

各个区要有独立的房间和缓冲间及适用的面积，具备必要的给排水设施、紫外消毒等设备，符合各自单独的环境要求（表 5-1）。人员和标本必须按照从试剂准备区→标本与文库制备区→文库扩增与检测区→测序区单向流动。

表 5-1　临床基因扩增检验实验室不同分区的环境要求

分区	温度	湿度	压差
试剂准备区	18~27℃	30%~70%	+15PA
标本与文库制备区	18~27℃	30%~70%	+5PA
文库扩增和检测区	18~27℃	30%~70%	−5PA
测序区	20~25℃	40%~60%	−15PA

873. 为什么无创产前检测标本血浆分离要采用两步离心法

答：研究显示，采用一步离心法进行血浆分离时，如果离心速度低则不能很好的将血浆分离出来，如果离心速度高则会导致母体血液中有核细胞的破裂，造成检测背景过高，所以应使用两步离心法。具体步骤如下：①离心机预冷至 4℃，全血 1600g 离心 10 分钟，离心后将上层血浆吸取转移到 EP 管内；②将上一步分离的血浆置于预冷至 4℃离心机内，进行第二次离心，16 000g 离心 10 分钟。离心后将上清转移到新的 EP 管内，贴好标签备用。

874. 为什么无创产前检测要进行文库质控

答：无创产前检测的文库构建完成后要对文库的质量进行质控，以判断文库构建是否合格。合格的文库可继续进行后续实验，不合格则须重新进行文库构建，以节省因不合格文库造成的成本和时间的浪费。质控主要包括两个方面：一个是文库的片段大小，主峰片段大小在 220~280bp，无引物污染和接头污染（片段大小在 85~95bp 和 125~140bp），一般的检测方法是通过 Aglilent 2100/2200 片段分析仪或其他可以分辨片段大小的检测仪，但是一般不通过凝胶电泳来看片段大小，因为文库的浓度很低，通过凝胶电泳无法监测污染的情况；另一个是文库的浓度要求，文库浓度大于 0.1ng/ul，一般通过 Qubit 定量仪定量或者使用 Q-PCR 进行定量。

875. 为什么不同的测序平台对文库进行质控时要用不同的方法

答：目前常用的对文库进行质控的方法有：荧光定量 PCR 法、毛细管电泳法、Qubit 定量法。

（1）荧光定量 PCR 法：原理主要有两种：一种是荧光染料法，这种荧光染料在游离的状态下不发光，加入到双链 DNA 后即可发光。所以每形成一条双链 DNA 都有一定数量的染料结合上去并产生荧光信号，信号强度与 DNA 分子总数成正比。另一种是探针法，带着荧光基团的探针可以特异性的与模板序列结合，当 PCR 退火开始后，DNA 开始聚合，延伸过程中遇到与 DNA 模板链结合的探针，Taq 酶的外切酶活性会切断探针使发光基团游离发光。每产生一条 DNA 链，就切断一条探针，产生一个单位的信号，最终信号强度与结合探针的 DNA 分子数成正比。荧光定量 PCR 法的准确性高，但操作繁琐费时，同时不能检测标本的片段长度。所以当使用对上机浓度容忍度低的测序平台时，建议使用荧光定量 PCR 法配合毛细管电泳法对文库进行质控。

（2）毛细管电泳法：是利用毛细管电泳的原理，通过标本的迁移时间来判断标本的片段大小，凝胶-染料基质中的荧光染料可嵌入 DNA 双链，通过激光激发荧光，使其被仪器检测到。毛细管电泳法具有出色的分析能力，可以检测到浓度很低的标本，具有高重现性和高稳定性，所以常利用毛细管电泳法来分析无创产前的文库标本片段大小。

（3）Qubit 定量法：采用专门研制的荧光检测技术，该技术采用只有与 DNA 结合后才发出荧光的染料，荧光信号的强度与 DNA 成正比。由于 Qubit 定量法没有选择性，文库中其他非文库的 DNA 污染时会影响结果的准确性，所以其准确性不如荧光定量 PCR 法，但操作简单、成本低，因此对一些对上机浓度容忍度较高的测序平台，可以用 Qubit 定量法结合毛细管电泳法对文库进行质控。

876. 为什么孕期合并肿瘤的患者不适宜用高通量测序法进行无创产前诊断

答：肿瘤患者的肿瘤组织细胞会因为细胞的凋亡而有一部分碎片 DNA 进入其血液循环系统，成为血浆中的游离 DNA，称为循环肿瘤 DNA（circulating tumor DNA，ctDNA）。ctDNA 片段大小与孕妇血浆中胎儿游离 DNA（cffDNA）相似，为 166bp 左右。研究显示 ctDNA 的浓度会随着肿瘤恶化程度的增加而增加。当孕期合并肿瘤的时候，孕妇外周血中不仅有母亲的 DNA、cffDNA，还有 ctDNA。由于 ctDNA 和 cffDNA 的特点相似，很难将两者区分开，数据分析时会干扰结果的准确性。所以，孕期合并肿瘤的患者不适宜用无创产前高通量测序法进行检查。

877. 为什么高通量测序法无创产前诊断要在实验过程中加入阴阳性对照

答：在高通量测序法无创产前诊断的实验过程中加入阴性对照可以对实验过程、实验试剂和环境进行质控。如果文库质控时发现阴性对照浓度>0.1ng/ul，则整批标本都要从DNA提取开始重新建库，应怀疑有实验过程中弄混标本，或者存在试剂、环境的污染，并可以从这几个方面排查原因。实验过程中加入阳性对照可以对实验过程和数据分析结果进行质控。如果文库质控没有问题，上机测序完成后数据分析的阳性标本结果显示阴性，则要重新分析数据，如果重新分析发现结果不变则要重新进行DNA提取建库。阳性标本结果异常提示实验过程中混样或者阳性标本降解。

878. 为什么要定期对无创产前检测的实验室进行气溶胶检查

答：无创产前检测是对血浆中微量的游离DNA进行提取建库，游离DNA中胎儿DNA的浓度更低，气溶胶里容易包含小片段的DNA，所以实验室的气溶胶污染很容易影响无创产前实验检测的结果。如果在DNA提取建库的时候有气溶胶的污染，PCR扩增过程会放大污染，将影响数据分析结果。所以无创产前检测实验室建议每个月要对实验室气溶胶进行一次检查。

879. 为什么不是所有机构都能进行无创产前检测

答：原国家卫生计生委对无创产前检测的实验室从业机构、人员和仪器设备要求有具体规定：

（1）机构要求：①开展孕妇外周血胎儿游离DNA产前筛查与诊断的医疗机构应当获得产前诊断技术类《母婴保健技术服务执业许可证》；②开展孕妇外周血胎儿游离DNA产前筛查与诊断采血服务的医疗机构（以下简称采血机构）应当为有资质的产前筛查或产前诊断机构；开展采血服务的产前筛查机构须与产前诊断机构建立合作关系，并向省级卫生计生行政部门备案；③开展孕妇外周血胎儿游离DNA实验室检测的医疗机构应当具备临床基因扩增检验实验室资质，严格遵守《医疗机构临床实验室管理办法》《医疗机构临床基因扩增检验实验室管理办法》等相关规定，相应检验项目应当接受原国家卫生计生委临床检验中心组织的室间质量评价。

（2）人员要求：①从事孕妇外周血胎儿游离DNA产前筛查与诊断的专业技术人员应当按照《产前诊断技术管理办法》要求取得相应资质；②从事孕妇外周血胎儿游离DNA产前检测的实验室人员应当经过省级以上卫生计生行政部门组织的临床基因扩增检验技术培训，并获得培训合格证书。

（3）设备试剂要求：①在具备细胞遗传学实验诊断设备的基础上，同时具备开展孕妇外周血胎儿游离DNA产前筛查与诊断相应的主要设备，包括DNA提取设备、PCR仪、高通量基因测序仪或其他分子检测设备等；设备的种类、数量应当与实际开展检测项目及检测量相匹配；②设备、试剂和数据分析软件应当符合《医疗器械监督管理条例》和《医疗器械注册管理办法》等相关规定，经过食品药品监督管理部门批准注册。

只有符合以上标准的机构才能开展无创产前检测工作。

（张兰兰　徐晨明）

第十一节　植入前遗传筛查和诊断技术

880. 为什么只有优质的胚胎才能进行植入前诊断

答：卵裂期优质胚胎的选择标准包括细胞分裂速度正常、卵裂球大小均等、无胞质碎片或者碎片程度小于 10%。一般情况下，胚胎发育到受精后第三天的时候，卵裂球数目应达到 6 个或以上。卵裂期胚胎植入前遗传学诊断的流程包括活检和诊断，在胚胎活检时，使用活检针吸取 1~2 个卵裂球。已有研究证实，对于优质胚胎，丢失 1~2 个卵裂球，对该胚胎之后的胚胎发育潜能、胚胎种植率和妊娠率均没有显著影响。优质胚胎的卵裂球大小均一，可显著提高下游植入前诊断的准确度和灵敏度。卵裂球不均与较高程度的染色体畸变有相关性，对妊娠结果的负面效应已被证实。因此，选择优质胚胎进行活检可从形态学层面筛选，减少不必要的检测，降低费用。

881. 为什么开展植入前检测技术的实验室需要具备严格的实验室条件

答：植入前遗传诊断的检测标本为活检的单个细胞或少数几个胚胎细胞，通常需要借助全基因组扩增（whole genome amplification，WGA）技术对检测标本进行预扩增。由于全基因组扩增技术灵敏度高，微量初始模板扩增时极易受到来源于外部环境的污染物污染，污染物与模板竞争扩增，经扩增放大后会影响检测结果的准确性。所以在植入前诊断过程中要严格控制各项操作步骤，防止污染引发不良后果。开展植入前检测技术的实验室在符合《医疗机构临床基因扩增检验实验室管理办法》（卫办医政函 2010 194 号）的基本要求外，还需设置用于单细胞全基因组扩增的独立区域，各室之间建立合理的气压差并配备独立的新风系统。

882. 为什么胚胎阶段活检标本需经全基因组扩增才能开展后续检测

答：全基因组扩增是对全部基因组序列进行非选择性扩增的技术，其目的是在没有序列偏向性的前提下大幅度增加 DNA 的总量。目前在胚胎植入前诊断领域较为常用的全基因组扩增技术主要包括基于 PCR 的扩增技术，如简并寡核苷酸引物 PCR（degenerate oligo-nucleotide primed PCR，DOP-PCR）和引物延伸预扩增（primer extension preamplification，PEP）；恒温全基因组扩增技术，如多重置换扩增技术（multiple displacement amplification，MDA）和 pWGA；多次退火环状循环扩增技术（multiple annealing and looping-based amplification cycles，MALBAC）。在胚胎阶段活检的标本量极少，在极体和卵裂球阶段仅能活检 1 个细胞，在囊胚阶段也仅能活检 3~5 个细胞。这些微量的 DNA 仅能使用巢式 PCR（或多重巢式 PCR）检测单个（或有限几个）位点的信息，无法满足现有大部分实验技术的检测要求，只能通过全基因组扩增来增加 DNA 的拷贝数，满足下游多次、多位点检测的 DNA 标本量的需求。

883. 为什么可使用简并寡核苷酸引物 PCR 技术进行全基因组扩增

答：简并寡核苷酸引物 PCR（DOP-PCR），是一种基于 PCR 技术的全基因组扩增方法，1992 年这一技术在 Genomics 上发表，最早由 Telenius 等提出，其原理是使用部分简并的引物进行 PCR（引物中间部分含有 6 个随机碱基），在最初的几个循环过程中使用较低的温度（约 25℃）进行退火以确保引物与模板的结合，并缓慢升温至引物延伸温度进行引物延伸，完成最初几个循环后再使用相对较高的退火温度（约 55℃）进行多循环常规 PCR。对 DOP-PCR 结果影响较大的因素是聚合酶及引物浓度，因此需要进行优化，以获得最佳实验结果。该方法可扩展性较好，在后续的使用中很多用户对该方法进行了改进，目前临床使用的 DOP-PCR 技术操作简便，最低起始模板量 50pg，产物片段大小在 0.2~10kb 之间，多集中在 400~500bp。

884. 为什么多重置换扩增技术是一种可应用于 PGD 的全基因组扩增技术

答：多重置换扩增技术（MDA）是一种不以 PCR 为基础的、基于等温反应的扩增技术。该技术使用 phi29 DNA 聚合酶和耐核酸外切酶活性的六聚体随机引物，不需要经过 PCR 热循环过程，只在 30℃ 的条件下恒温即可反应。Phi29 DNA 聚合酶是一种高保真聚合酶，具有 3′ 到 5′ 外切酶校读能力，并且具有特殊的多重置换和连续合成特性。MDA 的反应过程如下：首先随机六碱基寡核苷酸作为引物在多个位点与基因组模板 DNA 退火，接着 phi29 DNA 聚合酶在 DNA 的多个位点同时起始复制，它沿着 DNA 模板合成 DNA，同时取代模板的互补链。被置换的互补链又成为新的模板来进行扩增，成为一个级联分支的放大系统。由于 Phi29 DNA 聚合酶不从基因组 DNA 模板上解离，使得生成的 DNA 片段能延长到 100kb 左右，并且序列是无偏差的。这个酶具有 3′-5′ 的核酸外切酶标定活性，其错误率比基于 Taq DNA 聚合酶的方法低大约 1000 倍。基于这些特性，MDA 技术的全基因组扩增产物具有更高的产量、保真性以及更低的扩增偏好性，被广泛应用到植入前遗传学诊断领域中。

885. 为什么多次退火环状循环扩增技术是均一性最好的全基因组扩增技术

答：多次退火环状循环扩增技术（MALBAC）是一种准线性扩增技术，2012 年 12 月这一技术由我国学者谢晓亮团队在 Science 上发表。MALBAC 技术利用特殊引物，该引物含一个包含 8 个变化多样的核苷酸黏性部分，可与模板 DNA 随机互补，从而使得它们能够附着到 DNA 链上，充当 DNA 复制起点；再加上一个包含 27 个核苷酸的共同序列，通常是 GTG AGT GAT GGT TGA GGT AGT GTG GAG，这一共同序列通过将自身掺入到新拷贝链，使得扩增子的结尾互补而成环，防止了过度拷贝，从而大大地降低了扩增偏倚。MALBAC 技术优势在于：①降低 PCR 扩增偏倚，使在单细胞中最大可达 90% 以上的基因组能被测序；②使在检测单细胞中较小的 DNA 序列变异更容易，因此能够发现个别细胞之间的遗传差异；③灵敏度高：单细胞、单染色体或 0.5pg 的基因组 DNA 即可进行扩增；④扩增均匀性显著优于其他同类技术，低覆盖度测序数据即可进行 CNV 分析，用于染色体三体检测及染色体微缺失变异检测；⑤扩增产物用途广泛：可用于下一代测序、微阵列分析、qPCR、基因克隆等。

886. 为什么全基因组扩增时需进行全流程质量控制

答：全基因组扩增由于其起始模板量少等特点，对整个实验体系提出了更高的要求，在操作时需注意以下各个方面：①试剂的保存和使用：所有试剂应放置-20℃保存，使用前高速短暂离心，使用时需在冰盒中保持低温，使用完成应及时放回-20℃；②活检标本的保存和取用：活检标本-20℃可保存一周，-80℃保存，一般最多放置1个月，在WGA前，取出细胞在冰盒上解冻后再进行后续实验；③污染控制：实验操作需严格控制污染的发生，每次实验应设置多点阴性对照，至少包括胚胎活检和全基因组扩增前的空白对照；④全基因组扩增产物的保存和运输：-20℃长期保存，干冰运输。

887. 为什么需检测全基因组扩增产物效率或污染情况

答：全基因组扩增因为起始细胞量的限制，存在较高的扩增失败或者被污染的可能。这类问题对后续检测结果影响巨大，因此需在开展后续实验前对扩增产物进行效率和污染物检测。

（1）全基因组扩增产物效率检测：对于基于DOP-PCR或MALBAC的全基因组扩增，在扩增完成之后，测量扩增产物的浓度，若扩增产物的浓度达到一定的量（一般是与扩增的空白对照组的浓度进行对比），则认为扩增是成功的。但是对于MDA这种扩增方法，其扩增存在一定的偏好性，单纯的通过测量产物浓度不能确定扩增成功与否，可以通过对全基因组扩增产物进行多对（一般为8对）管家基因的PCR来检测其扩增成功与否，并通过得到管家基因扩增子数目来对MDA方法的全基因组扩增进行评级，能得到所有扩增子为最优，得到80%的次之，少于50%可以认为失败。

（2）全基因组扩增中出现污染的检测：可以通过SNP或STR位点来进行检测。利用质谱的方法获得父母和扩增产物的SNP位点信息，通过比较确定扩增产物是否来自于胚胎细胞。STR位点可以通过商业化的STR检测试剂盒进行检测，也可以根据需要设计引物针对性的对某几个位点进行检测。通过比较父母和扩增产物的STR位点的信息，判读扩增产物是否有污染。

888. 为什么不同的单基因病开展胚胎植入前诊断需采用不同的检测方法

答：单基因病数量众多，并且每种疾病的基因变异位点和变异类型多样化，同时各个家系也存在有无先证者、是否新发突变等各类复杂情况。在检测时我们必须根据这些情况选择合适的方法，保证结果的准确性。目前胚胎植入前诊断的方法主要有：①（多重）巢式PCR扩增后测序分析、酶切等传统的方法；②基于STR的连锁分析；③基于SNP的单体型分析技术；④核型定位（karyomapping）技术。

889. 为什么传统的Sanger测序方法在PGD应用中具有局限性

答：使用传统的PCR扩增后直接Sanger测序的方法应用于PGD，是一项非常复杂困难的工作，国内仅有少数大型生殖中心有条件开展。早期主要是巢式PCR扩增突变位点，由于无法克服等位基因脱扣（ADO）的问题，导致准确性较低。随着全基因组扩增技术的临床应用，对于单基因疾病诊断可采用突变位点检测结合单体型分析法，这样提高了单基因病PGD的准确率，但仍然无法克服其个性化定制的特性。检测人员必须针对每一种单基因疾病及特定的突变进行个体化设计，诊断流程复杂，周期很长。个体化设计的临床预实验需消耗大量人力，患者需等待 3~4 个月甚至更久，且价格昂贵。少数情况因基因突变的特殊性，或变异区域附近无法找到合适的用于区分单体型的 SNP 位点而使得诊断效率下降，出现漏诊或误诊的可能。目前随着核型定位和 NGS-PGH 在临床上的应用，传统的 PCR-Sanger 测序进行 PGD 的应用正越来越少。

890. 什么是等位基因脱扣

答：等位基因脱扣（ADO）指在单细胞或微量模板的 PCR 扩增过程中，来自双亲的两个等位基因只有一个扩增，另外一个不扩增或扩增的水平极低以至于达不到检测水平，导致其在 PCR 过程中丢失。ADO 是 PGD 基因扩增过程中经常遇到的问题，也是引起 PGD 误诊的关键影响因素。常染色体显性遗传性疾病的植入前诊断中如果突变点的等位基因发生了 ADO，可将致病的突变胚胎误判为正常胚胎而引起严重的临床后果。既往的研究表明通过囊胚期活检（增加检测起始细胞量）、使用改良的全基因组扩增技术或选择合适的 PCR 引物、优化扩增的实验参数可以减少 ADO 的发生率，但仍然无法完全避免 ADO 的发生。目前临床上主要采用同时进行多个遗传标记的连锁分析来防止 ADO 导致的诊断错误。

891. 为什么多次退火环状循环扩增技术能够有效减少等位基因脱扣的发生

答：多重置换扩增（MDA）技术和多次退火环状循环扩增（MALBAC）技术在减少 ADO 发生方面做了优化。根据现有文献报道，MALBAC 技术在这方面具有较为明显的优势。MALBAC 技术是一种准线性扩增技术，按照其技术原理能够减少 ADO 的发生。其关键是预扩增步骤进行了改良；所用引物 5′ 端为 27 个核苷酸的共同序列，3′ 端为变化多样的 8 个核苷酸。3′ 端随机结合到 DNA 模板上，在一次延伸后，完整的扩增产物含有 5′ 端固定序列，而半扩增产物则没有，半扩增产物被用作模板进行第二轮扩增，直到获得 5′ 端固定序列。完整的扩增产物会发生环化，不再被复制，防止了过度拷贝；再进行常规的 PCR 扩增，引物同样使用上述 27 个核苷酸组成的共同序列，只有完整的 DNA 才会被扩增。避免了在此过程中出现的等位基因脱扣现象继续传递下去，从而有效防止 ADO。

892. 为什么检测变异位点上下游遗传标记是一种防止 PGD 误诊的措施

答：遗传标记是指可追踪染色体、染色体某一节段、某个基因座在家系中传递的一种遗传特性，它具有两个基本特征，即可遗传性和可识别性。分子遗传标记（molecular genetic markers）是以个体间遗传物质内核苷酸序列变异为基础的遗传标记，包括短片段重复序列（short tandem repeat，STR）和单核苷酸多态性（SNP）等。STR 是由 2~6 个碱基对作为核心单位、串联重复形成的一类 DNA 序列，由于核心单位重复数目在个体间呈高度变异性并且数量丰富，构成了 STR 基因座的遗传多态性。SNP 是指在基因组水平上由单个核苷酸的变异所引起的 DNA 序列多态性，它是人类可遗传的变异中最常见的一种，占所有已知多态性的 90% 以上。SNP 在人类基因组中广泛存在，平均每 500~1000 个碱基对中就有 1 个，估计其总数可达 300 万个甚至更多。在变异位点的上下游同时检测连锁的遗传标记，随着检测位点的增加，即使有相当高比率的 ADO，通过连锁分析也能对结果进行判读，能够有效地防止 ADO 导致的 PGD 误诊。

893. 为什么要进行基于单核苷酸多态性的单体型分析

答：单体型是指位于一条染色体区域的一组相关联的 SNP 位点的集合。SNP 位点并不是独立遗传的，而是在染色体上倾向于以一个整体遗传给后代。单基因遗传性疾病 PGD 最大的问题是由于 ADO 的存在，而无法准确检测出致病位点的信息，因此需要通过与致病位点相关联的单体型来判断致病位点的信息，以避免 ADO 造成的 PGD 误诊。一般是通过完整家系的测序和遗传分析，推断出父母的单体型信息，再通过测序得到胚胎的 SNP 信息，来判断胚胎遗传自父母的单体型类型，并进一步判断胚胎是否遗传了致病基因的致病位点。

894. 为什么核型定位可作为单基因遗传性疾病 PGD 的通用技术平台

答：核型定位（karyomapping）技术是针对全基因组的单核苷酸多态性（SNP）位点设计的芯片，大约有 300 000 个位点。该技术使用 SNP 基因分型，通过检测父母和一位已知该单基因疾病遗传状态的近亲，如子代（作为参照），在全基因组范围内进行 SNP 基因分型，通过比较胚胎染色体中致病基因位点所在的 DNA 片段与已知疾病状态的亲属的同一片段的一致性，判断胚胎是否遗传了父母携带的致病突变基因的 DNA 片段，进而判断胚胎的致病基因携带状态。核型定位技术不需要针对特定的疾病或患者进行个体化设计，可筛查几乎任何单基因遗传性疾病，大大缩短了检测时间，已成为一种针对所有单基因遗传性疾病病种的通用 PGD 平台。

895. 为什么核型定位技术无法用于非典型孟德尔遗传性疾病

答：核型定位技术的分析原理是家系连锁分析，这些都是基于孟德尔遗传三大定律的理论基础上来实现的。非典型孟德尔遗传性疾病的性状或疾病在群体及家系中不具有典型的分布规律，无法通过对多个家系的调查和系谱分析对疾病的遗传方式作出初步判断并预测后代的发病风险，主要影响因素包括表现度、外显率、拟表型、遗传异质性与多效性、遗传早现与延迟显性、从性遗传与限性遗传、遗传印记等。这些影响因素导致了其遗传方式不符合孟德尔遗传三大定律，因此无法使用核型定位技术实现非典型孟德尔遗传性疾病的诊断。

896. 什么是染色体病植入前诊断/植入前筛查的主要方法

答：目前临床上常用的染色体病 PGD/PGS 方法主要有：①荧光原位杂交（FISH），FISH 是早期 PGS 的主流检测技术，由于探针标记的荧光素种类受限，FISH-PGS 技术仅能检测有限的几条染色体，随着芯片和 NGS 技术的广泛使用，FISH 逐渐退出该领域，目前仅用于部分阳性标本的验证和微小片段平衡易位携带者的胚胎检测；②微阵列比较基因组杂交（aCGH）/单核苷酸多态性（SNP）芯片，aCGH/SNP 芯片由于可以在全基因组范围内检测染色体的非整倍体及拷贝数变异，目前已成为 PGS 临床使用的主流技术之一；③高通量测序技术，高通量测序技术又名下一代测序技术（NGS），基于全基因组低深度的

NGS 技术除了可以检测染色体非整倍体外，其对拷贝数变异的检测比 aCGH 有更高的灵敏度，随着测序成本的降低和数据分析能力的不断提升，CFDA 已开放该类试剂盒的注册通道，NGS 技术正逐步成为 PGD/PGS 领域的主流技术；④细菌人工染色体标记-磁珠鉴别/分离技术（BoBs）等。

897. 为什么 FISH-PGS 技术具有局限性

答：FISH 在 PGS 中主要用于胚胎染色体非整倍体及性别的检测，其局限性主要有以下几个方面：①只能对有限的染色体（通常为 13、16、18、21、22、X、Y）进行分析，既往的研究表明在胚胎阶段除了以上染色体以外，其余的染色体均可能发生非整倍体，因此仅检测其中的部分染色体对于提升胚胎的着床率和抱婴率无明显效果；②对复杂的平衡易位不易作出正确的诊断，如需诊断该部分胚胎异常需定制特定的探针；③探针的杂交失败、信号的重叠、分离等会都影响诊断结果，目前临床未见生殖中心继续使用 FISH 作为 PGS 的诊断技术。

898. 为什么比较基因组杂交芯片技术在胚胎植入前筛查领域中具有技术优势

答：比较基因组杂交芯片（aCGH）技术是用不同颜色荧光染料标记待检 DNA 和正常对照 DNA，等比例混合后与正常男性的中期染色体杂交，通过荧光信号的相对强度比值，对待测标本的 DNA 进行分析，可以对染色体非整倍性、微缺失、微重复或者其他的不平衡染色体异常进行检测。aCGH 在临床上起初较多应用于肿瘤检测和新生儿疾病筛查等方面，随着全基因组扩增技术的发展，aCGH 技术逐步应用于 PGS 领域，由于其检测范围覆盖整个基因组，且具有操作简便、重复性好、自动化程度高、拥有成熟的分析软件等特点，已成为一种替代基于 FISH 的二代 PGS 技术。

899. 为什么 FISH-PGD 仍然具有不可替代的使用价值

答：基因芯片或下一代测序技术都具有一定的分辨率及受探针密度和全基因组扩增均一性差的条件限制，目前该两项技术在 PGD 检测阶段一般只能检出 5Mb 以上片段的拷贝数缺失或者重复，因此无法使用这两项技术检出片段小于 5Mb 的平衡易位携带者的胚胎。因此片段小于 5Mb 的平衡易位携带者夫妇的 PGD，目前仍需要依靠 FISH 来完成。通常利用平衡易位涉及的两条染色体片段的亚端粒/端粒探针和其中之一染色体着丝粒探针进行荧光原位杂交，检出染色体不平衡的胚胎。FISH-PGD 需要事先在外周血染色体上验证探针组合的有效性，并确定合适的探针配比浓度。由于 FISH-PGD 的检测范围仅限于易位的两条染色体，因此在条件允许的情况下，可在 FISH 信号正常或平衡的胚胎中，进一步用 aCGH 或 NGS 技术进行其他染色体非整倍体或拷贝数异常的检测，选择全基因组范围内未见非整倍体或拷贝数变异的胚胎进行移植。

900. 为什么要开展基于高通量测序技术的植入前筛查

答：NGS-PGS 技术是指利用高通量测序平台进行胚胎植入前染色体筛查的技术。通过对胚胎活检的细胞进行全基因组扩增，对扩增产物再进行建库和测序，测序得到数据进行信息分析，以检测胚胎染色体是否异常。运用高通量测序技术对于基因拷贝数变异的检测比 aCGH 有更高的敏感度和特异性，在进行胚胎染色体结构异常分析时准确度更高。同时由于 NGS-PGS 具有快速、操作简便、通量高、成本低的优势，NGS-PGS 将成为 PGS 的一种强有力的检测技术。

901. 为什么检出平衡易位携带者胚胎具有临床意义

答：传统的检测方法无法分辨完全正常胚胎或者携带了平衡易位的胚胎，只能通过孕中期或者新生儿脐血染色体核型分析才能检出平衡易位携带者，错过了干预时期，增加了子代的生育风险。目前随着技术进步发展起来的平衡易位携带者筛查的方法已有报道，主要有基于 SNP 芯片的连锁分析技术和基于显微切割结合高通量测序的技术。基于 SNP 芯片的连锁分析技术主要是根据夫妻双方和平衡易位携带者家属（或者不平衡易位的胚胎）的 SNP 芯片分析，构建易位染色体的单体型，通过分析胚胎 SNP 位点，确认是否遗传了平衡易位的染色体，从而区分完全正常胚胎和携带了平衡易位的胚胎。基于显微切割结合高通量测序技术的原理是对易位区域的染色体进行显微切割，DOP-PCR 扩增切割下来的 DNA，深度测序确定断裂点位置，根据断裂点位置设计跨断裂点区的长链 PCR 和断裂点上下游的 SNP 位点，确定是否为携带平衡易位的胚胎。

902. 植入前检测技术将来可能取得的进展有哪些

答：随着技术革新、PGD/PGS 近远期安全性的研究深入、患者对各类疾病检测要求的提高，PGD/PGS 技术可能从以下几个方向取得进展：①联合检测单基因疾病和非整倍体；②无家族史患者单基因疾病的 PGD；③无创性 PGD/PGS，包括胚胎代谢组分析和无创胚胎染色体筛查（non-invasive chromosome screening，NICS），NICS 是通过检测胚胎培养液中的 DNA，分析胚胎的染色体状况，从而筛选染色体正常的胚胎，该技术减少对胚胎的直接操作，避免胚胎细胞活检操作对胚胎造成的潜在风险；④线粒体 DNA（mtDNA）含量及片段化程度与胚胎着床率及抱婴率的分析。

（陈松长　徐晨明）

第十二节　单分子测序技术

903. 为什么单分子测序技术更具先进性

答：随着基因组学的快速发展及其在医学中的巨大应用潜力，单分子测序技术研发已取得长足进步。单分子测序技术，又被称为第三代测序技术（third generation sequencing），以与一代测序技术（Sanger sequencing）和二代测序技术（NGS）相区别。顾名思义，单分子测序技术较之一代、二代测序技术更先进，主要体现在以下几个方面：①单分子测序技术独特的测序原理以及测序试剂保证测序片段长度一般可达 5000bp、甚至长达 60kb；②单分子测序技术可对基因组中的高度重复序列、高 GC 含量序列、片段重复序列（segmental duplications，SDs）等进行测序；③单分子测序技术可检测大片段结构变异，包括 CNV、染色体异位、染色体倒位等。

904. 为什么利用纳米孔技术可以实现单分子测序

答：核酸序列测定领域中的目标之一是利用膜上构建的电偏压依赖的纳米尺度上的孔道对线性单链 DNA 或 RNA 分子进行测序。从 27 年前提出这一概念性设计到今天正式推出测序系统并投入使用，纳米孔测序技术已取得了巨大进步。在纳米孔测序技术中，纳米孔（如：MspA、α 溶血素、Phi29 等）作为膜两侧分布的腔室中所包含的离子溶液间连通的唯一通道发挥生物传感器的作用。在膜两侧施加一个偏电压即可驱使 DNA 或 RNA 分子从纳米孔间通过，到达对向腔室。纳米孔大小约为 1.2nm 左右，只能允许线性单链 DNA 或 RNA 通过。同时，在纳米孔结构外侧酶分子（如：聚合酶、解旋酶等）与纳米孔结构紧密偶合，当电压驱动多聚核苷酸链以逐个碱基的方式通过纳米孔时，酶分子起到控制核苷酸链通过速度的作用。当任一碱基通过纳米孔时，存在于膜两侧的电流随即发生变化，且每个碱基均有其特异的变化，如此在电场作用下线性单链 DNA 或 RNA 通过纳米孔时即可得到相应的电变化信号，后者代表了该 DNA 或 RNA 链的序列信息，此即为纳米孔技术可以实现单分子测序的原因。

905. 为什么单分子实时测序技术可以实现单分子测序

答：单分子实时（single molecule real-time，SMRT）测序技术是单分子测序技术中的主流技术之一。与 NGS 相类似，SMRT 测序需要制备 SMRTbell 模板文库，后者是两端均连接了一个发夹样结构适配子的线性环状 DNA 双链。在 SMRT 测序实验中，DNA 标本通过超声打断成 20kb 左右大小，通过质检等程序去除小片段 DNA 制成 SMRTbell 模板。制备好的 SMRTbell 模板加至 SMRTcell，后者是 1cm 见方的纳米材料制备而成的芯片，在其表面分布着 150 000 个零模式波导（zero-mode waveguide，ZMW）单元。ZMW 单元直径 50nm，深度为 100nm。在 ZMW 单元底部固定着一个聚合酶分子，后者与模板 DNA 链相结合。每次向 ZMW 单元加入四种由特异荧光素标记的碱基（A、C、T、G）中的一种并发生链延长反应，通过 CCD 相机即可捕捉到特定的荧光信号，得到该位点的碱基信息，随着链的延伸即可得知模板序列信息。在一次 SMRT 实验中，有成千上万个 ZMW 均同时发生着反应，可以高效完成单分子测序。

906. 为什么需要开发单分子测序技术

答：近几年来，随着基因测序技术、生物信息学的快速发展，人类基因组参考序列无论在科学研究还是临床医疗中均发挥了巨大的作用。尤其是随着世界各国精准医学计划的加速实施，人类基因组序列在发病机制研究、药物开发、个体化用药、肿瘤靶向用药、遗传性疾病诊断、出生缺陷防控等方面应用日趋广泛深入。但是，在人类基因组参考序列中尚存在不少覆盖不全的区域（gap），如：高 GC 含量区域、富含重复序列区域、低复杂度区域等；同时，与人类疾病密切相关的染色体平衡异位、倒位、插入、缺失等基因组变异尚无理想的检测方法加以检测。因此，目前确需开发一种高效、准确、性价比高的单分子测序技术对此加以解决。

907. 为什么单分子测序技术比 Sanger 测序技术更具有优势

答：自 Sanger 测序技术发明以来，该技术在科研和临床分子诊断中一直占据着非常重要的地位，但仍存在不少缺陷，如：检测通量低、检测费用高、不能检测 CNV、染色体异位、倒位等大片段基因结构变异等，已不能满足科研和临床诊疗的现实需要。相反，与 Sanger 测序技术相比，单分子测序技术具有以下独特的优势：①长测序读长；②无需 PCR 扩增，无 PCR 扩增偏倚；③可以对高 GC 含量区域、富含重复序列区域、低复杂度区域进行测序；④可以检测染色体异位、染色体倒位、大片段缺失、插入等基因组变异；⑤可以直接进行表观遗传检测；⑥可以对转录本进行定量，并发现新的转录本。

908. 为什么单分子测序技术比 NGS 技术具有独特优势

答：如前所述，无论是 Oxford Nanopore 公司的 MinION 还是 PacBio 公司的 RS Ⅱ 系统，采用的是与以 Illumina 测序平台和 Ion Torrent 测序平台为代表的二代测序技术截然不同的策略和技术路线来实现单分子测序的。尽管上述单分子测序系统目前尚存在碱基错误率较高、测序通量仍较低、测序费用较高等劣势，但单分子测序技术与二代测序技术相比确有一些独特的优势：①在二代测序技术中，需要对目标序列进行捕获富集，无论是采用探针杂交还是扩增子技术进行捕获，均存在富集不均一或富集效率不高等问题；而单分子测序技术无需捕获富集，避免了上述问题；②单分子测序技术无需进行 PCR 扩增制备测序文库，避免了二代测序技术中存在的等位基因丢失问题；③单分子测序技术以超长读长进行变异的检测，可以对高 GC 区域、高重复序列区域等基因组中特定区域的变异进行高效检测，可以避免二代测序实验中对上述区域不能进行很好覆盖的缺陷；④单分子测序技术可以对染色体异位、倒位、大片段插入、缺失、动态突变等变异进行检测；⑤单分子测序技术可直接进行表观遗传学检测；⑥随着单分子测序技术硬件、软件及测序试剂的进一步优化发展，其测序性能将进一步提升，而二代测序技术由于其内在方法学限制，其性能提升空间相对较小。

909. 为什么单分子测序技术更适合检测结构变异

答：结构性变异（structural variation，SV）涵盖多种类型的遗传变异，如：CNV、异位及倒位等。传统上，一般将序列长度超过 1000bp 的变异定义为 SV，但随着测序性能的显著提升，目前观点认为超过 50bp 的变异均为 SV。SV 与人类疾病密切相关，如 SV 是自闭症、肥胖、精神分裂症及肿瘤等的重要遗传致病原因。目前绝大多数高通量测序技术均进行短读长测序（150~300bp），短读长的测序片段基本上不能完整覆盖 SV 区域，这是目前绝大多数高通量测序技术均不能很好地检测 SV 的根本原因。

单分子测序技术可以对整个 DNA 片段进行测序而不用考虑片段长度的限制。利用单分子测序技术，可以对几 kb、几十 kb、甚至几千 kb 的 DNA 片段进行测序。这种超长读长的测序片段几乎可以覆盖所有 SV 及基因组中的重复序列，并使下游生物信息学分析大大简化，结果也更为可靠。因此，对结构变异而言更适合利用单分子测序技术进行分析。

910. 为什么单分子测序技术目前还没有在临床大规模应用

答：2014 年，Oxford Nanopore Technologies（ONT）公司推出世界首款掌上型测序仪 MinION，标志着单分子测序技术正式进入 DNA 测序市场。此后，该公司相继推出

GridION X5、PromethION、SmidgION 等多种型号的单分子测序仪以满足不同的测序需求。不过,整体上来看,单分子测序技术目前尚未在临床上得到大规模应用,其主要原因包括:

(1)测序错误率高:据报道,PacBio RS Ⅱ R6-C4 测序中碱基错误率(single pass error rate)为 13%,而 ONT MinION 错误率更高达 38%,如此高的测序错误率需要在技术上进行大量的改进以保证测序结果的准确可靠。

(2)测序通量仍较低:以 PacBio RS Ⅱ 为例,典型情况下,该系统测序通量为 5 亿~10 亿个碱基/SMRTcell,从模板制备到初步变异分析耗时不到 1 天时间;而 IlluminaHiSeq 2500 测序系统使用 SBS v4 试剂可在 6 天运行时间内,两条 flowcell 可产生 80 亿条双端测序的 125bp 长度的读段(1 兆亿个碱基),日均通量为 1670 亿个碱基(高通量运行模式)。

(3)测序成本仍较高:以目前主流的二代测序平台 IlluminaHiSeq 2500 为例,该系统测序费用为 0.03~0.04 美元/百万碱基;而 PacBio RS Ⅱ R6-C4 测序系统的费用为 0.4~0.8 美元/百万碱基,MinION 系统的测序费用更高达 6.44~17.90 美元/百万碱基。单分子测序技术的高昂成本仍是制约其广泛应用的重要因素。

911. 为什么单分子测序技术可以进行表观修饰检测

答:胞嘧啶甲基化是最常见的表观修饰之一。目前通常利用 Illumina 二代测序系统对经过重亚硫酸盐处理的标本进行全基因组范围内的甲基化检测。这种方法需要先将胞嘧啶转变为尿嘧啶,存在操作复杂、耗时长及费用昂贵等缺点,且该处理过程可以导致 DNA 的降解。同时,重亚硫酸盐处理只能检测特定类型的甲基化改变,且不能区分 C、m5C 及 5hm(5-羟甲基胞嘧啶)。与采用重亚硫酸盐进行处理的方法不同,SMRT 技术采用了一种特殊的方法直接对表观遗传修饰状态进行检测。SMRT 技术通过监测 DNA 单链上碱基延长反应间的时间间隔,即相位持续时间(inter-pulse durations,IPD),对表观修饰进行分析。正常碱基与经过表观修饰的碱基在 IPD 上具有差异,这种差异即可用于特定表观修饰的鉴别。该技术对 DNA 和 RNA 均适用,且克服了重亚硫酸盐方法的多种限制。

912. 为什么单分子测序技术具有很大的应用前景

答:单分子测序技术作为一种新型的测序技术具有很大的应用前景。以 ONT 公司推出的世界首款掌上型测序仪 MinION 为例,以其不足 100 克的重量、5~10 分钟的标本准备时间、实时数据分析能力以及不需要很高的计算设施要求等优势,已用于生物专业本科生的课堂教学和实习,取得了很好的效果。除此之外,单分子测序技术在科研和临床诊疗中具有极大的应用前景,如:基因组组装(目前已利用单分子测序技术完成多种病原微生物基因组测序和组装)、SV 检测、消除人类参考基因组中的空隙(gap)、表观遗传学检测、基因表达水平检测及转录本鉴定等。相信随着精准医学计划的快速实施以及单分子测序技术的快速进步,单分子测序技术的应用前景必将越来越广阔。

913. 为什么在实际应用中提倡单分子测序技术与二代测序技术联合使用

答:单分子测序技术和二代测序技术的优势与劣势具有很强的互补性,因此目前提倡联合使用策略以发挥各自技术的长处以达到最优的使用效果。这种联合使用策略一般先采用通量更高、数据更准确的二代测序数据对单分子测序得到的长读长读段中的碱基识别错误进行校正获得准确的序列信息；然后利用单分子测序得到的长读长读段信息完成基因组比对、基因组骨架组装及基因组结构变异的检测，而短读长的二代测序数据可以为基因组比对、基因组组装及单碱基变异的识别提供单碱基分辨率的序列信息。因此，在科研和临床工作中必须重视单分子测序技术与其他技术、尤其是二代测序技术联合使用的必要性。

（郑昭璟）

第十三节　质谱技术

914. 什么是质谱技术

答：质谱（mass spectrometry，MS）技术是根据带电粒子在磁场或电场中的运动规律，按其质荷比（质量电荷比，m/z）分离而实现定性和定量研究的一种分析技术。质谱仪主要有5部分组成：进样系统、离子源、质量分析器、检测器和数据处理系统，其核心部件是离子源和质量分析器。其基本原理是待测标本由进样系统进入离子源内电离成离子进入质量分析器，质量分析器根据形成离子的 m/z 进行分离，然后进入检测器检测，数据处理系统将离子信号转换成质谱图进行质谱解析或定量分析。

915. 什么是串联质谱

答：串联质谱（MS/MS）是将两个及以上的质谱串联在一起形成的多级质谱，即将第一台质谱仪作为分离器，第二台质谱仪作为分析仪来对样品进行分析。根据串联形式的不同，串联质谱可以分为空间串联质谱和时间串联质谱，空间串联质谱主要包括四极杆-四极杆质谱、四极杆-飞行时间串联质谱、磁质谱-四极杆质谱等；时间串联质谱主要包括离子阱、傅里叶回旋共振质谱等。最常见的串联质谱为三重四极杆串联质谱（Triple Quadrupole Mass Spectrometer），第一级四极杆选择特异性母离子，被选择的母离子进入第二级四极杆碰撞产生碎片离子，第三级四极杆选择能特征性代表该母离子的子离子。串联质谱与单极质谱相比具有明显的优势，可以明显改善信噪比，大大减少对样品测定的需求量，其检测水平可以达到 pg 级。

916. 为什么新生儿遗传代谢病筛查常选用电喷雾离子化

答：大气压离子化质谱法（atmospheric pressure ionization mass spectrometry，API）包括电喷雾离子化（electrospray ionization，ESI）和大气压化学离子化（atmospheric chemical ionization，APCI）等技术，其中应用最广泛的 API 技术是 ESI，适用于对热不稳定性化合物和极性较强的大分子有机化合物，如蛋白质、多肽及糖类等。ESI 质谱的硬件主要包括：①大气压离子化区域：为雾化、去溶剂和离子化区；②真空接口和离子传输区：将离子从大气压传送至处于高真空的质量分析器中；③质量分析器，常用四级杆质谱仪、亦可用飞行时间质谱仪、离子阱、扇形磁场及傅里叶变换离子回旋共振质谱仪等。ESI 是在高静电梯度（约3kV/cm）下，使样品溶液发生静电喷雾，在干燥气流中（接近大气压），形成带电雾滴，随着溶剂的蒸发，通过离子蒸发等机制，生成气态离子，以进行质谱分析的过程。串联质谱与 ESI 的结合，降低了对样品纯度的要求，使样品分析自动化，进一步满足了新生儿遗传代谢病高通量的要求。

917. 为什么新生儿遗传代谢病筛查选用液相色谱-串联质谱法

答：液相色谱与串联质谱联用，既可以充分发挥液相色谱的高效、快速、高分离度的优势，又可以发挥串联质谱高选择性、高灵敏度及高准确度的优势，同时液相色谱-串联质谱具有多通道检测能力，可同时检测多种化合物，而且通量更高，所需标本量少。近年来随着电喷雾电离等软电离技术的成熟，使得其定性定量分析结果更加可靠，尤其对高沸点、难挥发和热不稳定化合物的分离和鉴定具有独特的优势。采用液相色谱-串联质谱联用，并采用多反应监测扫描方式提供特征性的母离子及其子离子信息，可为新生儿遗传代谢病相关目标化合物的定量分析提供可靠依据。

918. 为什么串联质谱具有一定的局限性

答：串联质谱技术的局限性表现在：大多数有机化合物具有异构体，而串联质谱在立体化学方面区分能力差；重复性相对较差，需要严格控制操作条件；离子源会产生记忆效应；串联质谱结构复杂，技术门槛高，需经过专门培训的人员进行操作；仪器较昂贵，初始投资较大；对环境的温度湿度等要求高，维护成本较高；缺乏经管理机构准许的检测方法，对方法验证缺乏共识；在仪器自动化方面有待于进一步提高。

919. 为什么样品制备是液相色谱-串联质谱分析的重要环节

答：样品制备是液相色谱-串联质谱分析过程中的重要组成部分，是方法开发和优化极为关键的一环。样品制备是高通量检测的制约瓶颈、分析误差的主要来源。液相色谱-串联质谱方法的失败常常是由于样品制备不当，导致目标分析物信号被抑制或者被生物基质中的共存物所干扰。临床最常见的生物样品包括血清、血浆、全血和尿液，特殊情况下还可能会有唾液、脑脊液、干血斑、乳汁、精液等样品类型。生物样品具有以下特点：组成非常复杂，既含有大分子蛋白质、核酸，也有小分子的脂肪、糖、尿酸、尿素等组分，还有 Na^+、K^+、Cl^- 等离子，这些都可能对分析检测产生干扰；生物样品不处理将损害分析系统，造成色谱柱堵塞、离子源污染、产生基质效应等不良后果。生物样品制备的目的在于：净化样品、去除干扰成分（蛋白、磷脂、盐等）；保护色谱柱和进样系统；减小基质效应，提高灵敏度、浓缩样品、提高质谱检测信号；简化分析过程，提高检测通量。总之，进行特异和有效的样品制备是开展准确、灵敏、高通量液相色谱-串联质谱分析的前提。

920. 为什么使用串联质谱法进行遗传代谢病筛查定量检测时要加入同位素内标物

答：内标物一般是与目标物物理化学性质相近、且性质稳定的物质。稳定的同位素内标是进行串联质谱分析时最理想的内标，如 ^2H、^{13}C、^{15}N、^{34}S 等标记目标代谢物，标记位置应在目标分子较稳定区域，同时应避免同位素内标之间的相互干扰。串联质谱法进行遗传代谢病检测时可在待测样品中加入一定量的同位素内标物，通过测定未知分析物与其相应的同位素内标物色谱图中相应的峰面积之比，可根据同位素内标物的已知浓度计算出分析物的含量。同位素内标物的加入可以校正样品在提取、分离、离子化等过程中的损失，同时可以消除进样量、仪器不稳定等因素造成的系统误差，获得准确可靠的结果。

921. 为什么液相色谱-串联质谱在临床检验中有重要的应用

答：液相色谱-串联质谱技术经历了近20年的高速发展，极大地推动了临床检验技术的进步。液相色谱-串联质谱技术具有特异性好、灵敏度高、可检测多种目标分析物的优势，使其成为激素检测、新生儿遗传代谢病筛查、治疗药物浓度监测等临床检验领域常规应用方法，发挥着其他方法不可替代的作用。液相色谱-串联质谱技术在临床检验中主要有以下方面的应用：①新生儿遗传代谢性疾病筛查；②激素水平的检测：可用于糖皮质激素、盐皮质激素等类固醇激素及性激素检测等；③治疗药物检测：主要用于免疫抑制剂、抗病毒药物、抗癫痫药物、抗抑郁药物、抗肿瘤药物等的浓度监测；④维生素的检测：液相色谱-串联质谱在检测维生素的应用中，维生素 D 代谢物的临床应用发展最为迅猛，数量最多，影响最大；⑤其他生物标记物，如同型半胱氨酸、甲基丙二酸、叶酸代谢物等检测。

922. 为什么气相色谱技术是分离混合物的有效手段

答：气相色谱技术是色谱法的一种，是利用不同物质在固定相和流动相分配系数的差别，使不同化合物从色谱柱流出的时间不同，以达到分离目的。气相色谱技术提供保留时间和强度二维信息，得到的是二维谱图。气相色谱技术定性依据是色谱峰的保留时间，定量依据则是色谱峰高或峰面积。作为定性和定量分析方法，气相色谱技术最大特点在于高效的分离能力和高灵敏度，因此是分离混合物的有效手段，在几分钟内可有效分离几十甚至上百组分的混合物。

923. 什么是气相色谱技术的检测原理

答：气相色谱是利用样品中不同组分在色谱柱中的气相和固定相间的分配系数不同，当载气携带样品进入色谱柱时，样品中各组分就在两相间进行反复多次的分配（其过程是吸附-溶解或脱附-放出），由于色谱柱中固定相对不同组分的溶解或吸附能力不同（即保留作用不同），其在色谱柱中的运行速度不同，各组分经过色谱柱分离后，相继离开色谱柱进入检测器，产生的离子流信号经放大后，可在记录器上描绘出各组分的色谱峰。

924. 为什么气相色谱-质谱联用仪具有独特的优势

答：气相色谱-质谱联用（GC-MS）仪是分析仪器中较早实现联用技术的仪器，是临床检测分析的经典方法之一，目前在临床分析领域有着非常广泛的应用。气相色谱仪分离样品中各组分，起着样品分离的作用；质谱仪对由接口依次引入的各组分进行分析，成为气相色谱仪的检测器。气相色谱-质谱联用仪综合了气相色谱和质谱的优点，弥补了各自的缺陷，因而具有灵敏度高、分析速度快和鉴别能力强的特点，可同时完成待测组分的分离和鉴定。气相色谱-质谱联用特别适用于多组分混合物中未知组分的定性和定量分析，判断化合物的分子结构，准确地测定化合物的分子量，是目前能够为痕量级试样提供结构信息的工具，可应用于测定临床生物样品中痕量待测物的分析。气相色谱-质谱联用对挥发性成分可直接进行定性和定量分析，对不挥发性成分和热不稳定物质也可进行适宜的衍生化后再进行分析。气相色谱-质谱联用技术是检测新生儿遗传代谢病，特别是有机酸血症的可靠方法。

（游国岭）

参考文献

1. 陈静. 可治性罕见病 ［M］. 上海：上海交通大学出版社，2017.

2. 邬玲仟，张学. 医学遗传学 ［M］. 北京：人民卫生出版社，2016.

3. 中国医师协会医学遗传医师分会. 染色体基因组芯片在儿科遗传性疾病的临床应用专家共识. 中华儿科杂志 ［J］，2016，54（6）：410-413.

4. 李金明. 实时荧光 PCR 技术（第 2 版）［M］. 北京：科学出版社，2016.

5. 张咸宁，刘雯，吴白燕. 医学遗传学（第 8 版）［M］. 北京：北京大学医学出版社，2016.

6. 顾学范. 临床遗传代谢病 ［M］，第 1 版. 北京：人民卫生出版社，2015.

7. 陈竺. 医学遗传学 ［M］. 第 3 版. 北京：人民卫生出版社，2015.

8. 国家卫生计生委. 测序技术的个体化医学检测应用技术指南（试行）. 2015.

9. 国家卫生计生委医政医管局. 肿瘤个体化治疗检测技术指南（试行）. 2015.

10. 染色体微阵列分析技术在产前诊断中的应用协作组. 染色体微阵列分析技术在产前诊断中的应用专家共识. 中华妇产科杂志 ［J］，2014，49（8）：570-572.

11. 温旺荣，周华友. 临床分子诊断学 ［M］. 第 1 版. 广东：广州科技出版社，2014.

12. 姜傥. 分子诊断学：基础与临床 ［M］. 第 1 版. 北京：科学出版社，2014.

13. 李水军，Sihe Wang. 液相色谱-质谱联用技术临床应用 ［M］. 第 1 版. 上海：上海科学技术出版社，2014.

14. 李艳，李金明. 个体化医疗中的临床分子诊断 ［M］. 北京：人民卫生出版社，2013.

15. 徐明全，李仓. 义器信息网. 气相色谱百问精编 ［M］. 化学工业出版社，2013.

16. 贺林，马端，段涛. 临床遗传学 ［M］. 上海：上海科学技术出版社，2013.

17. 刘俊涛. 介入性产前诊断技术 ［M］. 北京：人民军医出版社，2012.

18. 中华人民共和国卫生部. 胎儿常见染色体异常与开放性神经管缺陷的产前筛查与诊断技术标准 ［S］. 2010.

19. 中华人民共和国卫生部. 胎儿常见染色体异常与开放性神经管缺陷的产前筛查与诊断技术标准第 1 部分：中孕期母血清学产前筛查 ［S］. 2010.

20. 中华人民共和国卫生部. 胎儿常见染色体异常与开放性神经管缺陷的产前筛查与诊断技术标准第 2 部分：胎儿染色体异常的细胞遗传学产前诊断技术标准 ［S］. 2010.

21. 边旭明. 实用产前诊断学 ［M］. 北京：人民军医出版社，2008.

22. 陆国辉，徐湘民. 临床遗传咨询 ［M］. 北京：北京大学医学出版社，2007.

23. 盛龙生，苏焕华，郭丹滨. 色谱质谱联用技术 ［M］. 北京：化学工业出版社，2006.

24. 王振义，李家增，阮长耿，等. 血栓与止血：基础理论与临床 ［M］. 第 3 版. 上海：上海科学技术出版社，2004.

25. 彭黎明，邓承祺. 现代血栓与止血的实验室检测及其应用 ［M］. 北京：人民卫生出版社，2004.

26. 王学锋，王鸿利. 血栓与止血的检测及应用 ［M］. 上海：上海世界图书出版公司，2002

27. 邓家栋，杨崇礼，杨天楹，等. 邓家栋临床血液学 ［M］. 上海：上海科学技术出版社，2001

28. 李家增，贺石林，王鸿利. 血栓病学 ［M］. 北京：科学出版社，1998

29. 沈迪，王辩明，宋善俊. 临床血液学 ［M］. 北京：人民卫生出版社，1989

30. LG Shaffer, J McGowan-Jordan, M Schmid. ISCN（2013）：An International System for Human Cytogenetic Nomenclature ［M］. S Karger PubHshem, 2013.

31. Harold M. McNair and James M. Miller. Basic gas chromatography ［M］. Wiley-Interscience, 2009.

32. KarolyVekey, Andreas Telekes and Akos Vertes. Medical applications of mass spectrometry ［M］. Elsevier Science, 2007.

33. Hastings MR. Gas chromatography sample introduction devices and methods of using the same ［P］. AGILENT TECHNOLOGIES INC (US). 2006.

34. Colman RW, Hirsh J, Marder VJ, et al. Hemostasis and Thrombosis-Basic Principles and Clinical Practice ［M］. 4th ed. Philadelphia：Lippincott Williams & Wilkins, 2001.

35. Brambati B, Lanzani A, Tului L. Ultrasound and biochemical assessment of first trimester pregnancy：The Embryo ［M］. Springer London, 1991.

缩略词

11β-OHD	11β-hydroxylase deficiency	11β-羟化酶缺陷症
21-OHD	21-hydroxylase deficiency	21-羟化酶缺陷症
3β-HSD	3β-hydroxysteroid dehydrogenase	3β-羟基类固醇脱氢酶
IV	ichthyosis vulgaris	寻常性鱼鳞病
AA	aplastic anemia	再生障碍性贫血
ACE	angiotensin-converting	血管紧张素转换酶
aCGH	array-based comparative genomic hybridization	比较基因组杂交
ACH	achondroplasia	软骨发育不全
ACMG	The American College of Medical Genetics and Genomics	美国医学遗传学和基因组学学会
ACTH	Adrenocorticotropic hormone	促肾上腺皮质激素
ADA	adenosine deaminase deficiency	腺苷脱氨酶缺乏症
AD	Alzheimer's disease	阿尔茨海默病
AD	autosomal dominant	常染色体显性
ADCA	autosomal dominant cerebellar ataxia	常染色体显性小脑共济失调
ADHD	attention deficit hyperactivity disorder	注意力缺失/多动症
ADO	allele drop out	等位基因脱扣
AdoCbl	adenosylcobalamin	腺苷钴胺素
ADPKD	autosomal dominant polycystic kidney disease	常染色体显性遗传多囊肾病
AD-HIES	autosomal dominant hyper-IgE syndrome	常染色体显性高 IgE 综合征
AFP	alpha-fetoprotein	甲胎蛋白
AGLT	acidified glycerol lysis test	酸化甘油溶血试验
AHT	autohemolysis test	自身溶血试验
AIS	androgen insensitivity syndrome	雄激素不敏感综合征
AKV	acrokeratosis verruciformis	疣状肢端角化病
ALPS	autoimmune lymphoproliferative syndrome	自身免疫性淋巴细胞增殖综合征

ALS	amyotrophic lateral sclerosis	肌萎缩侧索硬化
AMH	anti-Mullerian hormone	抗缪勒氏管激素
AOH	absence of heterozygosity	杂合性缺失
APC	adenomatous polyposis coli	结肠腺瘤性息肉病
APCI	atmospheric chemical ionization	大气压化学离子化
API	atmospheric pressure ionization mass spectrometry	大气压离子化质谱法
AR	autosomal recessive	常染色体隐性
ARCA	autosomal recessive cerebellar ataxia	常染色体隐性小脑共济失调
ARPKD	autosomal recessive polycystic kidney disease	常染色体隐性遗传多囊肾病
ART	assisted reproductive technology	辅助生殖技术
AR-HIES	autosomal recessive hyper IgE syndrome	常染色体隐性高 IgE 综合征
ASD	autism spectrum disorders	自闭症或自闭症谱系障碍
BCIE	bullouscongenital ichthyosiformerythrodema	大疱性先天性鱼鳞病样红皮病
BMP4	bone morphogenetic protein 4	骨形态发生蛋白 4
BOR	Branchio-Oto-Renal syndrome	Branchio-Oto-Renal 综合征
CAH	congenital adrenal hyperplasia	先天性肾上腺皮质增生症
CBSCT	cord blood hematopoietic stem cell transplantation	脐血干细胞移植
CDA	congenital dyserythropoietic anemia	先天性红细胞生成异常性贫血
CDS	coding sequence	编码序列
CF	cystic fibrosis	囊性纤维化
CGD	chronic granulomatous	慢性肉芽肿病
CHD	congenial heart disease	先天性心脏病
CHS	Chediak-Higashi syndrome	白细胞异常色素减退综合征
CKD	chronic kidney disease	慢性肾脏疾病
CL	cleft lip	唇裂
CLP	cleft lip and cleft palate	唇裂合并腭裂
CMA	chromosomal microarray	染色体芯片分析
CM	chylomicrons	乳糜微粒
CML	chronic myelocytic leukemia	慢性粒细胞白血病
CMT	charcot-marie-tooth disease	腓骨肌萎缩症
CMV	cytomegalovirus	巨细胞病毒
CNS	Crigler-Najjar syndrome	先天性非梗阻性非溶血性黄疸
CNV	copy number variation	拷贝数变异

COMP	cartilage oligomeric matrix protein	软骨低聚基质蛋白
CP	cleft palate	腭裂
CS	Cogan syndrome	Cogan 综合征
Ct	cycle threshold value	循环阈值
ctDNA	circulating tumor DNA	循环肿瘤 DNA
CV	coefficient of variation	变异系数
CVS	chorionic villus sampling	绒毛活检
CYP21	cytochrome P450 21-hydroxylase	21-羟化酶细胞色素 P450
DA	distal arthrogryposis	远端关节弯曲
DCM	dilated cardiomyopathy	扩张性心肌病
DD/ID	development delay/intellectual disorder	发育落后/智力障碍
DEB	dystrophic epidermolysis bullosa	营养不良型表皮松解症
DES	desmin	结蛋白
DGS	DiGeorge syndrome	DiGeorge 综合征
DJS	Dubin-Johnson syndrome	慢性特发性黄疸
DMAT	distal myopathy with anterior tibial onset	胫骨前群肌病
DMD/BMD	duchenne/becker muscular dystrophy	Duchenne/Becker 型肌营养不良
DNA	deoxyribonucleic acid	脱氧核糖核酸
DOP-PCR	degenerate oligonucleotide primed PCR	简并寡核苷酸引物 PCR
DR	detection rate	筛查检出率
EBS	epidermolysis bullosa simplex	单纯型大疱性表皮松解症
EDA	hypohidrotic/anhidrotic ectodermal dysplasia	无汗性外胚层发育不良
EOFT	erythrocyte osmotic fragility test	红细胞渗透脆性试验
ESI	electrospray ionization	电喷雾离子化
FA	Fanconi anemia	范科尼贫血
ffDNA	fetal free DNA	胎儿游离 DNA
ff	fetal fraction	胎儿分数
FH	familial hypercholesterolemia	家族性高胆固醇血症
FISH	fluorescence in situ hybridization	荧光原位杂交
FM	fibrin monomer	纤维蛋白单体
FMTC	familial medullary thyroid carcinoma	家族性甲状腺髓样癌
FNR	false negative rate	假阴性率
FPA	fibrinopeptide-A	纤维蛋白肽 A

FPB	fibrinopeptide-B	纤维蛋白肽 B
FPC	familial polyposis coli	家族性结肠息肉病
FPR	false positive rate	假阳性率
FQ-PCR	fluorescent quantitative polymerase chain reaction	荧光定量 PCR
FRDA	Friedreich´s ataxia	Friedreich 共济失调
FRET	fluorescence resonance energy transfer	荧光共振能量转移
FSP	familial spontaneous pneumothorax	家族性自发性气胸
G6PD	glucose-6-phosphate dehydrogenase deficiency	葡萄糖-6-磷酸脱氢酶缺乏症
GD	gaucher disease	戈谢病
GHD	growth hormone deficiency	生长激素缺乏症
GH	growth hormone	生长激素
GHRH	growth hormone releasing hormone	生长激素释放激素
GOF	gain-of-function mutation	功能获得突变
GSD	glycogen storage disease	糖原贮积病
GS	Gilbert syndrome	家族性非溶血性黄疸
GWAS	genome-wide association study	全基因组关联研究
HA	hemophilia A	血友病 A
HA	hereditary ataxia	遗传性共济失调
HB	hemophilia B	血友病 B
HbS	hemoglobin S	血红蛋白 S
HCG	human chorionic gonadotrophin	人绒毛膜促性腺激素
HCHOLA3	autosomal dominant hypercholesterolemia-3	常染色体显性高胆固醇血症 3 型
HCM	hypertrophic cardiomyopathy	肥厚性心肌病
HCP	hereditary chronic pancreatitis	遗传性慢性胰腺炎
HD	hirschsprung's disease	先天性巨结肠
HD	Huntington disease	亨廷顿病
HE	hereditary elliptocytosis	遗传性椭圆形红细胞增多症
HHT	hereditary hemorrhagic telangiectasia	遗传性出血性毛细血管扩张症
HIV	human immunodeficiency virus	人类免疫缺陷病毒
HLD	hepatolenticular degeneration	肝豆状核变性
HNPCC	hereditary non-polyposis colorectal cancer	遗传性非息肉性结直肠癌综合征
HPRP	hereditary pityriasis rubra pilaris	遗传性毛发红糠疹
HRM	high resolution melting analysis	高分辨熔解曲线分析

HS	hereditary spherocytosis	遗传性球形红细胞增多症
HSV	herpes simplex virus	单纯疱疹病毒
Htt	huntingtin	亨廷顿蛋白
IBD	identity by descent	血源同一
IC	imprinting centre	印记中心
ICSI	intracytoplasmic sperm injection	体外卵子胞浆内单精子注射
ICS	immotile cilia syndrome	纤毛不动综合征
ICTEV	idiopathic congenital talipes equinovarus	单纯性马蹄内翻足
IFA	idiopathic fibrosing alveolitis	特发性致纤维化肺泡炎
IMD	inherited metabolic diseases	遗传代谢病
InhA	inhibin-A	抑制素-A
IPD	inter-pulse durations	相位持续时间
iPS	induced pluripotent stem cell	诱导多能干细胞
ISCN	International System for Human Cytogenomic Nomenclature	人类细胞遗传学国际命名体系
IVF	in vitro fertilization	体外受精
IVIG	intravenous immunoglobulin	静脉注射免疫球蛋白
LDL	low density lipoprotein	低密度脂蛋白
LDLR	low density lipoprotein receptor	低密度脂蛋白受体
LGMD2B	limb-girdle muscular dystrophy 2B	肢带型肌营养不良 2B 型
LGMD	limb girdle muscular dystrophy	肢带型肌营养不良
LI	lamellar ichthyosis	先天性层板状鱼鳞病
LMNA	laminA/C	核纤层蛋白
LOF	loss-of-function mutation	功能失去突变
LPL	lipoprotein lipase	脂蛋白脂肪酶
LQTS	long QT syndrome	长 QT 综合征
LYST	lysosomal trafficking regulator	溶酶体运输调节因子
MALBAC	multiple annealing and looping-based amplification cycles	多次退火环状循环扩增技术
MCM	methylmalonyl-coa mutase	甲基丙二酰辅酶 A 变位酶
MDA	multiple displacement amplification	多重置换扩增技术
MeCbl	methylcobalamine	甲基钴胺素
MED	multiple epiphyseal dysplasia	多发性骨骺发育不良

MEN	multiple endocrine neoplasia	多发性内分泌腺瘤综合征
MFS	Marfan syndrome	马方综合征
MLPA	multiplex ligation-dependent probe amplification	多重连接探针扩增
MMA	methylmalonic acidemia	甲基丙二酸血症
MM	miyoshi distal muscular dystrophy	Miyoshi 远端型肌营养不良
MMR	mis-match repair	错配修复
MND	motor neuron disease	运动神经元病
MODY	maturity-onset diabetes of the young	青少年的成人起病型糖尿病
MOP	myositis ossicans progressiva	进行性骨化性肌炎
MPs	massively parallel sequencing	大规模平行测序技术
MPS	mucopolysaccharidosis	黏多糖贮积症
mRNA	messenger RNA	信使 RNA
MSI	microsatellites instability	微卫星不稳定
MS	mass spectrometry	质谱
MSUD	maple syrup urine disease	枫糖尿症
MS-MLPA	methylation-specific multiplex ligation-dependent probe amplification	甲基化特异性多重连接依赖探针扩增
mtDNA	mitochondrial DNA	线粒体 DNA
NCIE	nonbullouscongenital ichthyosiformerythroderma	非大疱性先天性鱼鳞病样红皮病
NDD	neurodevelopmental disorders	神经发育性疾病
NDI	nephrogenic diabetes insipidus	肾性或肾源性尿崩症
NER	nucleotide excision repair	核苷酸剪切修复
NGS	next generation sequencing	下一代测序
NICS	non-invasive chromosome screening	无创胚胎染色体筛查
NIH	National Institutes of Health	国立卫生研究院
NIPT	noninvasive prenatal testing	无创产前检测
NPD	Niemann-Pick disease	尼曼-皮克病
NPS	nail-patella syndrome	甲髌综合征
NS	nephrotic syndrome	肾病综合征
NTD	neural tube defect	神经管畸形
NT	nuchal translucency	颈部透明带
OFC	orofacial cleft	口面裂
OI	osteogenesis imperfecta	成骨不全

ONTD	open neural tube defects	开放性神经管缺陷
OXPHOS	oxidative phosphorylation	线粒体氧化磷酸化
PAH	phenylalanine hydroxylase	苯丙氨酸羟化酶
PAM	pulmonary alveolar microlithiasis	肺泡微结石症
PAP	pulmonary alveolar proteinosis	肺泡蛋白沉着症
PAPP-A	pregnant associated plasma protein A	妊娠相关血浆蛋白-A
PCD	primary ciliary dyskinesia	原发性纤毛运动障碍
PDD-NOS	pervasive developmental delay-not otherwise specified	广泛性发育迟缓
PD	Parkinson disease	帕金森病
PEP	primer extension preamplification	引物延伸预扩增
PGD	preimplantation genetic diagnosis	胚胎植入前遗传学诊断
PGS	preimplantation genetic screening	胚胎植入前遗传学筛查
PKD	polycystic kidney disease	多囊肾
PKU	phenylketonuria	苯丙酮尿症
PMD	progressive muscular dystrophin	进行性肌营养不良症
POC	product of conception	妊娠流产物
PPK	palmoplantar keratoderma	掌跖角化病
PSORS1	psoriasis susceptibility 1	银屑病易感位点-1
PS	pulmonary stenosis	肺动脉狭窄
R	rubella virus	风疹病毒
RAD	rapid aneuploidy detection	快速染色体非整倍体异常检测
RAT	rapid aneuploidy testing	异倍体快速检测技术
RIF	recurrent implantation failure	不明原因反复种植失败
RM	recurrent miscarriage	不明原因反复自然流产
RNA	ribonucleic acid	核糖核酸
rRNA	ribosomal RNA	核糖体 RNA
RS	Rett syndrome	Rett 综合征
RT-MLPA	reverse transcription multiplex ligation-dependent probe amplification	反转录多重连接依赖探针扩增
SCA	spinocerebellar ataxia	脊髓小脑性共济失调
SCD	sickle cell disease	镰状细胞病
SCID	combined immunodeficiency disease	联合免疫缺陷病

SDs	segmental duplications	片段重复序列
SERCA	sarcoplasmic/endoplasmic reticulum Ca^{2+}-ATPase	肌质网/内质网钙离子-ATP 酶蛋白
SIgAD	selective IgA deficiency	选择性 IgA 缺陷
SLC34A2	solute carrie family34 member 2	溶质转运蛋白家族 34 成员 2
SMA	spinal muscular atrophy	脊髓性肌萎缩症
SMN	survival motor neuron	运动神经元存活
SMRT	single molecule real-time	单分子实时
SMS	Smith-Magenis syndrome	Smith-Magenis 综合征
SNP array	single nucleotide polymorphism array	单核苷酸多态性微阵列芯片
SNP	single nucleotide polymorphism	单核苷酸多态性
SOD1	superoxide dismutase 1	超氧化物歧化酶 1
SPD	storage pool disease	贮存池病
STR	short tandem repeat	短片段重复序列
SV	structural variation	结构性变异
TBM	tracheobronchomalacia	气管支气管软化症
TBM	tracheobronchomegaly	气管支气管巨大症
TCS	Treacher Collins syndrome	Treacher Collins 综合征
TC	total cholesterol	总胆固醇
TG	triglyceride	甘油三酯
TOF	tetralogy of Fallot	法洛四联症
TOX	toxoplasma gondii	弓形虫
tRNA	transfer RNA	转运 RNA
TSC	tuberous sclerosis complex	结节性硬化症
TS	Turner syndrome	特纳综合征
UDG	Uracil-DNA Glycosylase	尿嘧啶-DNA 糖基化酶
uE3	unconjugated estriol	游离雌三醇
UPD	uniparental disomy	单亲二倍体
VLDL	very low density lipoprotein	极低密度脂蛋白
VOUS	variant of uncertain significance	临床意义未明变异
VSD	ventricular septal defect	室间隔缺损
VZV	varicella zoster virus	水痘带状疱疹病毒
WD	Wilson disease	Wilson 病
WES	whole exome sequencing	全外显子组测序

WGA	whole genome amplification	全基因组扩增
WGS	whole genome sequencing	全基因组测序
WS	Waardenburg syndrome	Waardenburg 综合征
XD	X-linked dominant inheritance	X 连锁显性遗传
XIC	X inactivation center	X 失活中心
XLA	X-linked agammaglobulinemia	X 连锁无丙种球蛋白血症
XP	xeroderma pigmentosum	着色性干皮病
XR	X-linked recessive inheritance	X 连锁隐性遗传